HEMATOPOIETIC STEM CELL TRANSPLANT NURSING

造血幹細胞移植の看護

改訂第 3 版

監修　河野文夫　日髙道弘

編集　河北敏郎　押川妃二美　日髙優子

南江堂

● 監 修

河野　文夫　かわの ふみお　　国立病院機構熊本医療センター名誉院長
日髙　道弘　ひだか みちひろ　　国立病院機構熊本医療センター副院長

● 編 集

河北　敏郎　かわきた としろう　　国立病院機構熊本医療センター血液内科
押川妃二美　おしかわ ひふみ　　国立病院機構熊本医療センター看護部
日髙　優子　ひだか ゆうこ　　国立病院機構熊本医療センター看護部

● 執 筆 (執筆順)

河北　敏郎　かわきた としろう　　国立病院機構熊本医療センター血液内科
吉本真理子　よしもと まりこ　　国立病院機構熊本医療センター看護部
吉野　希　よしの のぞみ　　国立病院機構熊本医療センター看護部
馬場　結子　ばば ゆいこ　　国立病院機構熊本医療センター薬剤部 (薬剤師)
林田　悠　はやしだ はるか　　国立病院機構熊本医療センター看護部
塘内　明良　ともうち さやら　　国立病院機構熊本医療センター看護部
日髙　優子　ひだか ゆうこ　　国立病院機構熊本医療センター看護部
佛田　莉江　ぶつだ りえ　　国立病院機構熊本医療センター看護部
牛島　亜衣　うしじま あい　　国立病院機構熊本医療センター看護部
大寺　真未　おおでら まみ　　国立病院機構熊本医療センター看護部
河上　純萌　かわかみ あやめ　　国立病院機構熊本医療センター看護部
池田貴美子　いけだ きみこ　　国立病院機構熊本医療センター歯科口腔外科 (歯科衛生士)
米田　奏子　よねだ かなこ　　国立病院機構熊本医療センターリハビリテーション科 (理学療法士)
加來　正之　かく まさゆき　　国立病院機構熊本医療センター栄養管理室 (管理栄養士)
稲田彩由美　いなだ あゆみ　　国立病院機構熊本医療センター看護部
河津　夏季　かわづ なつき　　国立病院機構熊本医療センター看護部
窪田　晃　くぼた あきら　　国立病院機構熊本医療センター血液内科
刈谷　千穂　かりや ちほ　　国立病院機構熊本医療センター看護部
井上　佳子　いのうえ よしこ　　国立病院機構熊本医療センター血液内科
原田奈穂子　はらだ なおこ　　国立病院機構熊本医療センター血液内科
杉谷　浩規　すぎたに ひろのり　　国立病院機構熊本医療センター血液内科
中村　貴久　なかむら たかひさ　　国立病院機構熊本医療センター血液内科
中島　健　なかしま たけし　　国立病院機構熊本医療センター歯科口腔外科
石橋　沙貴　いしばし さき　　国立病院機構熊本医療センター看護部
田渕　宏　たぶち ひろし　　国立病院機構熊本医療センター看護部 (皮膚・排泄ケア認定看護師)
上田　麻衣　うえだ まい　　国立病院機構熊本医療センター看護部
濱野　学　はまの まなぶ　　国立病院機構熊本医療センター精神科 (公認心理師)
西迫はづき　にしさこ はづき　　国立病院機構熊本医療センター地域連携室 (医療ソーシャルワーカー)

改訂第3版の序

　本書『造血幹細胞移植の看護』は当院（国立病院機構熊本医療センター）で使用されている看護手順，資料，クリティカルパスなどをまとめた移植チーム看護マニュアルとして2004年に初版（編集：河野文夫・岡野千代美）が，そして，2014年に第2版（監修：河野文夫，編集：日髙道弘・髙尾珠江）が出版された．諸先輩方によって受け継がれてきた本書を第3版として改訂させていただくこととなった．臨床の現場で活躍する看護師さんたちに20年近くにわたって活用いただいたことに感謝しながら，移植の現状に合った内容にするため全体の構成を含めて大幅に刷新した．改訂に伴い同種移植の内容が増加したため，自家移植に関する記述は省かせていただいた．

　この20年間で移植の合併症による死亡率は大きく減少し，臍帯血や移植後シクロホスファミド（PTCY）を用いたハプロ移植が一般化することで，ドナーが得られない例がほとんどなくなった．移植年齢上限は70歳代まで上昇し，以前はあきらめるしかなかった患者さんに対しても，移植という生きる権利を提供できるようになった．一方で，長期生存者が増加して命だけでなく長期的な生活の質（QOL）まで考えた移植が求められている．また，患者年齢，ドナー選択肢，前処置，移植片対宿主病（GVHD）予防，感染管理が多様化したことにより，医師や看護師として把握すべき情報が増加し日々学ぶべきことが尽きない．

　移植に関連した出版物の多くは医師による医師のための本である．本書は「看護師の看護師による看護師のための本」をコンセプトに，ほとんどすべての項を看護師が主体となって執筆した．当院では1991年に開始した同種移植症例は2024年10月末で1,004例に達した．これまでに培ってきたノウハウをもとに，医師，看護師，医療スタッフの"移植チーム"の総力をあげて，患者さんや医師を支える若手から中堅の移植看護師さんのための一冊を仕上げたつもりである．日々の診療で疑問が生じた際などに気軽に手に取っていただければと願っている．

　初版と第2版の著者の方々，この10年間病棟を指導いただいた佐藤美穂師長，城芳恵師長，藤戸邦子師長，福田純子師長，そして改訂に際してすべての過程で丁寧に対応くださった南江堂の佐藤早苗様に心より感謝申し上げます．

　令和6年12月

編集を代表して　河北　敏郎

改訂第2版の序

『造血幹細胞移植の看護』の初版が平成16年に出版され，すでに10年の歳月が流れた．本書は筆者の施設で使用されている看護手順，資料，クリティカルパスなどをまとめた移植チーム看護マニュアルとして刊行された．造血幹細胞移植を成功に導くには，これを熟知した看護スタッフの力が必要不可欠であることは言うまでもない．ただ，看護スタッフは医師に比べ比較的短期間で入れ替わるため，貴重な移植看護の経験がともすれば途切れがちである．本書はこのような一地方施設の悩みから生まれた試みであったかもしれないが，幸い多くの医療関係者の手に渡り支持を得た．

この間，移植医療は時代の移り変わりとともに進歩し，初版の記載が現状にそぐわなくなった部分も多くなった．移植領域で使用できる薬剤の種類が増え，無菌管理の考え方も変わり，臍帯血移植が日常移植として行われるようになった．移植後慢性期外来も一般的なものとなりつつあり，筆者の施設ではクリティカルパスが電子カルテ対応のものとなった．チーム医療はますますその重要性を増し，栄養管理，リハビリテーションなど総合的に診療を進めることが必須のこととなっている．結果として移植合併症は10年前と比べ少なくなっているとされるが，基本的なところは同じであり，直面する問題も本質的には変わらない．このような背景から，初版を基礎として時代に応じた修正および見直しを行った．

初版の編者である河野文夫現院長，岡野千代美看護師長から改訂版の編集の大役を仰せつかった．コンセプトは「新人として移植病棟に配属された若手看護師さんにもわかりやすい記載を」とし，より見やすいように図や表を多用し，移植後に発症する様々な合併症，症状について移植経過に沿って記載するよう努めたつもりである．すべての施設に普遍化できるものばかりではないが，実臨床の場で参考にしていただくことを心より願っている．

初版の執筆をしていただいた方々，貴重な意見をいただいた現6階南病棟の佐藤美穂看護師長，高木幸子副師長，方尾志津がん看護専門看護師，すべての過程において丁寧にかかわってくださった南江堂担当者の梶村野歩雄氏，畑﨑真氏に心より感謝いたします．

平成26年1月

編集を代表して　日髙　道弘

初版の序

　国立熊本病院内科で県内初の同種骨髄移植を開始したのは平成3年2月21日である．それから，本年で12年目を迎えたが，今年1月からの移植数は，10月31日現在で同種幹細胞移植33例（骨髄9例，末梢血20例，臍帯血4例），自己末梢血幹細胞移植13例と，年間総移植数が50例をこえる予定である．一般病院の血液内科として移植数は国内でも屈指の移植施設に成長したように思う．これまでになれたのは，血液内科自身の努力もさることながら，それ以上に病院幹部をはじめとして他部門の職員の方々の理解と援助，さらに熊本県内の血液疾患専門施設のご協力のおかげであり感謝の念に耐えない．

　最近の高度医療は，すべての領域でそうであるが，医師だけでは何も行うことはできず，チーム医療の重要性が強調されている．そしてまさに造血幹細胞移植こそチーム医療なくしては成り立たない．他施設をみても，うまく機能している移植チームは，医師，看護師およびコメディカルの協力体制が際立っているのが特徴である．当院の移植チームも例外でありえない．良質で，安全かつ効率よい移植医療を行うために，われわれの移植チームも常に学習と反省を繰り返し，移植医療および看護の改善を図ってきた．しかし，比較的異動の少ない医師に対して，看護師は異動が多く，それに伴う看護の習熟にはいつも悩まされてきている．そこで移植医療に伴う看護手順，説明資料などは常にマニュアル化し，いつでも容易に学習し，すぐ実用化できるようにしてきた．さらに，近年，医療の質および効率化のツールとして必須とされているクリティカルパスの導入を図り，すでに実用化している．

　今回，いままでの移植チームの蓄積したこれらの看護手順，資料などを見直し，さらに現在使用している当院のクリティカルパスなども含めて，移植チーム看護マニュアルとしてまとめてみたのが本書である．本来，移植の状況は，各病院によりハード，ソフトともに異なるため，各病院ごとに独自の移植看護マニュアルが必要と思われる．この本は，独自の移植看護マニュアル作成やこれから移植医療を行われる施設のスタッフに少しでもお役に立てるなら望外の幸せである．

　多忙な勤務のなか，分担執筆していただいたスタッフの方々，資料およびクリティカルパスの改訂でお世話いただいた当院の野村一俊整形外科医長，血液内科同僚の長倉祥一医師，稲田知久医師，中重敬子副看護部長，現在の西1病棟の猪俣千代子看護師長，河野敬子副師長，編集作業に尽力いただいた林田晶子さん，いつも叱咤激励していただいた南江堂看護編集部担当者，木村孝氏，山田仁氏に心より感謝いたします．

　平成15年11月

編集を代表して　河野　文夫

目　次

イントロダクション──この本で学ぶあなたへ
河北敏郎　1

A 造血幹細胞移植と移植看護師
　──移植医から移植看護師へのメッセージ ── 2
1 移植看護師と移植医の関係性 ……………… 2
2 移植医というおかしな生きもの ………………… 2
3 移植看護師のジレンマ ………………………… 2
4 移植患者と移植看護師と移植医 …………… 3
B 造血幹細胞移植の歴史 ─────── 3
1 同種造血幹細胞移植の開発 ………………… 3
2 わが国の歩み …………………………………… 4

第1章　造血幹細胞移植の基礎知識
7

1 造血幹細胞移植の目的
河北敏郎　8

A 血液疾患の根治 ──────── 8
1 移植前処置 ……………………………………… 8
2 GVHD と GVL 効果(GVT 効果) …………… 9
3 多くの手段で腫瘍細胞を攻撃 ……………… 9
B もとの生活に戻る，社会復帰 ─────── 10

2 造血幹細胞移植の種類
河北敏郎　11

A ドナー(提供者)とレシピエント(患者)の関係に
　よる分類 ─────────── 11
1 自家(自己)移植 ……………………………… 11
2 同系移植 ………………………………………… 11
3 同種移植 ………………………………………… 11
B 造血幹細胞の起源による分類 ─────── 11
1 骨髄移植 ………………………………………… 11
2 末梢血幹細胞移植 …………………………… 12
3 臍帯血幹細胞移植 …………………………… 12
C その他の分類法や特殊な移植法 ────── 12
1 前処置強度による分類(フル移植とミニ移植)
　…………………………………………………… 12
2 ハプロ移植と PTCY ………………………… 13
3 ドナーリンパ球輸注 ………………………… 13

3 移植ドナーの選択と調整
河北敏郎　14

A HLA と移植 ──────── 14
1 HLA とは ……………………………………… 14
2 移植と HLA ……………………………………… 14
B ドナーの選択肢とそれぞれの特徴 ─── 15
1 血縁者間移植 …………………………………… 16
2 非血縁骨髄・末梢血幹細胞移植(骨髄バンク)
　…………………………………………………… 16
3 臍帯血移植 ……………………………………… 16
C ドナーの優先順位 ──────── 17
D 骨髄移植と末梢血幹細胞移植の違い ─── 17
1 患者側からみた相違点 ……………………… 17
2 ドナー側からみた相違点 …………………… 17
E ドナー調整の留意点 ─────── 18
1 ドナー候補の HLA 検査 …………………… 18
2 HLA 情報 ……………………………………… 18
3 ドナーの医学的評価 ………………………… 18
4 骨髄バンクドナー …………………………… 19

4 移植適応と患者説明　　　　　　　　　　　　　　　　　　河北敏郎　20

A 年齢による移植適応 ──────── 20
B 疾患別の移植適応とタイミング ──── 20
1 急性骨髄性白血病
　（急性前骨髄球性白血病を除く）‥‥‥‥‥ 20
2 急性前骨髄球性白血病 ‥‥‥‥‥‥‥‥‥‥ 20
3 急性リンパ性白血病 ‥‥‥‥‥‥‥‥‥‥‥ 20
4 骨髄異形成症候群 ‥‥‥‥‥‥‥‥‥‥‥‥ 21
5 慢性骨髄性白血病 ‥‥‥‥‥‥‥‥‥‥‥‥ 21
6 悪性リンパ腫 ‥‥‥‥‥‥‥‥‥‥‥‥‥‥ 21

7 成人 T 細胞白血病・リンパ腫 ‥‥‥‥‥‥ 21
8 多発性骨髄腫 ‥‥‥‥‥‥‥‥‥‥‥‥‥‥ 21
9 再生不良性貧血 ‥‥‥‥‥‥‥‥‥‥‥‥‥ 21
C 移植医による移植判断の時期 ────── 22
D 患者・家族への病状説明と移植決断の時期 ── 22
1 診断確定後の早期 ‥‥‥‥‥‥‥‥‥‥‥‥ 22
2 初回化学療法後の退院前後 ‥‥‥‥‥‥‥‥ 23
3 その後の治療中 ‥‥‥‥‥‥‥‥‥‥‥‥‥ 23
4 第一寛解期では移植を行わない場合 ‥‥‥‥ 23

5 患者の移植前評価　　　　　　　　　　　　　　　　　　　河北敏郎　24

1 疾患・治療歴の評価 ‥‥‥‥‥‥‥‥‥‥‥ 24
2 ドナーの評価 ‥‥‥‥‥‥‥‥‥‥‥‥‥‥ 25
3 患者・家族へのインフォームド・コンセント‥ 25

4 移植後の評価に向けた準備 ‥‥‥‥‥‥‥‥ 25
5 臓器機能のスクリーニング ‥‥‥‥‥‥‥‥ 25

6 造血幹細胞移植の前処置　　　　　　　　　　　　　　　　　　　　　　26

A 移植前処置の目的 ───────── 河北敏郎　26
B 前処置の種類 ──────────── 26
C 同種移植でよく使われる前処置 ───── 27
1 骨髄破壊的前処置 ‥‥‥‥‥‥‥‥‥‥‥‥ 27
2 強度減弱前処置 ‥‥‥‥‥‥‥‥‥‥‥‥‥ 29
3 再生不良性貧血の前処置 ‥‥‥‥‥‥‥‥‥ 30
D 前処置で使われる薬剤の副作用とその看護
　────── 吉本真理子，吉野　希，馬場結子　31
1 シクロホスファミド（エンドキサン®）‥‥‥ 31
2 ブスルファン（ブスルフェクス®）‥‥‥‥‥ 32
3 フルダラビン（フルダラ®）‥‥‥‥‥‥‥‥ 32

4 メルファラン（アルケラン®）‥‥‥‥‥‥‥ 33
5 シタラビン（キロサイド®）‥‥‥‥‥‥‥‥ 34
6 エトポシド（ベプシド®，ラステット®）‥‥‥ 34
7 抗胸腺細胞グロブリン（サイモグロブリン®）
　‥‥‥‥‥‥‥‥‥‥‥‥‥‥‥‥‥‥‥‥ 34
E 全身放射線照射とその看護
　──────────── 林田　悠，吉野　希　35
1 TBI の目的と副作用 ‥‥‥‥‥‥‥‥‥‥‥ 35
2 当院における TBI の実際と看護 ‥‥‥‥‥‥ 35
3 主な副作用に対する看護 ‥‥‥‥‥‥‥‥‥ 37
4 放射線照射を受ける患者の精神的ケア ‥‥‥ 38

7 GVHD 予防のための免疫抑制薬の投与　　　　塘内明良，日髙優子，馬場結子　39

A カルシニューリン阻害薬 ─────── 39
1 シクロスポリン（サンディミュン®，
　ネオーラル®）‥‥‥‥‥‥‥‥‥‥‥‥‥‥ 39
2 タクロリムス（プログラフ®）‥‥‥‥‥‥‥ 39
B メトトレキサート（メソトレキセート®）── 40
C その他 ───────────── 41

1 ミコフェノール酸モフェチル（セルセプト®）
　‥‥‥‥‥‥‥‥‥‥‥‥‥‥‥‥‥‥‥‥ 41
2 抗胸腺細胞グロブリン（サイモグロブリン®）
　‥‥‥‥‥‥‥‥‥‥‥‥‥‥‥‥‥‥‥‥ 41
3 シクロホスファミド（エンドキサン®）‥‥‥ 41

8 造血幹細胞の採取と処理　　　　　　　　　　　　　　　　　　日髙優子　43

A 骨髄採取の実際と看護 ─────── 43
1 目的・概要 ‥‥‥‥‥‥‥‥‥‥‥‥‥‥‥ 43
2 看護の実際 ‥‥‥‥‥‥‥‥‥‥‥‥‥‥‥ 43
B 末梢血幹細胞採取の実際と看護 ───── 44
1 目的・概要 ‥‥‥‥‥‥‥‥‥‥‥‥‥‥‥ 44

2 看護の実際 ‥‥‥‥‥‥‥‥‥‥‥‥‥‥‥ 44
C 採取されるドナー側のリスク ────── 45
1 血縁ドナーの問題点 ‥‥‥‥‥‥‥‥‥‥‥ 45
2 ドナーの身体的リスク ‥‥‥‥‥‥‥‥‥‥ 46

9 輸 血

佛田莉江 47

A 移植と血液型 ———— 47	1 同意を得る ·········· 49
B 輸血の種類と移植時の輸血基準 —— 47	2 輸血の準備 ·········· 49
C 輸血の副作用 ———— 48	3 輸血投与 ·········· 50
D 輸血時の看護 ———— 49	

第2章 移植経過における看護師の役割

51

1 移植過程における身体的な看護ケア

52

A 移植準備期 —— 林田 悠, 牛島亜衣, 大寺真未 52

1 インフォームド・コンセントと意思決定支援, 家族支援 ·········· 52

2 移植前のアセスメントと支援 ·········· 53

3 移植と妊孕性 ·········· 54

4 ADL の維持とセルフケアの確立 ·········· 56

5 移植前オリエンテーション(当院の例) ·········· 56

6 クリーンルームの準備(当院の例) ·········· 58

7 クリーンルーム入室の看護 ·········· 60

8 中心静脈カテーテル管理 ·········· 62

9 輸液ルート ·········· 63

B 前処置期 ———— 吉本真理子, 河上純萌 63

1 前処置の準備と実際 ·········· 63

2 面会制限と食事制限 ·········· 64

3 セルフケア維持へのかかわり ·········· 65

4 移植に伴う定期検査 ·········· 66

5 免疫抑制薬 ·········· 66

C 移植当日(造血幹細胞の輸注)
———— 佛田莉江, 日髙優子 66

1 移植の種類と輸注方法 ·········· 66

2 輸注後の有害事象に対するアセスメントと対応 ·········· 68

3 メトトレキサート投与確認, 血液型変更の確認 ·········· 69

D 骨髄抑制期～生着期
—— 吉野 希, 塘内明良, 牛島亜衣, 池田貴美子, 馬場結子, 米田奏子, 加來正之 69

1 発熱時の対応 ·········· 69

2 清潔の保持 ·········· 69

3 口腔ケア ·········· 71

4 内服管理 ·········· 71

5 リハビリテーション ·········· 71

6 栄養管理 ·········· 72

7 転倒予防・外傷予防 ·········· 73

E 回復期 ———— 日髙優子, 塘内明良 75

1 クリーンルーム管理の解除の基準と対応 ······ 75

2 ADL 拡大とセルフケアの向上 ·········· 75

3 経口摂取の促進 ·········· 76

4 免疫反応と急性 GVHD のアセスメント ······ 78

5 免疫抑制薬の管理(点滴から内服へ) ·········· 78

6 退院前オリエンテーション ·········· 79

2 移植過程における精神的な看護ケア

稲田彩由美, 河津夏季, 日髙優子, 吉野 希 80

A 時期別の心理的変化と問題点 ———— 80

B 精神的問題に対する課題と支援 ———— 80

C 当院での精神支援への取り組み
(気持ちと記憶のスクリーニング) ———— 84

第3章 移植合併症と看護

85

1 感染症

塘内明良, 牛島亜衣, 窪田 晃 86

A 移植時期別の感染症の予防と治療 ———— 86

1 移植早期(前処置から生着まで) ·········· 87

2 移植中期(生着から 100 日前後まで) ·········· 89

3 移植後 100 日以降(移植後期) ·········· 90

B その他の感染症予防対策 ———— 90

1 環境対策(防護環境) ·········· 90

② 標準予防策 ………………………………… 91	① 基本的事項 ………………………………… 92
③ 薬剤の内服，口腔ケア，免疫グロブリン補充	② 症状の観察とケアの判断 ……………………… 92
………………………………………… 91	③ 医療者の健康管理 ………………………… 93
C 看　護 ―――――――――――――― 92	

2 急性 GVHD
刈谷千穂，吉野　希，窪田　晃　95

A GVHD とは ―――――――――――― 95	D 急性 GVHD の診断と重症度 ――――――― 97
B 急性 GVHD のリスク因子 ―――――― 96	① 皮膚 ……………………………………… 98
① HLA の一致度 ……………………………… 96	② 消化管 …………………………………… 98
② 造血幹細胞の由来 …………………………… 96	③ 肝臓 ……………………………………… 99
③ 前処置 …………………………………… 96	E 急性 GVHD の予防と治療 ――――――― 99
④ その他の要因 ……………………………… 96	① 予防 ……………………………………… 99
C 急性 GVHD の症状 ――――――――― 96	② 治療 ……………………………………… 99
① 皮膚 ……………………………………… 96	F 看　護 ―――――――――――――― 100
② 消化管 …………………………………… 96	① 皮膚 ……………………………………… 101
③ 肝臓 ……………………………………… 97	② 消化管 …………………………………… 102

3 GVHD 以外の早期免疫反応（生着症候群など）
河上純萌，日髙優子，井上佳子　103

A 生着症候群 ――――――――――――― 103	B 生着前免疫反応 ―――――――――――― 104
① 生着症候群とは …………………………… 103	C ハプロ移植直後の発熱 ――――――――― 105
② 症状 ……………………………………… 104	D 看　護 ―――――――――――――― 105
③ 検査・診断 ……………………………… 104	① 症状の観察 ……………………………… 105
④ 予防・治療 ……………………………… 104	② 看護の実際 ……………………………… 105

4 生着不全
河上純萌，日髙優子，井上佳子　107

A 生着不全とは ――――――――――― 107	E 治　療 ―――――――――――――― 108
B 症　状 ―――――――――――――― 107	① 再移植 …………………………………… 108
C 検査・診断 ―――――――――――― 108	② 再移植以外の治療 ………………………… 109
D 予　防 ―――――――――――――― 108	F 看　護 ―――――――――――――― 110

5 類洞閉塞症候群（肝中心静脈閉塞症）
吉本真理子，林田　悠，原田奈穂子　111

A 類洞閉塞症候群とは ―――――――――― 111	F 予　防 ―――――――――――――― 112
B 発症要因 ――――――――――――――― 111	G 治　療 ―――――――――――――― 113
C 症　状 ―――――――――――――― 112	H 予　後 ―――――――――――――― 113
D 検　査 ―――――――――――――― 112	I 看　護 ―――――――――――――― 113
E 診　断 ―――――――――――――― 112	

6 血栓性微小血管症
吉本真理子，林田　悠，原田奈穂子　115

A 血栓性微小血管症とは ―――――――――― 115	C 診　断 ―――――――――――――― 116
B 症状と検査 ―――――――――――― 115	D 予防・治療 ―――――――――――― 116
① 症状 ……………………………………… 116	E 看　護 ―――――――――――――― 117
② 臨床検査 ………………………………… 116	

7 出血性膀胱炎
河津夏季，刈谷千穂，原田奈穂子　119

A 出血性膀胱炎の原因 ———— 119
1 薬剤性出血性膀胱炎 ……………… 119
2 ウイルス性出血性膀胱炎 ………… 119
B 症　状 ———— 119
C 検査・診断 ———— 120
D 予防・治療 ———— 120
1 予防 …………………………………… 120

2 保存的治療 …………………………… 120
3 外科的治療 …………………………… 121
4 抗ウイルス療法 ……………………… 121
E 看　護 ———— 121
1 症状観察 ……………………………… 121
2 看護の実際 …………………………… 122

8 呼吸器合併症
大寺真未，日髙優子，杉谷浩規　123

A 閉塞性細気管支炎 ———— 123
B 特発性器質化肺炎 ———— 125
C 看　護 ———— 125

1 症状の観察 …………………………… 125
2 看護の実際 …………………………… 126

9 慢性 GVHD
大寺真未，日髙優子，杉谷浩規　128

A 慢性 GVHD とは ———— 128
1 定義・分類・頻度 …………………… 128
B 症状・診断・検査 ———— 128
C 各臓器の病変と診断 ———— 129
1 皮膚病変 ……………………………… 129
2 口腔病変 ……………………………… 129
3 肝病変 ………………………………… 129
4 肺病変 ………………………………… 129
5 眼病変 ………………………………… 130
D 重症度分類 ———— 130

E 予防・治療 ———— 130
1 軽症例（局所療法・支持療法） ……… 131
2 中等度以上（全身治療を実施） ……… 131
F 予　後 ———— 131
G 看護の実際 ———— 132
1 皮膚病変 ……………………………… 132
2 口腔病変 ……………………………… 133
3 肺病変 ………………………………… 133
4 眼病変 ………………………………… 133
5 筋・骨格系病変 ……………………… 134

10 再　発
大寺真未，日髙優子，中村貴久　136

A 白血病細胞と寛解，微小残存病変 ———— 136
B モニタリング・診断 ———— 137
C 再発予防 ———— 137
D 治　療 ———— 137
1 免疫抑制薬の減量・中止 …………… 138

2 ドナーリンパ球輸注 ………………… 139
3 化学療法 ……………………………… 139
4 再移植 ………………………………… 139
5 CAR-T 細胞療法 …………………… 139
E 再発時の看護 ———— 140

11 晩期障害
大寺真未，日髙優子，中村貴久　142

A 晩期障害とは ———— 142
B 二次がん ———— 142
1 移植後リンパ増殖性疾患 …………… 142
2 治療関連骨髄性腫瘍 ………………… 143
3 固形腫瘍 ……………………………… 143

C 甲状腺機能障害 ———— 143
D 性腺機能障害 ———— 143
E 看護の実際 ———— 144
1 二次がんに対する対策 ……………… 144
2 性機能障害に対する対策 …………… 144

第4章 よくみられる症状と看護

1 口腔有害事象
林田　悠，河上純萌，中島　健，池田貴美子　148

A 移植時の口腔有害事象とは —————— 148
1 口腔粘膜炎 ……………………………… 148
2 口腔乾燥 ………………………………… 149
3 味覚障害 ………………………………… 150
4 口腔粘膜浮腫 …………………………… 150
5 咽頭粘膜炎 ……………………………… 150

6 歯肉出血 ………………………………… 150
B 症状観察とアセスメント —————— 151
1 患者自己チェック表への記載 ………… 151
2 看護師による口腔内観察 ……………… 151
3 歯科専門職への診察依頼 ……………… 151
C 看護の実際 ———————————— 152

2 悪心・嘔吐
林田　悠，河上純萌　157

A 移植時の悪心・嘔吐 ——————————— 157
1 化学療法後の嘔吐の分類 ……………… 157
2 移植後の時期による嘔気の原因と対策 ……… 157
B 移植後の悪心・嘔吐における観察のポイント
————————————————— 159

1 悪心・嘔吐のサインをとらえる ………… 159
2 悪心・嘔吐の経過を評価する ………… 159
C 看護の実際 ———————————— 159

3 下　痢
林田　悠，河上純萌　162

A 移植後の時期による下痢の原因と対策 —— 162
1 前処置～骨髄抑制期 …………………… 162
2 生着後早期 ……………………………… 162

3 退院後の下痢 …………………………… 163
B 下痢でアセスメントすべき症状と所見 —— 163
C 看護の実際 ———————————— 164

4 便　秘
林田　悠，河上純萌　166

A 移植時の便秘とは ————————————— 166
1 一般的な便秘の分類 …………………… 166
2 移植患者の便秘 ………………………… 166

B 症状観察とアセスメント —————— 167
C 看護の実際 ———————————— 167

5 皮膚障害（皮疹，びらん，潰瘍など）
石橋沙貴，日髙優子，田渕　宏　169

A 皮膚障害とは ——————————————— 169
B 症状観察とアセスメント —————— 169
1 皮疹 ……………………………………… 169

2 びらん・潰瘍 …………………………… 171
C 看護の実際 ———————————— 172

6 脱　毛
石橋沙貴，日髙優子　173

A 移植における脱毛 ————————— 173
B 症状観察とアセスメント —————— 173

C 看護の実際 ———————————— 173

7 疼　痛
石橋沙貴，日髙優子　175

A 移植時の疼痛とは ————————— 175
B 症状観察とアセスメント —————— 175

C 看護の実際 ———————————— 176

8 貧　血
石橋沙貴，日髙優子　179

A 移植における貧血 ————————— 179

1 移植後の赤芽球癆 ……………………… 179

xii　目次

B 症状観察とアセスメント ──────── 179　　C 看護の実際 ──────────── 180

9 出　血
石橋沙貴，日髙優子　181

A 移植後の出血 ─────────── 181　　C 看護の実際 ──────────── 182
B 症状観察とアセスメント ──────── 181

10 浮腫・体重増加
牛島亜衣，稲田彩由美　185

A 移植時の浮腫・体重増加の原因 ──── 185　　5 腫瘍崩壊症候群 ················· 185
1 腎機能障害 ··························· 185　　6 低アルブミン血症 ·············· 185
2 心機能障害 ··························· 185　　B 症状観察とアセスメント ──────── 186
3 肝機能障害 ··························· 185　　C 看護の実際 ──────────── 186
4 免疫反応 ····························· 185

11 腎臓の障害
牛島亜衣，稲田彩由美　188

A 移植時の腎機能障害 ──────── 188　　B 症状観察とアセスメント ──────── 189
1 腎臓の機能 ··························· 188　　C 看護の実際 ──────────── 189
2 移植時の腎機能障害の原因 ········· 188

12 肝臓の障害
牛島亜衣，稲田彩由美　191

A 移植後の肝障害 ─────────── 191　　4 ウイルス肝炎 ················· 191
1 類洞閉塞症候群／肝中心静脈閉塞症 ········· 191　　5 慢性 GVHD ················· 192
2 急性 GVHD ························ 191　　B 症状観察とアセスメント ──────── 192
3 前処置を含む薬剤性肝障害 ········· 191　　C 看護の実際 ──────────── 192

13 心臓の障害
牛島亜衣，稲田彩由美　194

A 移植後の心臓の障害 ──────── 194　　4 貧血 ························· 194
1 移植前のリスク因子 ··············· 194　　5 その他の原因 ················· 194
2 前処置 ······························· 194　　B 症状観察とアセスメント ──────── 195
3 電解質異常 ··························· 194　　C 看護の実際 ──────────── 195

14 脳・神経の障害
上田麻衣，佛田莉江　196

A 移植後の脳・神経障害 ──────── 196　　9 精神症状との鑑別 ················· 197
1 頭蓋内出血(脳出血) ················· 196　　B 症状観察とアセスメント ──────── 198
2 HHV-6 脳炎 ······················· 197　　1 記憶障害 ························· 198
3 可逆性後頭葉白質脳症 ·············· 197　　2 意識障害 ························· 198
4 血栓性微小血管症 ·················· 197　　3 末梢神経障害・感覚異常 ············· 198
5 前処置抗がん薬による毒性 ·········· 197　　4 振戦 ······························ 198
6 代謝異常 ··························· 197　　5 けいれん ························· 199
7 治療関連白質脳症 ·················· 197　　C 看護の実際 ──────────── 199
8 基礎疾患 ··························· 197

15 代謝・内分泌異常
上田麻衣，佛田莉江　201

A 移植後の代謝・内分泌異常 ────── 201　　1 高血糖・糖尿病 ················· 201

2 低血糖 …………………………… 201	6 成長障害 …………………………… 201
3 甲状腺機能異常 …………………… 201	B 症状観察とアセスメント ——— 202
4 脂質代謝異常 ……………………… 201	C 看護の実際 ——————— 202
5 性腺機能障害 ……………………… 201	

16 眼の障害
上田麻衣，佛田莉江 203

A 眼の障害とは ——————— 203	B 症状観察とアセスメント ——— 205
1 眼の構造と機能 …………………… 203	C 看護の実際 ——————— 205
2 移植後の眼の障害 ………………… 204	

17 精神症状
吉野　希，河津夏季 207

A 精神症状とは ——————— 207	C 看護の実際 ——————— 208
B 症状観察とアセスメント ——— 207	

第5章　退院支援，LTFU 外来
石橋沙貴，日髙優子 211

1 退院支援
212

A 退院の準備と指導のタイミング ——— 212

2 退院前パンフレット
213

A 感染予防 ——————— 214	D 性生活 ——————— 216
1 食事 ……………………………… 214	E 日常生活 ——————— 217
2 含嗽（うがい），手洗い，マスク着用 ……… 215	1 活動 ……………………………… 217
3 外出 ……………………………… 215	2 睡眠 ……………………………… 217
4 清潔ケア ………………………… 215	3 社会復帰（復職・復学）…………… 217
5 その他 …………………………… 215	4 体調管理 ………………………… 217
B 出血予防 ——————— 216	5 受診と服薬管理の継続 ………………… 217
C 慢性 GVHD ——————— 216	

3 LTFU 外来
218

A LTFU 外来活動とその効果 ——— 218	2 外来の流れ ………………………… 219
B LTFU 外来の目的 ——————— 218	3 患者の反応や意見 ………………… 219
C LTFU 外来活動 ——————— 218	4 外来記録 ………………………… 219
1 方法 ……………………………… 218	5 移植を予定している患者とのかかわり ……… 219

xiv　目次

第6章　移植看護におけるチーム医療　223

1 移植におけるチーム医療とは
日髙優子，吉野　希，池田貴美子，馬場結子，加來正之，
米田奏子，田渕　宏，濱野　学，西迫はづき　224

2 移植にかかわる医療スタッフ　225

A 歯科衛生士 ——————————— 225
B 薬剤師（病棟薬剤師としての活動）——— 227
C 管理栄養士 ——————————— 228
1 腸管を使用することの意義 ……………… 228
2 栄養評価 ……………………………………… 229
3 栄養投与量の設定 ………………………… 230
4 衛生管理 ……………………………………… 230
5 副作用に対する食事・栄養管理 …………… 230
6 管理栄養士として移植看護師に求めるもの，
　ケアのポイント ………………………… 231
D 理学療法士 ——————————— 232
1 移植におけるリハビリテーション ………… 232
2 移植患者とかかわるうえで理学療法士として
　意識していること ………………………… 234
E 皮膚・排泄ケア認定看護師 ————— 234

1 予防的スキンケアの重要性 ……………… 234
2 疼痛軽減のスキンケア（便失禁管理システム）
　…………………………………………………… 234
3 患者自身が行う予防的スキンケア ………… 235
F 臨床心理士・公認心理師 —————— 235
1 移植にかかわる臨床心理士・公認心理師の
　専門性 …………………………………… 235
2 臨床心理士・公認心理師として移植看護師に
　期待すること ………………………… 236
3 心理面の支援のポイント ………………… 237
G 医療ソーシャルワーカー —————— 238
1 医療ソーシャルワーカーの役割と業務内容 … 238
2 医療ソーシャルワーカーへの相談内容 …… 239
3 患者相談支援の流れ …………………… 239
H 造血細胞移植コーディネーター ———— 240

3 多職種による移植カンファレンス
日髙優子，吉野　希　242

4 移植看護師としての移植医や医療スタッフとのかかわり
日髙優子，吉野　希　243

1 移植医とのかかわり ……………………… 243
2 医療スタッフとのかかわり ……………… 245

第7章　移植看護師の教育と支援
日髙優子，吉野　希　247

1 移植看護を担う看護師の現状と問題点　248

1 当院の移植看護師の現状 ……………… 248
2 移植看護師が抱える問題点における対策 …… 249

2 移植に携わる看護師への教育と支援　250

1 移植看護教育ラダーの作成 ……………… 250
2 移植看護に必要な勉強会 ………………… 251
3 クリーンエリア研修 …………………… 251

4 指導体制 ……………………………………… 251
5 看護師のモチベーション維持への支援 …… 251

付　録　移植前〜移植後クリティカルパス，オーバービュー　吉野　希，日髙優子　253

1 患者参画型パス	254
2 オーバービュー形式パス	255
3 移植ロングパス	256

索　引　259

コラム

• 当院でのクライオセラピー	33
• 毛細血管漏出症候群	104
• キメリズム検査	108
• 抗 HLA 抗体	109
• 重篤な下痢のある患者の対処の例	165
• HHV-6 脳炎による短期記憶障害に対する対応例	200
• 当院の移植ロングパス	214
• 造血幹細胞移植後のワクチン接種	222
• 患者が内服困難なとき	228
• TDM，ピーク値，トラフ値	229
• 移植患者の精神症状と精神疾患の違いとは	236
• せん妄 / 抑うつと自殺企図	238

謹告　著者ならびに出版社は，本書に記載されている内容について最新かつ正確であるよう最善の努力をしております．しかし，薬の情報および治療法などは医学の進歩や新しい知見により変わる場合があります．薬の使用や治療に際しては，読者ご自身で十分に注意を払われることを要望いたします．　**株式会社 南江堂**

略　語

【造血幹細胞移植で使用される薬剤】

抗菌薬	一般名	主な商品名	系　統
ABK	アルベカシン	アルベカシン®	アミノグリコシド系
AMK	アミカシン	アミカマイシン®	アミノグリコシド系
CFPM	セフェピム	マキシピーム®	セフェム系
CZOP	セフォゾプラン	ファーストシン®	セフェム系
DPT	ダプトマイシン	キュビシン®	リポペプチド系(抗 MRSA)
DRPM	ドリペネム	フィニバックス®	カルバペネム系
LVFX	レボフロキサシン	レボフロキサシン®	ニューキノロン系
LZD	リネゾリド	ザイボックス®	オキサゾリジノン系(抗 MRSA)
MEPM	メロペネム	メロペン®	カルバペネム系
MINO	ミノサイクリン	ミノマイシン®	テトラサイクリン系
ST	スルファメトキサゾール・トリメトプリム	バクタ®，バクトラミン®	ST 合剤
TAZ/PIPC	タゾバクタム・ピペラシリン	タゾピペ®	ペニシリン系
TEIC	テイコプラニン	テイコプラニン®	グリコペプチド系(抗 MRSA)
VCM	バンコマイシン	バンコマイシン®	グリコペプチド系(抗 MRSA)

抗真菌薬	一般名	主な商品名	系　統
CPFG	カスポファンギン	カンサイダス®	キャンディン系
FLCZ	フルコナゾール	ジフルカン®	アゾール系
ITCZ	イトラコナゾール	イトリゾール®	アゾール系
L–AMB	アムホテリシン B リポソーム	アムビゾーム®	ポリエン系
MCFG	ミカファンギン	ファンガード®	キャンディン系
PSCZ	ポサコナゾール	ノクサフィル®	アゾール系
VRCZ	ボリコナゾール	ブイフェンド®	アゾール系

抗ウイルス薬	一般名	主な商品名	対象ウイルス
ACV	アシクロビル	ゾビラックス®	HSV，VZV
GCV(DHPG)	ガンシクロビル	デノシン®	CMV，HHV–6
LTV	レテルモビル	プレバイミス®	CMV
PFA	ホスカルネット	ホスカビル®	CMV，HHV–6
VACV	バラシクロビル	バルトレックス®	HSV，VZV
VGCV	バルガンシクロビル	バリキサ®	CMV

※ウイルス名は次頁「その他」を参照

抗がん薬	一般名	主な商品名	系　統
BU	ブスルファン	ブスルフェクス®	アルキル化薬
Ara–C(CA)	シタラビン	キロサイド®	ピリミジン代謝拮抗薬
CY(CPA，CPM)	シクロホスファミド	エンドキサン®	アルキル化薬
Flu	フルダラビン	フルダラ®	プリン代謝拮抗薬
MEL(L–PAM)	メルファラン	アルケラン®	アルキル化薬

(次頁へつづく)

MTX	メトトレキサート	メソトレキセート®	葉酸代謝拮抗薬
MMF	ミコフェノール酸モフェチル	セルセプト®	プリン代謝拮抗薬
VP-16(ETP)	エトポシド	ベプシド®, ラステット®	トポイソメラーゼⅡ阻害薬

その他の薬剤	一般名	主な商品名	系統
ATG	抗胸腺細胞グロブリン	サイモグロブリン®	免疫抑制薬
CSP(CyA, CsA)	シクロスポリン	サンディミュン®, ネオーラル®	カルシニューリン阻害薬
G-CSF	顆粒球コロニー刺激因子	ノイトロジン®, グラン®	好中球増加
mPSL	メチルプレドニゾロン	ソル・メドロール®	ステロイド
PSL	プレドニゾロン	プレドニン®	ステロイド
TAC(FK506)	タクロリムス	プログラフ®	カルシニューリン阻害薬

【その他】

AA	再生不良性貧血	MAC	骨髄破壊的前処置
ADV	アデノウイルス	MDS	骨髄異形成症候群
ALL	急性リンパ性白血病	MM	多発性骨髄腫
AML	急性骨髄性白血病	MPN	骨髄増殖性腫瘍
APL(M3)	急性前骨髄球性白血病	MRD	微小残存病変
BKV	BK ウイルス	NHL	非ホジキンリンパ腫
BMA	骨髄穿刺	NRM	非再発死亡
BMT	骨髄移植	PBSCT	末梢血幹細胞移植
BO	閉塞性細気管支炎	PR	部分寛解
BSA	体表面積	PTCY	移植後シクロホスファミド
CBT	臍帯血移植	PTLD	移植後リンパ増殖性疾患
CML	慢性骨髄性白血病	rBMT	血縁者間骨髄移植
CNI	カルシニューリン阻害薬	rPBSCT	血縁者間末梢血幹細胞移植
CMV	サイトメガロウイルス	RIC	強度減弱前処置
COP	特発性器質化肺炎	RRT	前処置関連毒性
CR	寛解	SCT	造血幹細胞移植
DIC	播種性血管内凝固症候群	SOS	類洞閉塞症候群
DLBCL	びまん性大細胞型 B 細胞リンパ腫	TBI	全身放射線照射
DLI	ドナーリンパ球輸注	TKI	チロシンキナーゼ阻害薬
EBV	エプスタイン・バー(EB)ウイルス	TMA	血栓性微小血管症
ES	生着症候群	TRM	移植関連死亡
FN	発熱性好中球減少症	uBMT(urBMT)	非血縁者間骨髄移植
GVHD	移植片対宿主病	uPBSCT(urPBSCT)	非血縁者間末梢血幹細胞移植
HHV-6	ヒトヘルペスウイルス-6	VOD	肝中心静脈閉塞症
HLA	ヒト白血球抗原	VZV	水痘・帯状疱疹ウイルス
HSV	単純ヘルペスウイルス	β-DG	β-D-グルカン
IPS	特発性肺炎症候群		

イントロダクション
──この本で学ぶあなたへ

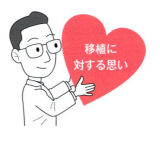

A. 造血幹細胞移植と移植看護師
——移植医から移植看護師へのメッセージ

1 移植看護師と移植医の関係性

"移植医療を担っているのは医者ではなく看護師だよ"15年ほど前に，本書の監修者である当院の河野文夫名誉院長から聞いた金言である．移植医は他科の医師と比較すると病室への訪室回数や患者との会話が多いと思うが，それでも担当看護師と比較すればはるかに少ない．致命的合併症が多い移植医療において，担当看護師が患者の病状を理解し適切に判断できるかどうかは，否応なしに患者の予後に大きく影響することになる．病棟全体で移植の知識と技術の底上げを図るためには，日頃から移植医と移植看護師が対等な立場で情報交換と議論を繰り返すことができる関係性を構築し，血液疾患と闘う患者を共に支えていくという気持ちを共有することが重要である．

2 移植医というおかしな生きもの

移植技術も自身も未成熟だった筆者の若手時代，たくさんの移植患者の最期を診てきた．病状悪化や急変があったあと，担当看護師が「もっと早く気づいていれば助かったかもしれない」「あのときこうしていればよかった」と涙を流す姿を数多く目にしてきた．言うまでもなく責任は主治医である筆者が背負うべきもので，そのつど「そんなことはない．仕方がなかったよ」と伝えてきた．そんな偉そうなことを言いながら，筆者自身も患者，家族への申し訳なさや自身の無力に対する悔しさから枕を濡らした夜は数えきれず，常に見守り，支え続けてくれた妻には今も頭が上がらない．移植がうまくいかなかった場合，主治医として必ずどこかに後悔が残る．とくに移植関連死亡に関しては今もすべての症例を覚えており，二度と同じことを起こしたくないという気持ちが移植医の成長を支えるのかもしれない．改めて考えてみると，こんな治療に携わり続ける移植医とは，ある意味でおかしな生きものなのかもしれない（「第6章4. 1 移植医とのかかわり」に看護師の視点もあるので参照されたい）．

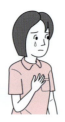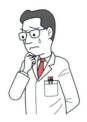

3 移植看護師のジレンマ

移植後に順調に経過した患者は退院が早く，その後も外来での治療や経過観察を継続するため，病棟の移植患者は必然的に重症合併症や再発した方が多くなってしまう．若手から中堅にさしかかる移植看護師の多くが，一度は「移植をしてもみんな合併症で亡くなる

か再発する」と感じるのではないだろうか．しかし，もう一度自身がかかわったすべての移植症例を思い返してみて欲しい．少なくとも半数は外来で元気にされているはずであり，その方々は移植をしていなければすでに命を落としていたのである．私たちは神ではないのですべての患者の運命を変えることはできないが，移植看護師は，移植医と共に，患者に「生きるためのチケット」を渡し，共に闘うことができる職業なのだと誇りをもっていただきたい．

4 移植患者と移植看護師と移植医

筆者にとって，移植を乗り越えた患者はきびしい戦いから凱旋した「英雄」である．そして，移植看護師に対する気持ちは「戦友」という言葉がぴったりだと思っている．移植看護師がいなければ，私たち移植医は患者のきびしい戦いを支えることができない．移植看護師と移植医は，何の罪もなく理不尽な疾患に苦しむ患者を，1人でも多く根治へ導けるよう，共に支え，成長し合う存在でありたい．

本書が全国で活躍する移植看護師にとってわずかばかりでも糧となり，多くの患者と移植医を支える手助けとなればよいと願っている．

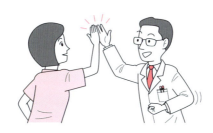

B. 造血幹細胞移植の歴史

1 同種造血幹細胞移植の開発

アメリカのフレッドハッチンソンがんセンターのトーマス博士らは，今から60年以上前の1957年に抗がん薬と全身放射線照射を用いた白血病に対する最初の骨髄移植を報告した．当時はHLA（ヒト白血球抗原）が考慮されなかったことから，1967年までに行われた200例で長期生存が得られた例は1例もなかったとされている[1]．しかし，のちにノーベル賞を受賞するトーマス博士らはそこであきらめず，新たに発見されたHLAの重要性を見直すことで，1970年代の前半には急性白血病や再生不良性貧血に対する根治的な治療法として現在の移植の骨格を確立した．

以降，輸血療法の進歩，免疫抑制薬や感染症治療薬の開発，G-CSF製剤（フィルグラスチム：グラン®，レノグラスチム：ノイトロジン®など）の導入などによって移植の成功率が高まり，全世界で移植の症例数は飛躍的に増加していった．当初は血縁者間骨髄移植のみであったドナー選択肢も，1970年代後半には欧米で骨髄バンクが設立され，G-CSFを用いた末梢血幹細胞移植が可能となり，1988年にはフランスで臍帯血移植が成功した．2002

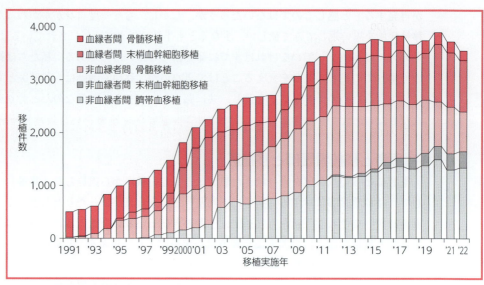

図1　造血幹細胞移植件数の年次推移
［日本造血細胞移植データセンター，日本造血・免疫細胞療法学会：日本における造血幹細胞移植 2023 年度全国調査報告書別冊，http://www.jdchct.or.jp/data/slide/2023/（最終アクセス 2024 年 12 月 1 日）より引用］

年にはジョンズ・ホプキンス大学から移植後シクロホスファミド（PTCY）を用いたハプロ移植（HLA 半合致移植）が報告され，現在ではほとんどの患者でドナーが得られる時代になっている．

2 わが国の歩み

わが国では，1974 年から名古屋大学，金沢大学，大阪府立成人病センター（現：大阪国際がんセンター）などで同種移植の試みが開始された[2]．1991 年に骨髄バンクが設立され，1993 年に最初の非血縁者間移植が行われている．そして，1995 年に国内初のさい帯血バンクが設立され，1997 年に最初の移植が行われた．現在では年間 3,500 例を超える同種移植が全国で行われており，2022 年の実績では，血縁者間移植 1,162 例，骨髄バンクからの移植 1,061 例，臍帯血移植 1,335 例であった[3]（**図1**）．ドナー別の移植数は歴史との関連性が強く，1990 年前半までは血縁者間骨髄移植がほとんどであったが，1990 年代後半から血縁者間末梢血幹細胞移植と骨髄バンクからの骨髄移植が増加した．2000 年代後半からは東京大学医科学研究所や虎の門病院の牽引によって成人の臍帯血移植が増加し，現在では，わが国は世界でも類をみない臍帯血移植大国になっている．2021 年にわが国でも PTCY が承認され，今後もドナーの内訳は時代と共に変化していくと思われる．また，以前は 50 歳程度とされていた同種移植の年齢上限は上昇を続けており，60 歳代後半までは標準的に行われ，70 歳代にチャレンジする時代となってきた（**図2**）．

本書の第 2 版から第 3 版への改訂までのこの 10 年だけでも，移植を取り巻く状況は大きく変化した．今，この本を手に取っている移植看護師たちも，各病院の移植医と共に次の 10 年の新たな移植の歴史を築いていくのだろう．

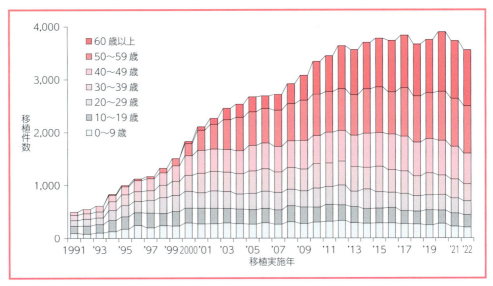

図2 同種移植実施年齢の年次推移
[日本造血細胞移植データセンター，日本造血・免疫細胞療法学会：日本における造血幹細胞移植 2023年度全国調査報告書別冊，http://www.jdchct.or.jp/data/slide/2023/（最終アクセス 2024年12月1日）より引用]

文 献

1) Granot N et al：History of hematopoietic cell transplantation：challenges and progress. Haematologica 105(12)：2716-2729, 2020
2) 宮村耕一：造血幹細胞移植の現状と課題．日内会誌 103(9)：2348-2356, 2014
3) 日本造血細胞移植データセンター，http://www.jdchct.or.jp/（最終アクセス 2024年12月1日）

第1章
造血幹細胞移植の基礎知識

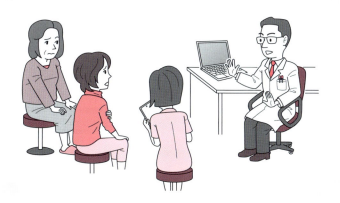

1 造血幹細胞移植の目的

造血幹細胞移植は多くの合併症を伴うが，同時に通常の治療では治らない血液疾患が根治する可能性をもたらす（図1-1-1）．造血幹細胞移植の最終目的を理解しそれを患者と共有することで，きびしい治療を乗りこえるための目的を提供することができる．

A. 血液疾患の根治

造血幹細胞移植の第一の目的は，いうまでもなく血液疾患の根治である．なぜ移植で難治性の血液疾患が治るのか，その理由を以下にあげる．

1 移植前処置（図1-1-2）

造血幹細胞は白血球，赤血球，血小板という正常血球の源となる細胞である．造血幹細胞がなくなるとすべての血球が造れなくなり，人は生きていくことができない．そのため，造血幹細胞が生き残るぎりぎりの量が通常の化学療法における治療の強さの限界となる．その量の抗がん薬で生き残ってしまう腫瘍細胞（白血病細胞など）があると，残った腫瘍細胞が増殖していずれは再発する．移植では前処置後にドナーの造血幹細胞を移植するため，患者の造血幹細胞が根絶されるほど強い抗がん薬や放射線照射を前処置として使用することができる．これが，難治性白血病であっても根治が可能となる理由の1つである．

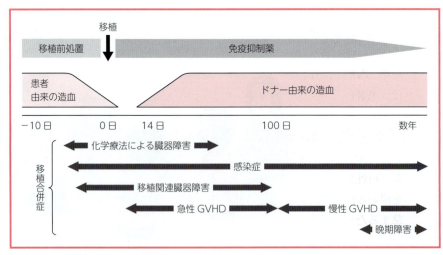

図1-1-1　移植の流れと合併症

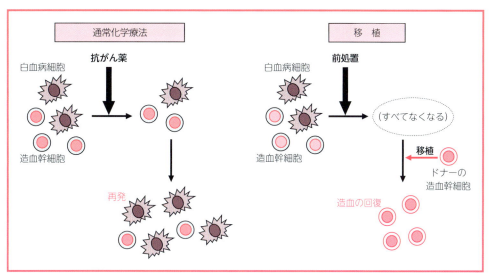

図 1-1-2 通常化学療法と移植前処置
左：抗がん薬治療は，正常の造血幹細胞が生き残る強さでなければならない．白血病細胞がそれを耐えてしまうと，のちに再発する．
右：移植では，患者の造血幹細胞と白血病細胞をまとめて根絶するまで，前処置を強化できる．ドナーの造血幹細胞を移植すれば造血は回復する．

2 GVHD と GVL 効果（GVT 効果）（図 1-1-3）

　移植で患者の体に入ったドナーの白血球（リンパ球）は，患者の体細胞を「自己」（＝ドナー）ではなく「非自己」（＝他人，外敵）とみなし，細菌やウイルスと同じように攻撃する．これが GVHD（graft-versus-host disease，移植片対宿主病）である（詳細は「第1章3.移植ドナーの選択と調整」および「第3章2.急性 GVHD」を参照）．

　白血病細胞が前処置を耐えて生き残ってしまうと，時間とともに白血病細胞が増えて再発してしまう．この生き残った白血病細胞は患者から発生した腫瘍であり，ドナーのリンパ球は患者の体細胞と同じように白血病細胞も「非自己」と認識して攻撃する．その結果，生き残った白血病細胞が根絶されて再発が防がれる．これを GVL（graft-versus-leukemia）効果，あるいは GVT（graft-versus-tumor）効果という．移植合併症の一つである GVHD は，患者にとって敵にも味方にもなるのである．

3 多くの手段で腫瘍細胞を攻撃（図 1-1-4）

　腫瘍細胞は，1種類の抗がん薬ばかり使用していると，それを覚えて効かなくなってくる（耐性化）．移植では全身放射線照射（total body irradiation：TBI）と特殊な抗がん薬を用いる前処置，移植後の GVL 効果など，それまでの治療とは異なる作用で腫瘍細胞を攻撃するため，腫瘍細胞は多方面攻撃を受けている状態となり逃げ場がなくなり，根治の可能性が上がる．分子標的治療などの新規薬剤の一部は大きな副作用なく使用可能なため，移植後に維持療法として用いることで再発率を下げる効果も期待できる．

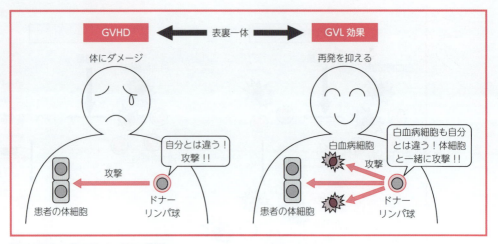

図 1-1-3　GVHD と GVL 効果
左：移植されたドナーのリンパ球（白血球の一種）は，患者の体細胞を敵（自分ではない）とみなして，細菌やウイルスと同じように攻撃する．その結果，患者の体細胞・臓器がダメージを受ける．
右：白血病細胞はドナーではなく患者の細胞である．ドナーのリンパ球（白血球の一種）は，患者の体細胞と同時に白血病細胞も敵とみなし攻撃する．その結果，再発が抑制される．

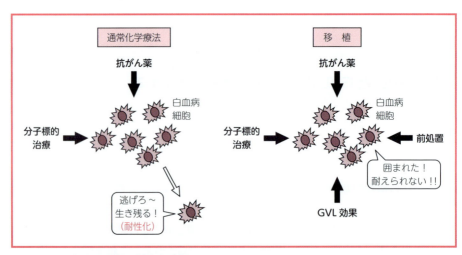

図 1-1-4　多くの手段で腫瘍を攻撃

B. もとの生活に戻る，社会復帰

　移植で血液疾患が根治し患者が生きていれば，たとえどのような状態になっていても移植は成功したといえるかもしれない．しかし，真の意味での目標は，患者がもとの学校，会社，家事などの社会生活に復帰することである．移植後の社会復帰にもっとも大きな影響を与えるのは慢性GVHDであり，近年は慢性GVHDが起こりにくい移植を行うことが世界的なトレンドとなっている．ただし，GVHDを抑えることに注力しすぎると，GVL効果まで抑制されて再発のリスクを高めてしまうため，病状に応じた調整が求められる．移植の最終的な目的は，根治に加えて患者本人がその人らしく生きて人生を全うすることである．

2 造血幹細胞移植の種類

A. ドナー（提供者）とレシピエント（患者）の関係による分類

1 自家（自己）移植

　　患者自身の造血幹細胞を保存したうえで，前処置（大量化学療法やTBI）後に患者に戻す方法である．移植自体よりも前処置が治療の主目的であり，大量化学療法によりダメージを受けた造血をサポートするために，体外に保存しておいた造血幹細胞を移植する．移植関連死亡（TRM，再発以外の移植合併症による死亡）が少なく安全性が高い．

2 同系移植

　　ドナーが一卵性双生児間の場合，HLA（白血球の型）を含む遺伝情報がまったく同一なので自家移植と同じ経過をたどる．これを同系移植と呼ぶ．

3 同種移植

　　血縁，骨髄バンク，臍帯血バンクなど自分ではなく他人の造血幹細胞を移植する方法である．造血幹細胞を提供する人をドナー（提供者），移植される人をレシピエント（患者）と呼ぶ．移植後はドナーの白血球が増加するため，GVHD（移植片対宿主病）や感染症が起こりやすく，自家移植と比較してTRMが多い．一方，一般に再発率は自家移植や同系移植より少なくなる（本書は同種移植に特化しており，以下とくに言及しない限り「移植」とは同種移植を指す）．

B. 造血幹細胞の起源による分類

　　造血幹細胞は骨髄，末梢血，臍帯血から得ることができる．移植する造血幹細胞のことを「グラフト」と呼ぶこともある．

1 骨髄移植

　　全身麻酔下で，殿部の腸骨に骨髄採取針を繰り返し穿刺して注射器で採取する．採取した骨髄液からフィルターで骨片などの固形物を除き，血液型が一致していればそのまま，血液型が不一致であれば赤血球や血漿を除去して静脈内へ点滴注射する．移植後，白血球が回復するのに2～3週間を要する．もっとも歴史が古い採取方法であるが，手術室の確保やドナーの自己血貯血が必要となるため，実施数は減少傾向である．

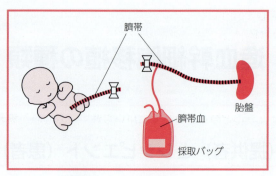

図 1-2-1　臍帯血

2 末梢血幹細胞移植

　G-CSF（顆粒球コロニー刺激因子：グラン®，ノイトロジン®，ジーラスタ®）を投与すると末梢血中の白血球が増加し，同時に骨髄中の造血幹細胞が末梢血中に流れ出す．これを専用の器械を用いて成分献血のように数時間かけて連続採血し，造血幹細胞を分離採取する．白血球が回復するのに約2週間と短いが，慢性GVHDのリスクが高い．全身麻酔，手術室の確保やドナーの自己血貯血が不要なため，現在では血縁ドナーの多くでこの方法が用いられる．

3 臍帯血幹細胞移植

　赤ちゃんの出生後，臍帯（へその緒）に残っている臍帯血には造血幹細胞が含まれている．産婦人科で臍帯から臍帯血を直接注射器で採取し，全国の臍帯血バンクに保存して用いる（図1-2-1）．白血球が回復するのに約3〜4週間と長くかかるが，GVHDのリスクが低くドナー負担がない．

C. その他の分類法や特殊な移植法

1 前処置強度による分類（フル移植とミニ移植）

　当初の移植は，強力な化学療法と放射線によって白血病細胞と患者の造血幹細胞をすべて根絶し，そこにドナーの造血幹細胞を移植するという考え方に基づいていた（骨髄破壊的前処置，myeloablative conditioning：MAC，フル移植）．その後，毒性を軽減させて高齢者にも移植が可能になるよう，化学療法と放射線の量を大きく減らした骨髄非破壊的前処置を用いた移植（ミニ移植）が試みられるようになった．ミニ移植の増加とともに再発率の高さが問題となり，今度は逆に再発率を防ぐためミニ移植の前処置強化が試みられた．現在ではその垣根があいまいになっており，呼び方もミニ移植ではなく強度減弱前処置（reduced-intensity conditioning：RIC）が一般的になっている（詳細は「第1章6．造血幹細胞移植の前処置」を参照）．

2 ハプロ移植と PTCY

　ハプロ移植とは，HLA の型が半分ずれたドナーからの移植を指す（HLA 半合致移植ともいう）．PTCY とは移植後シクロホスファミド（post-transplant cyclophosphamide：PTCY，エンドキサン®）のことで，近年わが国で使用可能となった GVHD 予防法の１つである．PTCY を用いたハプロ移植は安全性が高く，急激に増加している．現在わが国で PTCY はほとんどのハプロ移植に用いられているため，両者をセットのように感じるかもしれないが，欧米では HLA 一致移植への PTCY の導入も進んでいる（詳細は「第１章 3. B.ドナーの選択肢とそれぞれの特徴，7. GVHD 予防のための免疫抑制薬の投与」を参照）．

3 ドナーリンパ球輸注

　移植後に時間が経過してから，改めてドナーリンパ球を患者に輸注することをドナーリンパ球輸注（DLI）と呼ぶ．移植後に白血病が再発したり，患者自身の血液細胞が増加した場合，DLI によって再度寛解を得られることがある．ただし，急性白血病を DLI のみで根治させることはむずかしいため，化学療法などと組み合わせて計画される場合が多い．改めてドナーからの採取が必要になる点と，GVHD が悪化することがある点に注意が必要である．

3 移植ドナーの選択と調整

A. HLA と移植

1 HLA とは

　白血球は，細菌やウイルスなどの外敵から身を守るために存在する．なぜ白血球（とくにリンパ球）は自分自身の細胞を攻撃せず，外敵だけを攻撃するのか？　それは，リンパ球が「自己（自分の細胞）」と「非自己（自分以外）」を認識し，非自己＝外敵だけを攻撃するという特性をもっているからである．HLA（human leukocyte antigen，ヒト白血球抗原）は白血球だけでなく全身の細胞に発現しており，体細胞は HLA によって自己の細胞であることを示し，リンパ球の攻撃から逃れている（図 1-3-1）．

2 移植と HLA

　移植で患者の体に入ったドナーのリンパ球は，患者の体細胞を「非自己」とみなし，細菌やウイルスと同じように攻撃する．これが GVHD である．同種移植では，たとえ HLA が同じでも同一人物ではないので GVHD が起こる．HLA が異なると，より「非自己」としての認識が強まって GHVD のリスクが高まる（図 1-3-1）．

　ヒトは 2 組の遺伝子の 1 組ずつをそれぞれの両親から受け継ぐ．HLA も両親から 1 組ずつのセットで遺伝し，そのセットを「ハプロタイプ」と呼ぶ（図 1-3-2 の父①，母①のこと）．確率的にはきょうだいの 4 人に 1 人が患者本人と HLA が完全に一致し理想的

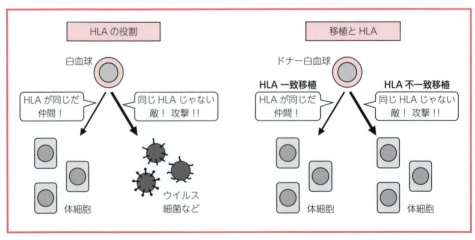

図 1-3-1　HLA と移植

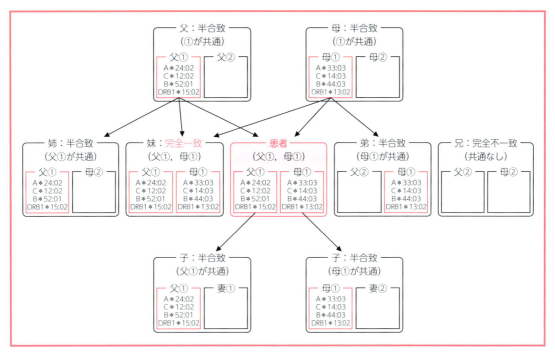

図 1-3-2 血縁者の HLA
きょうだいの 4 人に 1 人が患者本人と同じ HLA を両親から受け継ぐ．半合致（ハプロ）ドナーは 2 組の HLA のうち 1 組が合致したドナーで，両親，子はほぼ確実にドナーとなれる．

なドナーとなる（図 1-3-2 では患者の妹＝父①と母①のハプロタイプの組み合わせ）．

近年増えている HLA 半合致移植とは 1 セットのみ合致した血縁者をドナーとした移植である．1 つのハプロタイプが一致している移植という意味で「ハプロ移植」とも呼ばれる．図 1-3-2 に示すように，患者の父①と母①のいずれかをもつ血縁者であればドナーになれるため，両親，子はほぼ確実にドナー候補となり，きょうだいの 2 人に 1 人も半合致ドナーとなる．いとこ，おい，めいも検査を行う価値が十分にある．

なお，不一致を表す言葉として「1 抗原不一致」（はっきりと不一致）と「1 アリル不一致」（厳密には不一致）があり，どちらとも GVHD のリスクが増加する．また，「7/8 一致」とは「8 個の HLA（A, B, C, DRB1 各 2 個）のうち 7 個が一致している」という意味で，一般には 1 座不一致と同義語である．

B. ドナーの選択肢とそれぞれの特徴

移植を検討する場合，まず必要になるのがドナーの選択である．さまざまなドナー候補があり，移植技術の進歩とともに生存率の差が少なくなっているため，病状や血縁者の HLA，施設の経験などを総合的に判断しながらドナーを選択する．2022 年のわが国のデータでは，血縁者間移植が 1,162 件，非血縁者間骨髄・末梢血幹細胞（骨髄バンク）が 1,061 件，臍帯血移植が 1,335 件となっている[1]．

1 血縁者間移植

a. HLA 一致血縁（きょうだい）

　もっとも優先されるドナー候補で，移植医はよく「シブリング」（sibling，きょうだいという意味）ドナーと呼ぶ．GVHD のリスクが比較的少なく，血球回復が早く，ドナー調整も行いやすい．ただし，移植の高齢化とともにきょうだいがドナー適格年齢ではない場合が増えていること，少子化に伴ってきょうだい数が減少していること，その他のドナー選択肢の増加などの原因により，2020 年には全移植に占める HLA 一致血縁からの移植は 15％未満にまで減少している[1].

b. HLA1 座不一致血縁

　偶然の一致が必要となるので，得られる可能性は高くない．抗胸腺細胞グロブリン（anti-thymocyte globulin（ATG）：サイモグロブリン®）などで GVHD の適切な予防を行えば，HLA 一致血縁とそれほど変わらない成績が期待できる．

c. HLA 半合致血縁

　ハプロ移植とも呼ばれる．通常の移植法では GVHD のリスクがきわめて高く，以前は一部の施設でしか行われていなかったが，PTCY によって安全性が高まり，ドナー確保が容易なことから世界的に大きく増加した．わが国でも 2020 年度に HLA 一致血縁の数を上回った[1].ただし，再発やウイルス感染など解決すべき問題は残っている．

2 非血縁骨髄・末梢血幹細胞移植（骨髄バンク）

a. HLA 一致非血縁

　歴史が古く移植法が確立されている．厳密に HLA を合わせれば HLA 一致血縁と同等とする報告もあり，HLA 一致血縁に次ぐ優先順位とされている．ただし，もっとも大きな問題点は申し込みから 100 日以上を要するドナー調整（コーディネート）期間である．手術室や自己血貯血を必要としない末梢血幹細胞移植の導入など期間短縮のための試みが続けられている．

b. HLA1 座不一致非血縁

　血縁と同様に，ATG などを用いて適切に GVHD を予防すれば一定の成績が期待できる．

3 臍帯血移植

　血球回復までの期間が長いこと，感染症に弱いこと，独特な免疫反応に対する対応が必要なことなどから，世界的には血縁や骨髄バンク移植と比較して圧倒的に実施数が少ない．しかし，ドナーの負担がまったくないため血縁者間移植と比較しても早急な移植が可能で，慢性 GVHD が軽いことから，2022 年時点でわが国でもっとも用いられている移植ドナーである[1].比較的体重が軽い日本人に適している点，綿密な管理を要する臍帯血移植がわが国の医療事情に適している点，一部施設が良好な成績を報告してわが国の臍帯血移植を牽引した点が，わが国で臍帯血移植が定着し増加した大きな理由と思われる．

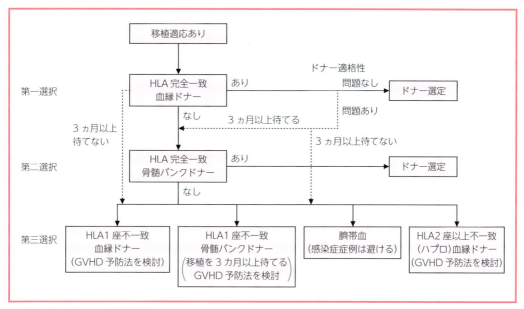

図 1-3-3 ドナーの優先順位
臍帯血とHLA2座以上不一致血縁をドナーとして選択するかは施設・主治医の経験によって判断される．第三選択のドナーを選択する場合は，抗HLA抗体を検査する．

C. ドナーの優先順位

さまざまなドナー候補が得られるようになり，ドナーによる生存率の差が少なくなったため，症例ごとの選択肢が多様となった．一般的な優先順位を図1-3-3に示す．以前は臍帯血や2座以上不一致（半合致）血縁ドナーの優先順位が低いと考えられていたが，現在では1座不一致ドナーと横並びで考えるのが現実的であろう．ただし，これらのドナーは施設ごとの経験数に差があるため，その現状に応じた選択を行う必要がある[2]．

D. 骨髄移植と末梢血幹細胞移植の違い

1 患者側からみた相違点

末梢血幹細胞移植では大量の造血幹細胞を採取・移植できるので，骨髄移植と比較して造血回復が早く（約2週間），感染症のリスクが低い．ただしGVHD，とくに慢性GVHDの頻度が高くなるため，骨髄移植より生存率が低下する可能性が指摘されている．近年ではGVHDリスクを低下させるためATG（抗胸腺細胞グロブリン：サイモグロブリン®）を用いることも多い．

2 ドナー側からみた相違点

骨髄採取では1〜2回の自己血貯血が必要なため，採取までにやや時間を要し病院への受

診が増える．全身麻酔が必要となることもドナーの負担となる．一方で，末梢血幹細胞採取では健常人に対してG-CSF（ノイトロジン®，グラン®，ジーラスタ®など）の投与が必要になることに加えて，症例によっては採取用カテーテルを要する点が問題となる．一概にどちらの負担が大きいとは言えないが，遠方ドナーで頻回受診がむずかしい場合は末梢血幹細胞採取が選択される場合が多い（詳細は「第1章8．造血幹細胞の採取と処理」を参照）．

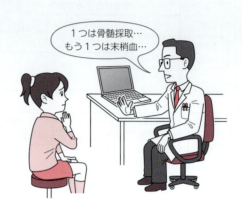

E. ドナー調整の留意点

ドナーは自発的意思によって決定されるべきで，血縁ドナーでは「断る権利」を意識しながらドナー調整を進める．患者主治医は患者のため無意識にドナーに無理をさせてしまう可能性があるので，ドナー主治医は原則的に他の医師が担当する．

1 ドナー候補のHLA検査

HLA検査には費用負担が生じるため，HLA検査はドナーになる可能性がある血縁者のみに行う．わが国のガイドラインではドナー年齢は10～65歳（ただし61～65歳は慎重に判断）となっている[3]．HLA検査の前にドナーリスクや負担を説明し，提供意思がない場合や既往症など明らかな不適格項目がある場合にはHLA検査は行わない．

2 HLA情報

ドナー候補がHLA適合であることをドナーより先に患者に説明するとドナーが断る権利を失う可能性があるため，結果説明は原則的にドナーから行う．また，まれにHLA検査から戸籍上の親が実の親ではないことが判明することもある．それぞれの家族にそれぞれの歴史があるため移植医療の際に踏み込むべきではなく，HLA検査結果のデータをそのまま渡すか，口頭で伝えるかについては慎重に判断する．

3 ドナーの医学的評価

HLA検査結果からドナーとなれることがわかった場合，当人へ連絡をしドナー健診の日程を調整する．ドナー健診の際には，ガイドラインを遵守して適格性を判断する．適格性が確認されたのち，改めて提供の意思を最終確認したうえで採取を決定する．もしドナー

が採取に同意しなかった場合も,「健康上の理由から」とするなど,その後の家族関係に問題が生じないように配慮する.原則としてドナーより患者に近い人(患者の妻など)の同席は控えてもらう.

4 骨髄バンクドナー

骨髄バンクドナーは,全身麻酔,自己血貯血,G-CSF 投与,末梢血幹細胞採取などの侵襲的処置を無償でボランティアとして受け入れたうえで採取にのぞまれる.信じがたいような献身性をもっておられることに,移植にかかわる医療者として感謝の気持ちをもつべきであろう.

文 献

1) 日本造血細胞移植データセンター,http://www.jdchct.or.jp/data/slide/2023/(最終アクセス 2024 年 12 月 1 日)
2) 日本造血・免疫細胞療法学会:造血細胞移植ガイドライン(第 2 巻),HLA 不適合血縁者間移植,第 3 版,2023
3) 日本造血・免疫細胞療法学会:造血細胞移植ガイドライン(第 2 巻),造血幹細胞採取,第 2 版,2022

20　第1章　造血幹細胞移植の基礎知識

4 移植適応と患者説明

移植ドナーの選択肢や移植方法が増えて，以前より移植タイミングの調整が容易になった．病状に応じて適切な時期に適切な移植を行うよう，疾患の発症時から調整する必要がある．

A. 年齢による移植適応

前処置や合併症管理などの移植技術が向上し，60歳代後半までは標準的な移植年齢といえる時代になった．現在も上限は徐々に上がっており，70歳代前半でも年齢のみで移植適応から除外することはできない．一方で，60歳以上では基礎疾患や合併症のため移植が困難な例や，人生哲学として「きつい治療はしなくてもいい」と返答する例が増える．ケアギバー不在などの社会的問題や，経済的問題を抱える場合もある．年齢だけでなく，疾患状態，全身状態，考え方，社会背景まで考慮したうえで，移植適応を判断する必要がある．

B. 疾患別の移植適応とタイミング

1 急性骨髄性白血病（AML，急性前骨髄球性白血病を除く）

初発時に骨髄検体で染色体検査，遺伝子検査などを行い，化学療法のみでの生存率を予想する．予後不良が予想された場合は，第一寛解期からの移植が推奨される．化学療法で寛解になれば時間の余裕ができるため，骨髄バンクのドナー調整が可能となる．治療無効例や再発例では，できるだけすみやかに移植可能な体制を構築するために，臍帯血やハプロ移植（HLA半合致移植）の優先度が上がる．寛解期での移植が望ましいが，非寛解期であっても根治の可能性がある．

2 急性前骨髄球性白血病（APL，M3）

トレチノイン（ATRA：ベサノイド®），三酸化二ヒ素（トリセノックス®）での治癒率が高いため，移植を要する例は少ない．再発後も自家移植が有用で，同種移植の適応は限られる．

3 急性リンパ性白血病（ALL）

小児から若年のALLは強力な化学療法のみで根治する可能性が高い．染色体検査や治療経過，微小残存病変（MRD）の状態を考慮しながら第一寛解期での移植適応を判断する．フィラデルフィア染色体（Ph）陽性のALLでは第一寛解期からの移植が推奨されるが，

新規薬剤の導入で将来的には移植適応に変化があるかもしれない（MRDの詳細は「第3章 10. 再発」を参照）.

4 骨髄異形成症候群（MDS）

通常の化学療法では根治を得られる可能性がほとんどない. 血球数や白血病細胞の割合, 染色体異常の種類などによって症例ごとの予後が大きく異なり, リスクが高い場合は移植が検討される. 移植前にアザシチジン（ビダーザ®）などの治療を行うか, そのまま移植を行うかに関しては, どちらがよいという確実な結論はない. 前治療なく移植を行う場合は, 初めての入院治療が移植になるため, 事前の説明が重要になる.

5 慢性骨髄性白血病（CML）

CMLはチロシンキナーゼ阻害薬（TKI：グリベック®, スプリセル®, タシグナ®, ボシュリフ®, アイクルシグ®）や, STAMP阻害薬（セムブリックス®）治療が非常に有効であり, 移植適応はTKIの治療効果がわるくなった場合や急性転化した場合に限られる.

6 悪性リンパ腫

初回化学療法で寛解が得られなかった症例や再発例に対しては, 自家移植の選択が標準的である. 実施可能な施設ではCAR（キメラ抗原受容体）-T細胞療法も選択肢となる. 同種移植はこれらの実施が困難, あるいは実施後の再発例が対象となる.

7 成人T細胞白血病・リンパ腫（ATLL）

ATLLでは一部を除き全例が移植適応となるため, 診断時から移植を含めて治療説明を行う. ただしATLLは免疫不全が強い疾患であり, 移植に際しては感染症の管理を慎重に行う必要がある. 臍帯血より骨髄バンクのドナーが望ましいとする報告がある一方で, できるだけ早期の移植がよいというデータもあり, 現状ではハプロ移植を含めたドナー選択は施設によって考え方が異なる.

8 多発性骨髄腫（MM）

この10〜15年でさまざまな治療薬が開発されているが, 自家移植は現在も標準的な治療選択肢の1つである. 同種移植の適応は限定的である.

9 再生不良性貧血（AA）

若年者や, やや重症以上のAAに対しては積極的に移植が行われる. シクロスポリンとATG（サイモグロブリン®）を用いる免疫抑制療法との優先順位や移植時期は, 重症度によって大きく異なるため症例ごとに検討する.

C. 移植医による移植判断の時期

　移植では，ドナーを探すための患者・家族のHLA検査やドナー調整などのために，移植を決断して実際に行うまで一定の時間を要する．各ドナーの採取までの期間は以下の通りである．

> - 血縁ドナー：一般に1ヵ月強
>   　　ドナー説明とHLA検査→ドナー健診→採取の日程調整→採取
> - 骨髄バンクドナー：一般に3〜4ヵ月以上
>   　　HLA検査→バンク登録→ドナー確認検査→ドナー最終同意→ドナー術前検診→自己血貯血→採取
> - 臍帯血：約1ヵ月程度
>   　　HLA検査→臍帯血オーダー→患者同意と採血→臍帯血搬送

　移植適応となる血液疾患の多くは悪性腫瘍であり，患者や主治医の願望通りの治療効果が得られるとは限らない．そのため，最良の経過と最悪の経過を想定しながら移植日程を調整することが大切になる．移植医が移植適応と判断した場合，可能な限り早期に患者・家族に説明を行ったうえで，移植を目指すのか，目指さないのかを決定することが理想である．化学療法の効果次第で決定する場合は，早期に「どの時期にどうであれば移植をする」という方針を明確にしておき，移植への調整が遅れないようにする．

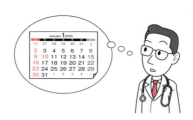

D. 患者・家族への病状説明と移植決断の時期

　移植は致命的合併症が多く移植後の家族のサポートが不可欠なため，患者だけでなく必ず家族と共に病状説明を行う．説明の時期は病状，患者の状態に応じて調整する．

1 診断確定後の早期

　初発の急性白血病において，すべての検査結果が判明するのは化学療法後の骨髄抑制期であることが多い．第一寛解期から移植が必要と判断した場合，ただちに患者・家族に予後の予測と移植説明を行い，HLA検査など移植に向けた準備を開始することが理想的である．ただし，この時期は身体的，精神的なストレスが多いため，きびしい予後を安易に告知するべきではない．入院中に患者の身体的状況や性格を医師と看護師で十分に評価し，患者が耐えうると判断したタイミングで説明するのが妥当かもしれない．初発時の説明で

移植の可能性まで言及しておくと，説明への流れがスムーズになりやすい．MDS など無治療経過観察中に外来で移植適応と判断された場合は，可能な限り早期に説明し方針を決定する．

2 初回化学療法後の退院前後

きびしい予後告知や移植説明のあとには，可能な限り患者が家族と状況を整理し相談する時間を確保すべきである．初回化学療法後の退院前に説明を行えば，一時退院中に病状の受け入れや精神的な安定を得やすい．退院前のタイミングがむずかしければ再入院時も選択肢となる．

3 その後の治療中

身体的，精神的状況から初回化学療法前後での説明がむずかしい場合や，MRD の経過をみながら移植適応を評価する場合は，適宜日程を調整する．

4 第一寛解期では移植を行わない場合

急性白血病では，再発後には移植を前提とした治療が行われることが多い．最終化学療法後の退院に際して，再発後には移植となる可能性が高いことを必ず説明する．とくに初発時に卵子保存が困難だった女性には，挙児希望があれば寛解期の卵子保存を提案するべきである（「第 2 章 1. A. 3 移植と妊孕性」を参照）．

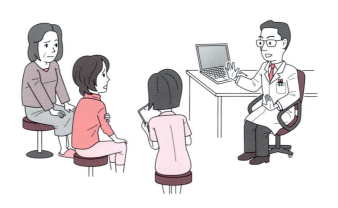

5 患者の移植前評価

　移植の合併症による死亡を移植関連死亡あるいは治療関連死亡と呼ぶ．移植は合併症のみで 10～20％が命を落とす治療である．状態がわるい中で行う緊急手術を除いて，全身状態が良好な患者に対して待機的に行う医療行為でこれほど致命率が高い治療は少ない．移植後の死因として再発も問題となり，疾患の特性と移植前の病気の状態（病期）が大きく影響する．移植後に長期生存を得るためには，移植後の管理だけでなく，移植前にどれだけリスクを取り除けるかという点もきわめて重要なポイントとなる．移植治療は前処置からではなく，移植を決断した時点ではじまっているともいえる．移植前に主治医が行う評価の例を**表 1-5-1** にあげる．

1 疾患・治療歴の評価

a. 疾患・治療歴の評価

　診断施設が異なる場合，病理標本や骨髄標本などから改めて診断を確認する．初発時検査所見，治療経過などから移植後の再発率を予測し，適切な移植のタイミング，前処置，移植後の維持療法などを検討する．MRD が残存していると再発率が上昇するため，可能であれば寛解であっても MRD を確認する．中枢神経浸潤があると再発率が大きく上昇するため，移植前に評価や予防を行う．なお，移植時病期（寛解か非寛解か）は，移植後の再発だけでなく移植関連死亡にも影響する．

表 1-5-1　移植のための準備

A. 患者の病歴と状態の把握
1. 診断の確認（初診時および移植前の診断，遺伝子検査の確認）
2. 病状（寛解，非寛解），残存病変（骨髄，中枢神経を含む臓器浸潤）の有無の評価
3. これまでの治療歴，特定の薬剤の累積投与量と薬剤への反応，放射線療法の有無
4. 臓器機能の評価（心臓，肺，腎臓，肝臓，内分泌機能）
5. 感染症の評価（活動性感染症の有無）
6. アレルギーの有無
7. 輸血の回数，輸血副作用の有無
8. 身体機能の評価（PS（パフォーマンス・ステータス）や筋力）
9. 心理学的な評価

B. ドナー評価
1. 患者と家族（同胞，親，子，いとこなど）の HLA 検査
2. 骨髄バンクと臍帯血バンクのドナー候補
3. 患者抗 HLA 抗体によるドナー変更の必要性
4. 生着確認のためのマーカー確認
5. 血液型の確認（血球・血漿除去の必要性と移植後の輸血血液型）
6. ドナーの日程調整

C. 予後予測と病状説明
1. 移植を行わなかった場合と移植を行った場合の予後予測
2. 患者・家族への説明（予後予測，合併症リスクなど）

b. 治療歴の評価

　放射線照射歴によっては TBI の使用が困難になることもあり，前処置の決定に重要である．一部の抗がん薬（アントラサイクリン系など）は，それまでの治療の蓄積で臓器の障害が生じるため，量を含めた正確な情報を要する．

c. その他の身体評価

　移植関連死亡のうち，感染症は大きな割合を占める．活動性感染症，感染症の既往，感染症に対する抗体の保有状況（既往感染）など，患者の感染症リスクを評価して予防法を検討する．アレルギー歴，とくに薬剤アレルギーは必ず把握しなければならない．輸血歴が長いと合併症リスクが上昇することが知られている．患者の抗 HLA 抗体は，とくにドナー特異抗体（DSA）があると生着不全の確率が上がるため，HLA 不一致移植では必ず評価する（詳細は「第3章 4. 生着不全」を参照）．

d. 心理的な評価

　移植では強い心理的負担がかかり，高度のうつ症状などから寝たきり状態になると，移植後の生活の質（QOL）だけでなく救命率も低下する．移植を完遂できる精神状態か，可能な限り説明と評価を行う．

2 ドナーの評価

　万が一にも HLA 情報に誤りがあってはならず，移植前には必ず改めて確認する．また骨髄，末梢血幹細胞，血縁，非血縁，臍帯血など，ドナーによってそれぞれの特徴があり，前処置，GVHD 予防，移植後管理を調整しなければならない．

3 患者・家族へのインフォームド・コンセント

　移植はメリットとデメリットがはっきりしている治療であり，移植を選択する妥当性を患者・家族と共に考えるためには，たとえきびしい情報であってもすべてを提示する必要がある．移植以外の治療選択肢と生存率，移植合併症の詳細や移植後に予想される再発率，移植関連死亡率や根治率を提示し，移植の最終意思を確認する．

4 移植後の評価に向けた準備

　移植後に再発の有無を評価するための方法を移植前から確認しておく．キメリズム検査とは，移植後に患者とドナーの細胞の割合を調べる検査であり，生着や再発の確認では必須となる．ドナーと患者が異性であれば，XX か XY かを FISH 法（細胞ごとの染色体を確認する方法）を用いて検査することで，患者とドナーの細胞を区別できる．同性間の移植では，移植前に患者とドナーの遺伝子のタイプを検査しておき，移植後にどちらのパターンの細胞が何％あるかを検査することでキメリズムを確認できる．

5 臓器機能のスクリーニング

　採血，画像検査，生理検査，各専門科受診などにより，臓器予備力や潜んでいる合併症の検査を行う．HCT-CI（hematopoietic cell transplantation comorbidity index）は移植前の患者の身体合併症をスコア化したもので，移植関連死亡率に関連する指標である．

6 造血幹細胞移植の前処置

A. 移植前処置の目的

　移植をする直前に移植前処置（conditioning regimen）と呼ばれる強力な化学療法やTBIが行われる．もし前処置を行わずに移植を行った場合，患者の腫瘍細胞は患者の体に残り続けて疾患の根治が得られない．また，患者の白血球（リンパ球）とドナーのリンパ球が互いを異物として攻撃し合った結果，数が多く自分の土俵で戦う患者のリンパ球が勝利し，ドナー細胞が排除されてしまう（生着不全）．
　図1-6-1に示すように，前処置には抗腫瘍効果と免疫抑制効果という2つの役割がある．

B. 前処置の種類

　骨髄破壊的前処置（MAC，フル移植）では強力な抗がん薬や放射線によって強い抗腫

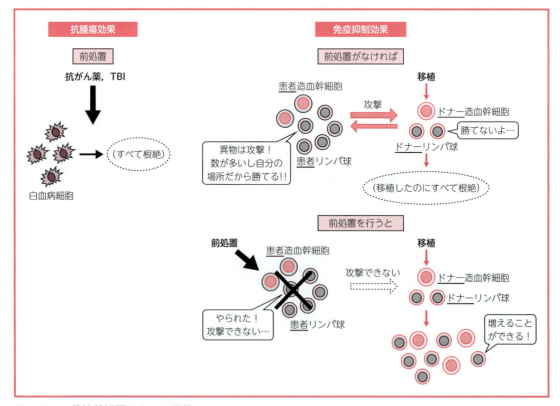

図1-6-1　移植前処置の2つの目的

瘍効果が得られ，通常の化学療法のみでは根治が得られない例でも腫瘍細胞を根絶できる．その一方で，体の負担が強く臓器障害のリスクが高いため，移植関連死亡が増加してしまう．強度減弱前処置（RIC，ミニ移植）は前処置の強度を弱めて臓器障害のリスクを減らすため，高齢者や臓器障害をもつ若年者にも移植が可能となるが，同時に再発のリスクが高まることが課題となる．一般的なMACとRICの基準を**表1-6-1**に示す．

前処置はきわめて多様で，使用する薬剤の種類や量によって抗腫瘍効果や免疫抑制効果の強度は異なってくる．**図1-6-2**は，前処置を骨髄抑制（抗腫瘍効果）と免疫抑制効果の強度から分類したものである．前処置は，患者の年齢，原疾患の種類，移植前の原疾患の状態，臓器予備能，合併症，ドナー，HLA適合度などから，適切な抗腫瘍効果・免疫抑制効果を検討して決定される．さまざまな変法があるが，以下に主要な前処置の例を概説する．

C. 同種移植でよく使われる前処置

1 骨髄破壊的前処置（MAC）

MACとしては，シクロホスファミド（CY）/TBIおよびブスルファン（BU）/CYがもっ

表1-6-1 強度による移植前処置の分類

前処置	骨髄破壊的前処置（MAC）	強度減弱前処置（RIC）
全身放射線照射（TBI）	≧8 Gy（分割照射） ≧5 Gy（単回照射）	<8 Gy（分割照射） <5 Gy（単回照射）
ブスルファン（BU）	>6.4 mg/kg（3日以上）	≦6.4 mg/kg（2日以下）
メルファラン（MEL）	>140 mg/m²	≦140 mg/m²

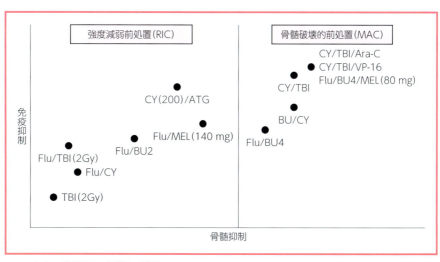

図1-6-2 前処置の種類と特徴
略号は本文または略語一覧を参照．
[Storb R et al：Nonmyeloablative allogeneic hematopoietic cell transplantation. Hematologica **101**(5)：521-530, 2016 より引用]

とも古典的で現在も中心となっている．CY/TBI と BU/CY の比較に関して，内服製剤の
みで静注 BU（ブスルフェクス®）が使用できなかった時代では，多くの状況で CY/TBI が
優れていた．しかし，静注 BU の登場で血中濃度が安定化して BU/CY の成績が向上し，
骨髄系腫瘍（AML や MDS）では BU/CY が優るか同等であるという報告が多い．一方
で ALL に対しては CY/TBI が優るか同等とされている．

a. CY/TBI

（日）	−6	−5	−4	−3	−2	−1	0
CY（エンドキサン®） 　1 日 60 mg/kg×2 日間＝120 mg/kg	↓	↓					
TBI 　1 回 2 Gy×1 日 2 回×3 日間＝12 Gy			↓↓	↓↓	↓↓		

TBI を用いた MAC の代表的レジメン．CY と TBI の並び順や TBI の分割回数は施設
状況によって調整される．わが国からの報告で，臍帯血移植ではシタラビン（Ara-C：キ
ロサイド®）を，ALL ではエトポシド（VP-16：ベプシド®）を追加することで，再発を
抑制し生存率が改善する可能性示唆されている．女性では BU/CY と比較して一部（15%
程度）で卵巣機能が回復するとされている．放射線設備の関係から，TBI が実施困難あ
るいは数に限りがある施設もある．

b. BU/CY

（日）	−7	−6	−5	−4	−3	−2	−1	0
BU（ブスルフェクス®） 　1 回 3.2 mg/kg×4 日間＝12.8 mg/kg	↓	↓	↓	↓				
CY（エンドキサン®） 　1 日 60 mg/kg×2 日間＝120 mg/kg					↓	↓		

MAC の中で代表的な non-TBI（TBI を行わない）レジメン．以前 BU は内服薬（マブ
リン®）しかなかったため，吸収の不安定さや内服困難から血中濃度が不安定になりやす
かったが，静注製剤（ブスルフェクス®）により改善された．ブスルフェクス®は 1 日 1 回
投与と 4 分割投与の両方の使用方法が可能である．CY と BU の相互作用から，CY を BU
に先行させると合併症率が低下するとする報告もある．BU によるけいれんを予防するた
め抗けいれん薬の予防内服が必要である．

c. Flu/BU4

（日）	−7	−6	−5	−4	−3	−2	−1	0
Flu（フルダラ®） 　1 日 30 mg/m^2×6 日間＝180 mg/m^2	↓	↓	↓	↓	↓	↓		
BU（ブスルフェクス®） 　1 回 3.2 mg/kg×4 日間＝12.8 mg/kg			↓	↓	↓	↓		

BU/CY から BU の 4 日間投与を残して CY をフルダラビン（Flu）に変更したレジメン．
MAC に分類されるが，CY の心臓や肝臓に対する毒性が軽減されるため，60 歳代でも実施
可能な MAC として汎用されている．移植成績に関して，BU/CY と同等とする報告と劣る
とする報告がある．粘膜障害などは相応に出現するが，免疫抑制効果は比較的弱いため，

臍帯血移植やHLA半合致移植（ハプロ移植）などのHLA不一致移植ではTBI（2～4Gy）が併用される.

d. Flu/BU4/MEL

（日）	−7	−6	−5	−4	−3	−2	−1	0
Flu（フルダラ®） 1日30 mg/m²×6日間=180 mg/m²	↓	↓	↓	↓	↓	↓		
BU（ブスルフェクス®） 1回3.2 mg/kg×4日間＝12.8 mg/kg	↓	↓	↓	↓				
MEL（アルケラン®） 1回40 mg/m²×2日間=80 mg/m²						↓	↓	

Flu/BU4でも再発が予想される例に対して，メルファラン（MEL）を加えることで抗腫瘍効果に加えて免疫抑制作用も増強したレジメン．わが国では虎の門病院から臍帯血移植で良好な成績が報告されており，その他のドナーでも使用が拡大している．強い粘膜障害に注意が必要である.

2 強度減弱前処置（RIC）

RICでは，前処置の強度を下げることで毒性を軽減し，治療関連死亡を低下させるとともに高齢者にも移植が可能となる．ほとんどのレジメンで使用されるFluは免疫抑制効果を目的としており，毒性と抗腫瘍効果は低い．HLA不一致移植や非血縁者間移植では，免疫抑制効果を高めるため少量のTBI（2～4Gy）が併用されることが多い．再発のリスクを減らすため，前処置に抗がん薬を追加する，あるいは分子標的治療による再発予防を早期に開始する，という工夫が行われている.

RICにおけるBUとMELの使い分けに関して確実な根拠はない．以前は骨髄系腫瘍ではBU，リンパ系腫瘍ではMELが優先されることが多かったが，それを覆すデータもあるため施設によって考え方が異なっている.

a. Flu/BU2

（日）	−7	−6	−5	−4	−3	−2	−1	0
Flu（フルダラ®） 1日30 mg/m²×6日間=180 mg/m²	↓	↓	↓	↓	↓	↓		
BU（ブスルフェクス®） 1回3.2 mg/kg×2日間＝6.4 mg/kg				↓	↓			

RICの代表的なレジメンで，肝臓や粘膜に対する毒性はFlu/BU4と比較して低下する．ただし再発率も確実に増加するため，MEL，Ara-C，TBIなどと併用されることも多い.

b. Flu/MEL

（日）	−7	−6	−5	−4	−3	−2	−1	0
Flu（フルダラ®） 1日30 mg/m²×6日間=180 mg/m²	↓	↓	↓	↓	↓	↓		
MEL（アルケラン®） 1回40～70 mg/m²×2日間=80～140 mg/m²					↓	↓		

Flu/BU2とならぶ代表的なRICの前処置レジメン．MELの投与量は80～140 mg/m²

の間で調整され，140 mg/m^2 では MAC に近い抗腫瘍効果が得られる反面，粘膜毒性が強く出やすい．

c. Flu/BU2/MEL

（日）	−7	−6	−5	−4	−3	−2	−1	0
Flu（フルダラ®） 　1 日 30 mg/m^2×6 日間＝180 mg/m^2	↓	↓	↓	↓	↓	↓		
BU（ブスルフェクス®） 　1 回 3.2 mg/kg×2 日間＝6.4 mg/kg				↓	↓			
MEL（アルケラン®） 　1 回 40 mg/m^2×2 日間＝80 mg/m^2						↓	↓	

Flu/BU4/MEL の BU を減量し毒性を軽減させたレジメン．MAC に近い抗腫瘍効果が期待できる RIC レジメンとして，わが国で使用が増加している．

③ 再生不良性貧血の前処置

再生不良性貧血では，腫瘍性疾患ではないこと，生着を得るため強い免疫抑制が必要なことから，その他の疾患とは異なる前処置が用いられる．免疫抑制効果と GVHD 抑制の目的から ATG が併用されることが多い．

a. CY/ATG

（日）	−6	−5	−4	−3	−2	−1	0
CY（エンドキサン®） 　1 日 50 mg/kg×4 日間＝200 mg/kg		↓	↓	↓	↓		
ATG（サイモグロブリン®） 　1 日 2.5〜5 mg/kg×3 日間＝7.5〜15 mg/kg		↓	↓	↓			

以前は再生不良性貧血に対する標準的レジメンとされてきたが，CY の投与量が多く毒性が強いこと，ATG による移植後の免疫不全が強いことから近年は使用が減少している．

b. Flu/CY/ATG

（日）	−6	−5	−4	−3	−2	−1	0
Flu（フルダラ®） 　1 日 30 mg/m^2×4 日間＝120 mg/m^2	↓	↓	↓	↓			
CY（エンドキサン®） 　1 日 25 mg/kg×4 日間＝100 mg/kg	↓	↓	↓	↓			
ATG（サイモグロブリン®） 　1 日 1.25 mg/kg×2 日間＝2.5 mg/kg				↓	↓		

CY と ATG を減量することで CY/ATG の問題点を克服し，Flu を追加することで十分な免疫抑制を確保したレジメン．非血縁や HLA 不一致ドナーでは TBI 2Gy が追加される．わが国の臨床試験で良好な成績が報告されている．

D. 前処置で使われる薬剤の副作用とその看護

　同種移植の前処置で用いられる主な薬剤を**表1-6-2**に示す．移植の約1週間前から，腫瘍細胞の根絶とレシピエント（患者）免疫抑制を目的として大量の抗がん薬の投与や全身放射線照射（TBI）が行われる．移植を前提とした前処置は，その後もし移植が行われなければ致死的となるほど強力である．用法容量を守って安全かつ確実に投与する必要があり，薬剤ごとの注意点を把握し，副作用予防を遵守する．前処置開始時からクリーンルーム内（個室）で過ごすことになり，さまざまな副作用が現れる患者の不安な気持ちに寄り添いながら，検査データ，服薬状態，食事摂取量，in/outバランスやバイタルサインを観察し，異常の早期発見に努めるとともに症状を緩和するかかわりが必要である．
　以下，主な抗がん薬，免疫抑制薬の特徴とその副作用，注意点などについて概説する．

1 シクロホスファミド（CY, CPA, CPM：エンドキサン®）

a. 薬剤の特徴

　CYはCY/TBI，BU/CYなどの前処置に加えて，近年ではハプロ移植に対するGVHD予防として移植後に投与される例が増加している（PTCY）．特徴的な副作用として，出血性膀胱炎と心毒性があげられる．アゾール系抗真菌薬（イトラコナゾール，ボリコナゾール：ブイフェンド®，ポサコナゾール：ノクサフィル®，イサブコナゾール：クレセンバ®）との併用は避ける．

b. 主な副作用と対応

1）出血性膀胱炎

- ・投与2〜3日後に出現することが多い．
- ・予防として十分な尿量確保が必要で，投与終了後24時間は150 mL/時以上（1日3,600 mL以上）の尿量確保が推奨されている．ただし，心不全の併発に注意する．
- ・メスナ（ウロミテキサン®）は，出血性膀胱炎の予防に有用である．
- ・軽症例が多いが，中等症以上では膀胱洗浄，鎮痛薬，血小板の輸血などが必要になる場合もある．

2）心毒性

- ・CYの投与量が多いほど発症しやすく，BU/CYやPTCYなどのように100 mg/kg以上投与すると1〜2%程度で心不全を併発するとされる．55歳以上，高血圧既往，不整脈，糖尿病，心合併症が発症のリスク因子となる．
- ・症状としては頻脈，体重増加，咳嗽，呼吸困難，低血圧が多く，うっ血性心不全や心嚢液貯留を呈する．心電図ではQRSの電位差の減少，ST変化が認められる．

表1-6-2　前処置で使われる薬剤

目的	主に免疫抑制効果	主に抗腫瘍効果		抗腫瘍効果・免疫抑制効果の両方
薬剤	フルダラビン（Flu） 抗胸腺細胞グロブリン（ATG）	ブスルファン（BU） シタラビン（Ara-C） エトポシド（VP-16）	ラニムスチン（MCNU） カルボプラチン（CBDCA） チオテパ（TT）	シクロホスファミド（CY） メルファラン（MEL） 全身放射線照射（TBI）

- 移植前に心電図，心エコーなどで心機能を正確に評価し，CY 投与時には心電図モニターを用い，異常の早期発見が重要である．
- CY の心毒性に特異的な治療法はなく，重症心不全を合併した場合は予後不良である．

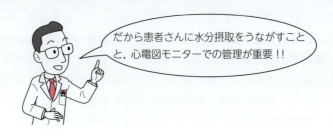

2 ブスルファン（BU：ブスルフェクス®）

a. 薬剤の特徴

骨髄系腫瘍（AML や MDS）に対する抗腫瘍効果が強く前処置で頻用されるが，免疫抑制作用は弱い．以前は内服薬（マブリン®）が使用されていたが，現在では血中濃度の安定しやすい注射薬（ブスルフェクス®）が使用される．2日間（BU2）〜4日間（BU4）投与され，日数によって効果と副作用の強さに大きな差がある．注射薬では1日4分割投与と1回投与の両方が可能である．

b. 主な副作用と対応

1）肝障害
- 血中濃度が高いほど，類洞閉塞症候群/肝中心静脈閉塞症（SOS/VOD）の発症率が高くなるという報告がある．
- 予防法は確立していないが，一般に低分子ヘパリン投与やウルソデオキシコール酸（ウルソ内服®）などが使用される．
- SOS/VOD の治療としてデフィブロチド（デファイテリオ®）が有用だが，出血に注意を要する．

2）中枢神経毒性
- 髄液移行に優れた薬剤であり，適切な予防を行わなければ 10％以上の症例でけいれんが起こるとされる．
- けいれん予防として，初回投与 12 時間前から最終投与 24 時間後まで抗けいれん薬（フェニトイン，バルプロ酸ナトリウム，レベチラセタム：イーケプラ®など）を使用する．

3 フルダラビン（Flu：フルダラ®）

a. 薬剤の特徴

強い免疫抑制効果をもつため，Flu を前処置に組み込むことでレシピエントの免疫を十分に抑制し生着不全を防ぐ効果が期待できる．通常は強い抗腫瘍効果をもつ薬剤や TBI と併用される．あまり副作用の強い薬剤ではないが，遅発性の神経毒性をきたしうる．腎機能によって投与量の調整が必要である．

b. 主な副作用と対応
1) 神経毒性
　移植前処置に用いられる量での発症は1％未満と低頻度だが，Flu投与後1〜2ヵ月後に倦怠感，脱力感，感覚異常，視力障害，麻痺，意識障害などの症状を呈する可能性がある．

4 メルファラン（MEL，L-PAM：アルケラン®）
a. 薬剤の特徴
　抗腫瘍効果と免疫抑制効果を併せもつ．特徴的副作用として消化管粘膜障害があげられ，予防としてクライオセラピーが行われることが多い．十分な補液を行い，尿量を確保する．
b. 主な副作用と対応
1) 消化管粘膜障害
- 高度の口内炎，食道炎，下痢などをきたすことがある．
- 半減期が短いためMEL投与中〜投与後早期までの間に氷を口に含んで口腔内を冷却し血管を収縮させることで，口腔粘膜への抗がん薬の影響を抑え口腔粘膜障害の重症化を予防することができる（クライオセラピー）．

> **コラム　当院でのクライオセラピー**
>
> MEL投与30分前から投与終了30分後まで氷を口腔内に含んで冷却してもらっている．患者には「口に含みやすい小さい氷」を提案し，購入して用意してもらっている．
>
>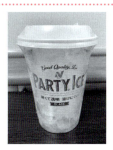

移植看護あるある　クライオセラピー編

若手看護師：クライオセラピーについて，患者さんへの説明がむずかしいです．

先輩看護師：口腔内を冷やすことで，末梢血管を収縮させ，抗がん薬が粘膜細胞に達する量を減らして，口内炎の重症化を防ぐために行いますので，口の中をまんべんなく冷やすことがコツと伝えましょう．

5 シタラビン（Ara-C，CA：キロサイド®）

a. 薬剤の特徴

移植前処置では大量 Ara-C として抗腫瘍効果を強化する目的で他の薬剤と併用される．Ara-C の副作用には，悪心・嘔吐，結膜炎，中枢神経毒性，Ara-C 症候群，肺障害などがある．

b. 主な副作用と対応

1）結膜炎

- ・涙液中の Ara-C により引き起こされる．
- ・予防としてベタメタゾン（リンデロン®）などのステロイド点眼（投与前日から投与終了翌日まで）を行う．

2）中枢神経毒性

- ・とくに高齢者に大量 Ara-C 投与を行う際には十分な注意が必要で，大脳・小脳のさまざまな障害が出現する．

3）Ara-C 症候群

- ・発熱，皮疹，筋肉痛，骨痛などの症状を呈する．
- ・ステロイドの投与が予防と治療に有効である．

4）肺障害

- ・大量 Ara-C 投与後に肺の毛細血管から水が漏れ出す（毛細血管漏出症候群）ことにより，呼吸困難や低酸素が出現することがある．

6 エトポシド（VP-16，ETP：ベプシド®，ラステット®）

a. 薬剤の特徴

移植前処置では抗腫瘍効果を強化する目的で他の薬剤と併用される．発熱・悪寒や，粘膜障害が特徴的な副作用である．

b. 主な副作用と対応

1）発熱・悪寒

- ・急速投与により発熱，悪寒，低血圧などの症状をきたすことがある．

2）粘膜障害

- ・非常に高度な粘膜障害が起こる．アルケラン®（MEL）などの粘膜障害が強い薬剤との併用時にはとくに注意が必要である．

7 抗胸腺細胞グロブリン（ATG：サイモグロブリン®）

a. 薬剤の特徴

強力な免疫抑制効果をもち，再生不良性貧血に対する移植ではレシピエントの免疫抑制により生着しやすくする．また半減期が長く前処置中に投与されても移植後まで血中に残るため，ドナーの免疫細胞（T 細胞）を抑制することで GVHD を予防する．

b. 主な副作用と対応

1）アナフィラキシーショック

- ・ウサギ由来の製剤であり，過敏症をきたしやすいため，試験投与を行うとともにアナ

フィラキシーショックに対応できる体制で投与を開始する.
- 予防として抗ヒスタミン薬やステロイドの投与を行う.

2) 易感染性
- ドナー, レシピエントの T 細胞を除去するため, 長期にわたって免疫抑制状態が続く. そのため移植後長期にわたってさまざまな感染症発症のリスクが増加する.

E. 全身放射線照射（TBI）とその看護

1 TBI の目的と副作用

a. TBI の目的

TBI（total body irradiation）の目的は, 抗腫瘍効果とともに免疫抑制効果により生着をより確実にすることにある. 12 Gy の骨髄破壊的前処置から, 2〜4 Gy の少量照射まで容量の調整が容易なため, さまざまな前処置で抗がん薬と併用される. また, 照射不可部位がないことから, 抗がん薬の到達しない中枢神経領域や精巣などへも治療効果がある. 抗がん薬との交叉耐性がないことから, 抗がん薬が効かなくなった腫瘍への治療効果も期待できる. 放射線に対する感受性（強さ, 弱さ）は臓器によって異なるため, 照射の際には完全に全身均一にするのではなく, 遮蔽板などによって臓器ごとの線量が調整される.

b. TBI の実際

照射量が多い場合（12 Gy など）は分割照射のほうが間質性肺炎や SOS/VOD になりにくい. 照射量や施設の状況により照射スケジュールは異なるが, 一般に 1 回 2〜3 Gy で複数回に分けて照射する. 胃癌や肺癌などに対する通常の放射線治療と異なり, TBI では全身すみずみまで照射する必要がある. その方法は放射線装置と患者の距離を離す方法（long SDD 法）, 放射線装置を動かす方法（sweeping beam 法）, 患者を動かす方法（寝台移動法）などがあるが, いずれも照射前の調整に時間を要するため放射線科医や放射線技師に大きな負担がかかる. 各臓器が耐えうる放射線量の上限は生涯の合計量であり, 既往歴として放射線治療を行っていないか, 既往がある患者は, 過去にどのくらいの放射線量の治療を行っているかの確認が必要である.

放射線治療装置の例を**図 1-6-3** に示す.

c. TBI の副作用

TBI には**表 1-6-3** のような副作用・対処法があげられる. とくに悪心・嘔吐は予防を行わなければ放射線後早期に高頻度に認められ, 脱水, 食欲不振・低栄養, 電解質異常, マロリー・ワイス症候群（嘔吐により食道粘膜が傷つき吐血する）を引き起こすことがあるため, 制吐薬, ステロイド, 浸透圧利尿薬（濃グリセリン：グリセオール®など）を適切に使用することが重要である.

2 当院における TBI の実際と看護

a. TBI の日程の確認
- 前処置の種類により, 1〜3 日間照射する.

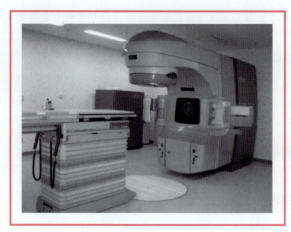

図1-6-3 放射線治療装置（True Beam）

表1-6-3 TBIの副作用・対処法

	副作用	出現時期	対処法
急性期障害	悪心・嘔吐，発熱，頻脈	初期より	TBIによる脳圧亢進のため，減圧と制吐が必要．グリセオール®やデキサメタゾンを用いて，脳浮腫の軽減を図る
	唾液分泌低下，耳下腺炎	24時間以内	2～3日で自然軽快する
	口内炎，水溶性下痢，紅斑，アクネ，色素沈着，脱毛	数日～数週	口内炎による痛みに対してはキシロカイン®含嗽や医療用麻薬の持続静注で対応する
亜急性期障害	間質性肺炎	移植後4～12週（遅発性もある）	定期的なX線画像評価
	post-irradiation somnolence（傾眠，興奮，微熱，嘔気，食欲不振，構音障害，小脳失調，頭痛）	移植後3～12週（平均6週）	TBI時にステロイドを併用することで予防できるとされている．3～14日間に置換で自然軽快する
	類洞閉塞候群/肝中心静脈閉塞症（SOS/VOD）血栓性微小血管症（TMA）	移植後1～3週 移植後1～数ヵ月	デフィブロチド（デファイテリオ®）免疫抑制薬の減量
晩期障害	白内障	1年～数年	TBI 12 Gy照射例で遮蔽を行わなければほぼ必発．治療は手術
	二次がん	数年～終生	慢性GVHD併発例では口腔や食道がんのリスクが上がる
	不妊	早期～終生	不妊，自然流産や早産が多いが奇形児の発生頻度は増えない 可能であれば移植前の精子，卵子保存
	内分泌障害（性ホルモン，甲状腺機能，成長ホルモンの異常）	早期～終生	二次性徴の障害（とくに小児），無月経，甲状腺機能低下などが問題となる 定期的なホルモン評価とLTFU外来での聞き取り
	白質脳症（脳の変性疾患で運動失調，けいれん発作，錯乱，嚥下障害，認知症，健忘を示す）	晩期	移植前にメトトレキサート投与例（経静脈，髄注）でリスクがある

・1日に1回照射の場合は午後，2回の場合は午前・午後に行い，1回の照射時間は約60分．

b. 開始前の準備

放射線治療の際には放射線科医から治療の流れや副作用についてのインフォームド・コンセントが行われ，同意が確認される．そののち，CTによる身体計測を行い，具体的な照射量などが設計される．

c. 放射線照射時の物品の準備

患者に以下のものを準備することを伝える．

・金具やボタンのついていないパジャマ（病衣を借りていない場合）
・マスク（針金類を抜いたもの）
・ガーグルベース（嘔吐時），車椅子（移送用）
・好きな音楽CD（治療中に流すことができる）

d. 治療当日

1）照射前

・患者はTBI前に必ず排泄をすませ照射を中断しないようにする（中断すると下記の準備をもう一度行うため患者も現場も負担が大きい）．
・照射による嘔気や頭痛を予防するため，病室であらかじめグラニセトロン，デキサメタゾン，ヒドロキシジンを投与する．ヒドロキシジンを投与することで，ふらついたり，眠くなったりすることがあるため，移動時は車椅子で看護師が搬送する．
・放射線治療室では，照射用のベッドへ移動し，身体の固定が行われる．照射が終わるまで体を動かせないため，長い時間耐えられるような楽な体勢をつくる（**図1-6-4**）．
・眼や肺，卵巣への線量を制限するときは，遮蔽版を装着する．
・照射中，医療スタッフは部屋のようすをモニターで観察する．何かあった場合に備え，ナースコールを患者へ手渡しておく．

2）照射中

・身体に均一に照射するため，半分照射したところで頭と足の向き（左右）を変える．身体の位置や姿勢のチェックをすませたのち，後半の照射を開始する．

3）照射後

・照射が終了したら，再び車椅子に移乗し，帰室する．
・帰室後，脳浮腫による頭痛や嘔気を予防するため，グリセオール®の点滴を行う．

3 主な副作用に対する看護

・照射後に，悪心・嘔吐，頭痛，体のだるさ，唾液腺周囲の痛みが出ることがあるため，患者に説明し休息をうながす．
・照射後しばらく（数日〜数週）して，皮膚トラブル（赤くなる，ひりひりする，表皮が剥けるなど）や粘膜障害（口腔内トラブル，胃痛，下痢など），脱毛が出現することがあるため，定期的な観察を行う．
・皮膚障害予防を目的に保湿薬を使用する．ただし，TBI前の使用は避ける．

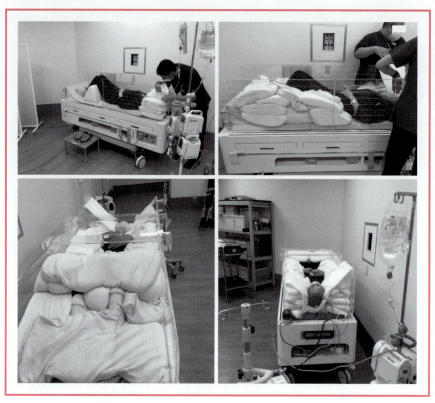

図 1-6-4　照射準備のようす
寝台と患者の周囲をアクリル板で覆い，体の周囲にビーズクッションを詰めることで全身の放射線量を均一化する．

4 放射線照射を受ける患者の精神的ケア

　脳圧亢進（悪心・嘔吐）の適切な予防が行われれば，TBI直後に大きな副作用が出る例は少なく，移植治療ではごく当たり前の前処置である．しかし，抗がん薬には慣れていても放射線治療を受けたことがない患者にとって，「全身に放射線を浴びる」ということは恐ろしく感じる治療であり，予想以上に精神的不安が伴う．そのため，医師からの説明内容の理解度を確認し必要性や対処法などの補足説明を行い，不安の傾聴や副作用の対応をすみやかに行うことで，不安軽減に努める必要がある．

文　献
1）日本造血・免疫細胞療法学会：造血細胞移植ガイドライン（第2巻），移植前処置，第2版，2020

7 GVHD 予防のための免疫抑制薬の投与

移植では GVHD の予防を目的とした免疫抑制薬の投与が欠かせないが，必要以上に使用すると腎機能障害などの副作用が増加し，再発のリスクが高まる可能性もある．そのため，適切なタイミングと量の投与が求められる．

もっとも標準的な GVHD の予防法はカルシニューリン阻害薬（シクロスポリン（CSP），タクロリムス（TAC））とメトトレキサート（MTX）の併用である．GVHD のリスクが高い HLA 不一致移植や末梢血幹細胞移植（PBSCT）では，さらに強力に GVHD を予防するために ATG（サイモグロブリン®）が移植前に投与される場合もある．MTX は粘膜障害や血球回復の遅れをきたすため，臍帯血移植や PTCY を用いた移植では MTX に代わりミコフェノール酸モフェチル（MMF：セルセプト®）が用いられることも多い．

以下に代表的な免疫抑制薬と GVHD 予防法を概説する（**表 1-7-1**）．

A. カルシニューリン阻害薬

1 シクロスポリン（CSP，CyA，CsA：サンディミュン®，ネオーラル®）

・MTX や MMF との併用で使用される．
・副作用として腎障害，多毛，高血圧，振戦，血栓性微小血管症（TMA），高カリウム血症，歯肉肥厚などがみられる．減量，中止により，ほとんどの副作用症状は改善する．可逆性後頭葉白質脳症（PRES）は意識障害，けいれんなどを起こす重大な副作用で，血圧上昇や視野異常が先行することが多いので看護に際して注意する．投与量より血中濃度が重要だが，目標とする濃度は症例によって異なるため主治医と情報を共有する．さまざまな薬剤との相互作用で血中濃度が変化するほか，グレープフルーツなどの柑橘類の摂取により血中濃度が上昇するため，入院中だけでなく退院後も CSP 内服中はグレープフルーツなどの柑橘類は控えるよう指導をする．

2 タクロリムス（TAC，FK506：プログラフ®）

・CSP と同様に MTX や MMF との併用で使用される．
・副作用は CSP と大きく変わらないが，血中濃度が上昇すると腎機能障害などの副作用を生じやすい傾向があり，より厳格な調整が求められる．CSP 同様，グレープフルーツなどの柑橘類の摂取は控える．

表 1-7-1 代表的な GVHD 予防法

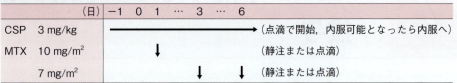

・CSP＋MTX

	（日）	−1	0	1	…	3	…	6	
CSP	3 mg/kg	━━━━━━━━━━━━━━━━━━━→							（点滴で開始，内服可能となったら内服へ）
MTX	10 mg/m²			↓					（静注または点滴）
	7 mg/m²					↓		↓	（静注または点滴）

※MTX は 15 mg/m²（1 日目），10 mg/m²（3 日目，6 日目）など投与量は症例、施設により異なる
※MTX 翌日にロイコボリン® を投与する場合もある

・TAC＋MTX

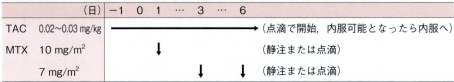

	（日）	−1	0	1	…	3	…	6	
TAC	0.02〜0.03 mg/kg	━━━━━━━━━━━━━━━━━━━→							（点滴で開始，内服可能となったら内服へ）
MTX	10 mg/m²			↓					（静注または点滴）
	7 mg/m²					↓		↓	（静注または点滴）

※MTX は 15 mg/m²（1 日目），10 mg/m²（3 日目，6 日目）など投与量は症例、施設により異なる
※MTX 翌日にロイコボリン® やアイソボリン® を投与する場合もある

・ATG

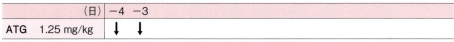

	（日）	−4	−3
ATG	1.25 mg/kg	↓	↓

※GVHD を抑えたい場合に CSP＋MTX や TAC＋MTX と併用する
※ATG の量や投与タイミングにはさまざまな方法がある

・TAC＋MMF

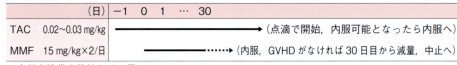

	（日）	−1	0	1	…	30	
TAC	0.02〜0.03 mg/kg	━━━━━━━━━━━━━→					（点滴で開始，内服可能となったら内服へ）
MMF	15 mg/kg×2/日	━━━━━━━━━┄┄┄▶					（内服，GVHD がなければ 30 日目から減量，中止へ）

※高齢者臍帯血移植などで用いられる

・PTCY

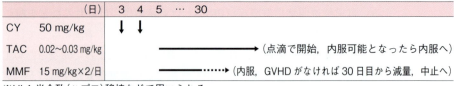

	（日）	3	4	5	…	30	
CY	50 mg/kg	↓	↓				
TAC	0.02〜0.03 mg/kg			━━━━━━━→			（点滴で開始，内服可能となったら内服へ）
MMF	15 mg/kg×2/日			━━━━┄┄▶			（内服，GVHD がなければ 30 日目から減量，中止へ）

※HLA 半合致（ハプロ）移植などで用いられる
※CY は 40 mg/kg に減量される場合もある

略号は本文または略語一覧を参照.

B. メトトレキサート（MTX：メソトレキセート®）

- CSP や TAC と併用する．移植後 1，3，6 日目に投与する場合が多い（11 日目に投与することもある）．移植後 1 日目の投与は移植の輸注から 24 時間以上あける．
- 副作用として口内炎，肝障害，骨髄抑制が懸念されるため，解毒目的で活性型葉酸（ホリナート：ロイコボリン®，レボホリナート：アイソボリン®）が使用されることもある（保険適用外）．胸水，腹水など体液貯留がある場合には使用に注意が必要である．

> **移植看護あるある　免疫抑制薬編**
>
>
> 若手看護師：シクロスポリンとタクロリムスの違いはなんですか？
>
>
> 先輩看護師：タクロリムスのほうが免疫抑制作用が強く，血中濃度の適正範囲が狭いです．副作用（腎障害，耐糖能異常，脳症など）が出やすいですが，HLA不一致移植では免疫抑制作用を優先してタクロリムスが選択されますよ．ですが，シクロスポリンも濃度を上げれば同じ効果が得られるようなので，結局は血中濃度次第ということでしょうね．

C. その他

1 ミコフェノール酸モフェチル（MMF：セルセプト®）

- MTXによる粘膜障害や骨髄抑制を避けるため，MTXの代替として使用される．わが国では臍帯血移植やPTCYで用いられる場合が多い．内服薬のため，確実に内服できるか，粘膜障害の時期に吸収されるかが問題となる．

2 抗胸腺細胞グロブリン（ATG：サイモグロブリン®）

- ATGを前処置の時期に使用すると移植後まで血液中に残り，移植されたドナーの細胞（T細胞）を減らすことで急性GVHDや慢性GVHDを予防する．

3 シクロホスファミド（CY：エンドキサン®）

- 移植後にCYを投与するPTCYは，近年HLA半合致移植（ハプロ移植，HLAが半分ずれたドナーからの移植）に対するGVHD予防法として急激に使用例が増加している．
- 従来は，ハプロ移植はとてもリスクが高く特別な管理が必要な移植法だったが，PTCYの登場で「普通の移植」になった（HLAの詳細は「第1章3. 移植ドナーの選択と調整」を参照）．
- CYは移植後3〜4日目頃に投与されるが，移植からCY投与までの間に特徴的な発熱（サイトカイン放出症候群，当施設では「ハプロ熱」と呼んでいる）を認めることが多い．39〜40℃まで熱が上がる例が多く，重症例では酸素投与が必要になったり血圧が下がることもあるので注意する．また感染症との区別はつかないので，「ハプロ熱」と油断しないことも重要．
- 高熱がある中でCYを投与するので，心不全や不整脈にも注意する．
- 移植後にCYを投与するので従来のGVHD予防より血球の回復が少し遅い．
- 副作用として出血性膀胱炎やウイルス感染症のリスクが高まる．

移植看護あるある ハプロ移植編

若手看護師: どうしてハプロ移植ではシクロホスファミド投与の前に熱が出るのですか？

先輩看護師: 熱が出るのは，半分HLAがずれたドナーさんの細胞（T細胞）が患者さんの体に入れられて，「ここおかしい！自分と違う！！」と暴れるからです．暴れん坊の細胞は後からGVHDを起こすので危険です．でも実は，暴れる細胞ほどシクロホスファミドが効きやすいので，シクロホスファミドが入った後はおとなしい細胞ばかりになって，GVHDが起こりにくくなるので大丈夫ですよ．

移植看護あるある 免疫抑制薬の説明編

若手看護師: 患者さんに免疫抑制薬の説明をするのがむずかしいです．

先輩看護師: 免疫抑制薬は大切な薬ですが，抗がん薬や他のことでまぎれてしまって実際にきちんと理解している患者さんは少ないのが現状かもしれません．たとえば「ドナーさんの細胞が患者さんの体を異物として攻撃して，体が傷つくのを防いでくれます」とか，「もし免疫抑制薬がなかったらどうなるか」とか，具体的な効果を伝えるとよいですよ．患者さんにしっかり理解してもらうことで減量中の症状観察や内服を自己管理するときも気をつけてもらえますよね．

8 造血幹細胞の採取と処理

　移植ドナーから造血幹細胞を採取する方法には，骨髄採取と末梢血幹細胞採取がある．どちらも一定のリスクや副作用が生じるため，ドナーの不安は少なからず存在する．骨髄バンクドナーや血縁ドナーはあくまで健常人のボランティアであるということ，さまざまな不安やプレッシャーを抱えながら検査や処置を受けていることを忘れてはならない．ドナーに対しても確実なオリエンテーションと緻密な観察を行い，少しでも安心して採取が終了できるような支援が重要である．どちらの処置も実際には病棟外で行われることが多いが，看護師として採取の流れや注意点を把握したうえでドナーへ説明し，できうる最大の配慮をするべきである．自施設内での見学が可能であれば，実際の採取場面を看護師も知っておくとよい．当院では，マニュアルやクリティカルパスなどを活用することで，より安全で統一したケアが提供できるようにしている．

A. 骨髄採取の実際と看護

1 目的・概要

　同種骨髄幹細胞採取（骨髄採取）は，血液疾患患者の移植のためにドナーから骨髄を採取して提供するために行われる．骨髄採取は手術室にて全身麻酔と無菌操作下で行われる．採取時間は2〜3時間程度，患者体重に応じて目標細胞数が設定されるが，ドナーの安全性のためドナー体重とヘモグロビン値から算出される最大採取量を超えないようにする．採取部位は両側の後腸骨棘であり，おおよそ1,000 mLを採取する．ドナーは採取の前日に入院し，4日目（術後2日目）に退院することができる．なお，骨髄採取にかかるドナーの医療費は移植患者の健康保険で支払われ，ドナーに負担はない．

2 看護の実際

① 全身麻酔を受ける患者と同様の術前検査を実施．
② 採取当日に行う自己血輸血のための自己血採血を外来で0〜2回実施し保存する．
③ 採取についてのクリティカルパスを用いてオリエンテーションを実施する．
④ 全身状態の確認（採血データ，バイタルなど）主治医による採取部位のマーキングの確認．
⑤ 手術室入室，全身麻酔下で採取術を実施（ストレッチャー上で全身麻酔導入後に手術台へ移動し，腹臥位になる）（図1-8-1）．
⑥ 全身麻酔術後の管理を実施．
⑦ 全身麻酔術後の全身状態の観察（呼吸状態，バイタルサイン，咽頭痛，腹臥位時の

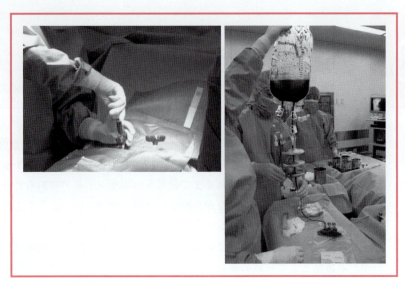

図 1-8-1　骨髄採取のようす

圧迫部位），穿刺部位の観察（出血，腫脹，発赤，疼痛の有無）．
⑧ 疼痛コントロールを実施，退院時処方で鎮痛薬の確認（疼痛は我慢しなくてよいことを伝える）．
⑨ 創部の状態や採血データ確認し，術後 2 日目に退院．
⑩ 術後検診の日程について確認．術後の副作用出現時の対応について説明（発熱，疼痛など）．

B. 末梢血幹細胞採取の実際と看護

1 目的・概要

末梢血幹細胞移植（PBSCT）のメリットとして，凍結保存できること，事前の自己血準備が必要ないため遠方ドナーからの採取が行いやすいこと，全身麻酔が不要であること，患者の血球回復が早いことがあり，近年では血縁ドナーの約 8 割で骨髄ではなく PBSCT が選択されている．ただし，患者の慢性 GVHD リスクが上昇することは問題となる．採取 3〜4 日前より連日 G-CSF 製剤（ノイトロジン®など）投与が行われるが，近年は 1 回の投与で採取まで作用が持続するペグ化 G-CSF 製剤（ジーラスタ®）も使用可能となった．末梢血幹細胞採取の採取部位は正中静脈への採取針穿刺，もしくは鼠径静脈へのカテーテル挿入が行われ，1〜2 日間かけて採取する．採取は専用の血球分離装置を用いて行われ，この分離過程のことをアフェレーシスと呼ぶ．

2 看護の実際

① 採血時間，G-CSF 製剤投与時間の確認（1〜2 回／日投与），血液中の脂肪分増加によるアフェレーシスへの影響を防ぐため採取終了まで乳製品禁止の説明を行う．

② 穿刺部位（マーキング部位）を確認し貼付用局所麻酔剤（ペンレステープ®）を準備.

③ G-CSF 製剤による副作用の確認をする（発熱，骨痛，頭痛など）.

④ ブラッドアクセスカテーテル（UK カテーテル®など）挿入の場合は股関節を深く曲げる動作を避けるように指導する（しゃがみ込む，和式トイレを使用するなど）.

⑤ 採取の約 2 時間前にマーキング部位へペンレステープ®を貼付（カテーテル挿入時は不要）.

⑥ 早朝採血と G-CSF 製剤投与の実施し，検体を提出（採血と皮下注射の時間指示あり）.

⑦ 必要物品を確認し採取室へ持参する.

⑧ 採取室入室時間に合わせて車椅子か付き添い歩行にて採取室へ入室する.

⑨ 採取後の観察
- 穿刺部位（出血，腫脹，疼痛，血腫），カテーテル挿入の場合は抜去後の圧迫時間や安静度の確認（圧迫帯や砂嚢使用，基本的に 3 時間の臥床安静，1~2 針縫合する場合もある）.
- 症状の観察：しびれ，ふらつき，疼痛，発熱など.
- 抗凝固薬（ACD 液）使用での低カルシウム血症によるしびれや嘔気などのテタニー症状.
- アフェレーシスによる血圧低下（循環血液量の低下，迷走神経反射）.

⑩ 1~2 日間で採取目標を達成すれば，基本的に採取終了の翌日に退院となる.

⑪ 退院指導（採取や G-CSF 製剤による副作用について）と術後検診の確認.

C. 採取されるドナー側のリスク

ドナーには骨髄バンクドナーと血縁ドナーがある．外来では骨髄バンクコーディネーターや造血細胞移植コーディネーター（HCTC）が主に介入しており，看護師は入院時よりかかわりはじめることが多い（「第 6 章 2. H. 造血細胞移植コーディネーター（HCTC）」を参照）.

1 血縁ドナーの問題点

看護師は日頃から患者や家族とかかわる中で，血縁ドナーから不安を表出されたり質問を受けたりする場合がある．移植患者に対しての看護だけではなく，ドナーのリスクや採取方法についても十分に理解し，血縁ドナーに対して適切な説明と十分な配慮，安全なケアの提供ができるように準備しておく必要がある．また，血縁ドナーが安心して安全に採取を受けることが患者の不安軽減にもつながる．血縁関係だからこそ起こる問題は，複雑かつ医療者が介入しにくい部分であるが，ドナー主治医や HCTC などと協働してドナーへの配慮や支援に尽力しなければならない．以下に，血縁ドナーが抱える問題やリスクについてまとめた.

- ドナーにならなければいけないという精神的プレッシャー，周囲からの圧力
- 複雑な状況下での意思決定だが，患者優先になり十分な支援が得られにくい
- 意思決定や移植結果が家族関係へ影響することがある
- 移植結果（合併症による死亡，生着不全や再発など）への不安や自責の念
- 受診や入院による仕事や経済面への影響
- 採取に伴う合併症の可能性
- 提供後の継続的な相談窓口の整備が不十分

2 ドナーの身体的リスク[1]

　2022年までに骨髄バンクを介した骨髄採取は2万件以上行われており，死亡例は1例もない．採取後の症状として採取部位の痛みがもっとも多く，日常生活に戻るまでの日数は3日と答えたドナーがもっとも多い．血縁ドナーの死亡事故は古い事例で1例が報告されている（麻酔中の呼吸停止）が，現在は全身麻酔下で行われるため同様の事故は起こらず，安全性は高い．

　末梢血幹細胞採取のリスクはG-CSF製剤の副作用と採取（アフェレーシス）時の有害事象に大別される．前者では骨痛（腰痛，背部痛）が多く，後者では疲労感，倦怠感が多い．採取後1〜2日で日常生活に復帰したとするドナーが多い．世界的には死亡事例があるが，わが国では報告がなく，こちらも安全性は高い．

▌文　献
1) 骨髄バンク：ドナーのためのハンドブック．https://www.jmdp.or.jp/donation/about/overview.html（最終アクセス 2024年10月31日）

輸　血

　移植では前処置開始から血球の回復まで赤血球や血小板の造血がほとんどできないため，生命を維持するため輸血療法が必要不可欠となる．患者とドナーとの間のABO式血液型が異なる場合（血液型不適合移植）は，移植後に従来とは異なる血液型の輸血製剤（異型適合輸血）を用いなければならない．通常は「絶対にしてはいけない」異型輸血を「わざと正確に」行うことになるので，患者，主治医，看護師にとって混乱を生じやすく電子カルテシステムによっては十分に対応されていない．移植後に確実で安全な輸血を行うためには，輸血の使用方法や輸血のマニュアルを熟知するだけでなく，移植後の輸血に関する各施設の運用法を病棟や他の医療スタッフと共有することが大切である．

A. 移植と血液型

　たとえば，患者がA型Rh+でドナーがO型Rh+の場合，移植後の患者の体内ではA型とO型の血液が混ざり合うような状態になる．そのときの輸血の基本的な考え方は，「A型の人にもO型の人にも輸血して問題ない血液型の製剤を使用する」である．移植後に用いる輸血製剤の血液型を**表1-9-1**に示す．移植後半年〜数年を経過して完全に患者の血液型がドナーの血液型に変わっていることが確認された場合は，ドナー血液型での輸血が可能となる（上記の例ではO型Rh＋）．なお，ドナーの赤血球や血漿が大量に含まれる骨髄移植に際しては，移植（輸注）前に赤血球除去（主不適合例）や血漿除去（副不適合例）が必要となる．

B. 輸血の種類と移植時の輸血基準

1）赤血球（人赤血球液：Ir-RBC-LR）

　目的：組織や臓器への十分な酸素供給，急激なヘモグロビン（Hb）低下を伴う出血の血液補充

　輸血基準：移植後の貧血ではHb 7〜8 g/dLを輸血の目安として（トリガー値），成人では1回2単位の輸血が行われることが多い．心不全など合併症次第では，より高い値をトリガー値とすることもある．

2）血小板（人血小板濃厚液：Ir-PC-LR）

　目的：止血，出血予防（血小板減少，機能異常）

　輸血基準：移植後の血小板減少ではPlt 1万/μLをトリガー値として，成人では1回10単位の血小板輸血が行われることが多い．出血傾向を認める場合や出血を伴う処置の前には，より高い値で輸血することもある．

表 1-9-1 血液型不適合造血幹細胞移植直後の輸血療法

血液型	不適合	血液型		輸 血	
		ドナー	患者	赤血球	血小板・血漿
ABO 式血液型	主不適合	A	O	O	A（もしくは AB も可）
		B	O	O	B（もしくは AB も可）
		AB	O	O	AB
		AB	A	A（もしくは O も可）	AB
		AB	B	B（もしくは O も可）	AB
	副不適合	O	A	O	A（もしくは AB も可）
		O	B	O	B（もしくは AB も可）
		O	AB	O	AB
		A	AB	A（もしくは O も可）	AB
		B	AB	B（もしくは O も可）	AB
	主不適合	A	B	O	AB
		B	A	O	AB
Rho（D）抗原	主不適合	D＋	D−	D−	D＋
	副不適合	D−	D＋	D−	D＋

移植前後から造血回復までの輸血における製剤別の選択血液型を示す.

[厚生労働省：血液製剤の使用指針（改訂版），平成 17 年 9 月より引用]

　特徴：血小板製剤はアレルギー反応が出現することが多い製剤でもあり，毎回出現する場合には，輸血前に抗ヒスタミン薬を使用する．重篤なアレルギーを繰り返す場合は洗浄血小板を用いることがあり，抗 HLA 抗体により輸血後の血小板増加が不良な症例には，HLA 適合血小板（Ir-PC-HLA-LR）が用いられる．HLA 適合血小板では依頼とは異なる血液型の製剤が供給され，輸血の血液型がさらに複雑化することもある．

3）血漿（新鮮凍結人血漿：FFP-LR240）

　目的：凝固因子の不足による出血傾向に対して血液凝固因子の補充

　特徴：移植後や播種性血管内凝固症候群（DIC）のトリガー値は PT（INR 2.0 以上，30％以下），APTT（2 倍以上，25％以下），フィブリノゲン値（150 mg/dL 未満）などから総合的に判断する．

C. 輸血の副作用

　輸血副作用は早期に発見することで重症化を防止できる．多くの合併症や臓器障害を抱えた移植患者では，輸血副作用に対する対応が遅れると移植の経過そのものにも影響を与えかねないため，どのような副作用が輸血後のどの時間帯に現れやすいのかを知っておく必要がある．対応を要する輸血の副作用を**表 1-9-2** に示す．

9 輸 血 49

表1-9-2 対応を要する輸血副作用

タイプ	所見・症状	原因	輸血中断後の処置
アレルギー	・じん麻疹	・血漿タンパクに対する抗体	・抗ヒスタミン薬（予防投与も検討）
ショックまたは発熱	・発熱・血圧低下 ・悪寒戦慄 ・アナフィラキシー ・輸血関連急性肺障害（TRARI）：呼吸困難，胸内苦悶	・白血球，血小板，血漿タンパクに対する抗体 ・抗IgA抗体	・副腎皮質ホルモン ・昇圧薬投与 ・呼吸管理 ・次回から洗浄赤血球を選択
急性溶血	・血圧低下・悪寒戦慄 ・頻脈・呼吸困難 ・じん麻疹・発熱 ・胸内苦悶・頭痛 ・ショック・側頭部痛 ・血尿・血色素尿	・赤血球不適合輸血	・輸血を中止し，生理食塩液または，細胞外液系の輸液に切り替え ・昇圧薬投与 ・腎不全対策（利尿，高K対策，交換輸血，透析） ・播種性血管内凝固症候群（DIC）の対策 ・呼吸管理
輸血関連循環過負荷	・呼吸困難・胸内苦悶，頭痛，浮腫	・心機能低下・高齢者，心疾患の既往 ・輸血速度が速い ・大量の輸血	・輸血速度の調整，輸液量の調整 ・利尿薬投与

D. 輸血時の看護

1 同意を得る

　まず，医師が患者に輸血療法の必要性，使用する血液製剤の種類と使用量，要する時間，輸血に伴う副作用，血液感染の可能性，輸血を行わない場合のリスク，生物由来製品感染等被害救済制度と検体保管，などを十分に説明し，同意を得ることが重要である．初回輸血前は，看護師も同意の有無を確認する．

2 輸血の準備

　同意を得たら，各施設の規定やマニュアルに沿って輸血の準備を行う．移植後に使用する血液型の確認は慎重に行う．赤血球輸血には事前の交叉適合試験や不規則抗体スクリーニングが必要である．輸血を運搬する際には，FFPは凍結しているので落下などの衝撃は破損の原因となるため注意する．血液製剤の外観チェックを行い，使用直前にも凝塊がないか，血小板のスワーリング（血小板をゆっくりと撹拌し蛍光灯に当てたときに見られる渦巻き状の模様，消失すると血小板機能の低下がある）があるか，色調を観察する．輸血製剤の中に含まれる凝塊（フィブリン塊）が血中に入ると肺塞栓の原因になるため，輸血専用のフィルターつきのルートが必要となる．なお，血液製剤ごとにルートが違うのは，その血液が通過できる網目の大きさのフィルターが設定されているためである．また，ルートを接続する際には輸血バッグに水平に刺して接続し，バッグを突き破らないように注意する．

3 輸血投与

各施設のマニュアルに沿って輸血を投与する．輸血の副作用出現時の対応がスムーズにできるよう医師の指示を確認しておく必要がある．輸血終了後も，輸血関連急性肺障害（TRARI）や細菌感染症などの副反応や合併症が生じるため注意して観察を行う．

文 献

1) 日本造血・免疫細胞療法学会：造血細胞移植看護基礎テキスト，p.28-33，南江堂，2021
2) 学会認定・臨床輸血看護師制度カリキュラム委員会：看護師のための臨床輸血学会認定・臨床輸血看護師テキスト，第2版，中外医学社，2018
3) 村上美好：写真でわかる輸血の看護技術―輸血療法を安全に使用するために―，第3版，インターメディカ，2018
4) 厚生労働省：血液製剤の使用指針（改訂版），平成17年9月，https://www.mhlw.go.jp/new-info/kobetu/iyaku/kenketsugo/5tekisei3b.html（最終アクセス2024年10月31日）

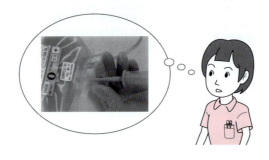

第2章
移植経過における看護師の役割

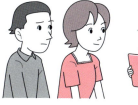
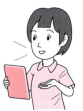

52　第2章　移植経過における看護師の役割

1 移植過程における身体的な看護ケア

A. 移植準備期

　主治医が患者の移植適応を決定するタイミングはさまざまである．移植看護には疾患と治療情報，患者の性格や考え方，社会背景など多くの情報が必要なため，移植が決定された時点で看護師として移植に向けた介入を開始するのが理想的である．他施設で治療中の患者が移植のために転院する場合も多いため，カンファレンスなどを通じて自院，他院の移植予定を病棟全体で共有し，可能な限り事前に患者情報を得ることで円滑に移植医療を実施できる．移植準備として行うべき事項はきわめて多く，この時期にどれだけていねいな準備を行うかが予後にも影響する．

1 インフォームド・コンセントと意思決定支援，家族支援

　移植は合併症の発生率が高く，方法も多彩なため，患者・家族に正確な情報を提供し，十分な検討の後にインフォームド・コンセントを得ることが重要である．患者・家族がしっかり移植を理解したうえで，同じ目標をもち，意思決定を進めることが大切になる．看護師も患者の状況に応じた移植のメリットとデメリットを理解するよう努める．医師による説明後の理解には個人差があり，インフォームド・コンセントの際に際して看護師としてできることはとても多い．看護師として配慮するポイントを以下にあげる．

> ☞看護POINT！　**インフォームド・コンセントに際して看護師が配慮すべきポイント**
>
> - 説明に対する理解度の確認
>   - 1回の説明では表面的な理解になりやすい．
>   - 患者の受け止め方を評価する．
>   例）よい情報のみ受け入れている（"主治医はあんなこと言ってたけど，移植したら治るでしょ"）．
>   　　自己管理の必要性を認識していない（"主治医が何とかしてくれるでしょ"）．
>   　　不安ばかりが増している（"移植してもしなくても死ぬしかない"）．
>   　　頭が真っ白になった（"移植しないと死ぬって言われたあとになにも覚えていない"）．
> - 理解度を上げるための補助
>   - 理解状況を主治医へ伝え，必要に応じて主治医からの補足説明を相談する．
>   - 自己管理の必要性など，看護師としての説明を追加する．
> - 不安の傾聴と把握
>   - 移植説明の後に不安を感じるのは当然だが，患者によって程度が異なる．
>   - 不安と現実のリスクがあっていない場合は，その隙間を埋めるよう説明を補足する．

- 家族
  - 家族の理解や不安も確認する.
  - 患者と家族との相談の場を調整し, 家族を含めた移植の意思決定を補助する.

近年, がん診療においてアドバンスト・ケア・プランニング（ACP）が議論される. ACP はがん終末期において, 延命措置を含む治療方針を患者自身, 家族と共にあらかじめ決定しておくプロセスである. 移植は根治を目指して行われるため, 急変時は人工呼吸器や心臓マッサージなどすべての医療行為を行うことが原則となる. しかし移植後の経過によっては, ACP が必ずしも正解とはいえない場合もある. また 60 歳代後半～70 歳代の高齢者移植が増加する中で, 「移植は行いたいが延命処置は行いたくない」という明確な意思をもっている患者も存在する. 移植説明と同時に行うことはむずかしいが, 移植前に患者の意思を確認しておくことが望ましい.

移植を含む治療方針に関して意思決定がむずかしい場合には, 他院へのセカンドオピニオンも 1 つの選択肢であり, 患者希望があれば主治医と相談しながら調整する.

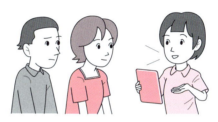

2 移植前のアセスメントと支援

主治医は移植前にさまざまな患者評価を行う（「第 1 章 5. 患者の移植前評価」参照）. これらの事前評価をもとに, 看護師として認識すべきアセスメントをあげる. 若手の頃から具体的な問題点を認識しながらアセスメントを行うことで, 将来的な知識と経験に差が出るはずである.

a. 身体的アセスメント

1) 移植の特性を把握

移植対象となった疾患, 疾患状態（寛解か非寛解か）, ドナー種別, ヒト白血球抗原（HLA）一致度, 前処置, 移植片対宿主病（GVHD）予防法を確認する. これらの条件によって移植経過が異なるため, 症例に応じた看護を行う必要がある.

2) 患者背景と治療経過の把握

患者の併存症や既往歴によって, 移植後に出現する合併症のリスクが変化する. また, それまでの治療での感染状況（う歯・歯槽膿漏・痔瘻・副鼻腔炎・肺炎・膿瘍など）を確認することで, 移植中に注意すべき感染症を把握する.

3) 輸血計画

患者とドナーの血液型を確認し, 移植後の輸血計画を確認する. 血液型が不一致の場合は, 医師の輸血指示を確認する（詳細は「第 1 章 9. 輸血」を参照）. 骨髄移植で血液型不一致の場合は, 移植（輸注）前に赤血球除去や血漿の除去が行われることがあり, 輸注時

間に注意が必要である.

b. 社会的アセスメント

移植患者は移植までに入院を繰り返して休職を余儀なくされている場合が多い. 移植後も職場復帰まで少なくとも半年～1年以上を要し, 合併症によっては復職自体が困難となる. 休職の手続きや利用する社会資源などについて事前に医療ソーシャルワーカー (MSW) へ相談し, 必要な手続きの説明や情報提供を行ってもらう. また, 退院後早期は日常生活や頻回の外来受診に家族の協力が必須となるため, 移植前から家族背景を確認してサポート体制を構築しておく必要がある. とくに高齢者移植では必ず解決しておかなければならない課題で, 社会状況から移植を断念せざるをえない場合もある.

③ 移植と妊孕性

移植において妊孕性はとても重要かつ繊細な問題であり, 看護師としても考え方やかかわり方で困難さを感じやすい内容である. AYA世代 (adolescent and young adult：15歳～30歳代までの世代) がトピックスとなりやすい現代だからこそ, 最新の情報を獲得しながら, 看護師としての支援の方法を常に模索していきたい.

妊孕性や性については患者から医療者へ質問しにくい内容であり, また診断を受けて間もないときの患者は衝撃を受けており, 将来のことは考えられない状態に陥っていることが考えられる. そのため妊孕性について治療開始前に説明し, 希望がある場合には治療計画とともに検討していく必要がある. 移植において使用される薬剤で精子・卵子形成障害を起こしやすい抗がん薬を**表2-1-1**にまとめた.

a. 精子保存

抗がん薬や放射線照射では精子産生が低下し, 全身放射線照射 (TBI) 12Gyやブスルファン4日間投与 (BU4) など骨髄破壊的前処置を用いると多くの例で終生不妊となる (BU4のほうが, より不妊の可能性が高い). 男性の精子保存は短期間で終了するため, 挙児希望があれば, 初回の抗がん薬治療がはじまる前に精子凍結保存を行う. 発症時の病状説明では, 患者は混乱から思わず「保存は不要」と答えてしまう場合もある. 医師からの説明後に, 時間をあけて看護師からも意思の確認を行うことで患者が後悔しないようサポートする. 治療を急ぐ場合が多いため, なるべくスムーズに精子保存ができるような環境やタイミングを整えなければならない. もし初回治療前に精子保存が行われなかった患者が移植で他施設から紹介された場合も, 改めて患者の意思を確認し希望があれば精子保存を検討する. ただし, その場合は十分な量の保存ができない可能性がある. 手術で精巣内から直接精子を回収する方法もあるが, 実施可能な施設は限られている.

b. 卵子保存

男性と同様に移植後は卵巣機能不全となるリスクが高い. 将来妊娠を希望する場合は, 受精卵または未受精卵を凍結保存することを検討する.

ただし, 女性では卵子保存はホルモン製剤による卵胞成熟のための期間を要し, 採取の際の患者への侵襲が大きい. 初回の化学療法を開始する前に採卵を行うことが理想的だが, 治療を急ぐ, 出血傾向を伴う, などの理由で現実的には困難な例が多い. その場合は, 再発後に移植を要する経過を想定して, 予定の化学療法がすべて終了したのちの採取も検討

表 2-1-1　精子・卵子形成障害を起こしやすい抗がん薬

	一般名	商品名	精子・卵子形成障害の程度
アルキル化薬	シクロホスファミド	エンドキサン®	＋＋＋
	イホスファミド	イホマイド®	＋＋＋
	ブスルファン	ブスルフェクス®	＋＋＋
	メルファラン	アルケラン®	＋＋＋
	ニムスチン	ニドラン®	＋＋＋
	ラニムスチン	サイメリン®	＋＋＋
	ダカルバジン	ダカルバジン®	＋＋＋
代謝拮抗薬	シタラビン	キロサイド®	＋
	メルカプトプリン	ロイケリン®	＋
	メトトレキサート	メソトレキセート®	＋
	フルダラビン	フルダラ®	＋
抗腫瘍性抗菌薬	ドキソルビシン	アドリアシン®	＋＋
	ダウノルビシン	ダウノマイシン®	＋＋
	イダルビシン	イダマイシン®	＋＋
	アクラルビシン	アクラシノン®	＋＋
	ミトキサントロン	ノバントロン®	＋＋
その他	ビンクリスチン	オンコビン®	＋
	エトポシド	ベプシド®, ラステット®	＋＋
	シスプラチン	ランダ®, ブリプラチン®	＋＋＋
	L-アスパラギナーゼ	ロイナーゼ®	－
	リツキシマブ	リツキサン®	不明
	イマチニブ	グリベック®	不明
	トレチノイン	ベサノイド®	不明

－：障害なし，＋：軽度の障害，＋＋：中等度の障害，＋＋＋：高度の障害

［室井一男（編）：やさしい造血幹細胞移植後の QOL の向上，p.22，医薬ジャーナル社，2009 より引用］

する．また，一部の施設では化学療法中の卵子保存を試みており，卵子保存を行う診療科や施設との連携が大事になる．妊娠の可能性を向上させるため卵巣を手術で摘出して保存する方法も試みられているが，血液腫瘍では卵巣自体に腫瘍細胞が混入して再発のリスクが増える可能性を指摘されており，安全性は確立していない．TBI を前処置に用いる場合は卵巣を遮蔽して卵巣への放射線照射量を減らすことで妊孕性を保つことができる可能性があるが，この方法も再発への懸念が残り，適応は慎重に検討される．

　卵子保存を行わずに化学療法を行わざるをえなかった女性患者は，移植施設で改めて不妊の説明が行われて精神的ショックを受けることも多い．看護師としてできることとできないことを理解したうえで，可能な医療を可能な範囲で提供できるように主治医や不妊治療医と連携をとって調整する必要がある．

c. 妊孕性温存療法に対する費用助成について

　悪性腫瘍の治療前に精子や卵子を保存する「妊孕性温存療法」に対する費用助成が 2021 年より開始となった（表 2-1-2）．対象疾患には血液腫瘍だけでなく，移植が実施される非がん疾患（再生不良性貧血など）も含まれる．年齢上限は男女ともに 43 歳未満（凍結保存時），年齢加減は制限なし，所得制限もない．助成対象者は疾患担当医と生殖医療を専門とする医師（妊孕性温存療法を担当する医師）の両者の検討によって選定される．妊孕性温存療法の移植患者の経済的負担は大きいので，必ず医師や看護師から患者・家族に説明するよう心がけたい．なお，保存した精子や卵子を用いて妊娠を目指す「温存後生殖補助

表 2-1-2　妊孕性温存療法に対する費用助成

対象治療	助成上限額/1回*	助成回数
未受精卵子凍結	20万円	2回まで
精子凍結	2.5万円	2回まで
精子凍結（精巣内精子採取）	35万円	2回まで
胚（受精卵）凍結	35万円	2回まで
卵巣組織凍結	40万円	2回まで（組織採取時に1回，再移植時に1回）

*医療保険適用外費用の額が上限．助成上限額に関しては自治体によって異なる場合があるので，詳細は居住の自治体窓口に問合せる．

［厚生労働省：小児・AYA世代のがん患者等の妊孕性温存療法研究促進事業リーフレット，2021より引用］

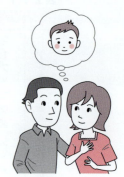

医療」に対する助成制度も開始されている．

4 ADLの維持とセルフケアの確立

　患者には合併症やクリーンルーム内から出られないことによる身体的・精神的ストレスが生じる．その中で，感染予防策や確実な内服などセルフケアを行っていかなければならない．患者ひとりだけの孤独な闘いにならないように，医療スタッフは見守り，可能な限り援助し，患者の訴えに耳を傾ける．セルフケア能力を把握するために清潔ケア，口腔ケア，内服管理，ADL（日常生活活動）の状況を確認しておく．セルフケアが習慣化できれば，逆にセルフケア能力の低下が異常の早期発見につながることもある．移植全例でリハビリテーション介入が困難な施設では，ADLが低下しやすい患者を抽出して早期のリハビリテーション導入を主治医に打診する．

5 移植前オリエンテーション（当院の例）

　クリーンルームでの生活や移植後の経過についてイメージができ，患者が不安なく移植に臨めるように計画的にオリエンテーションを行っている．

a. オリエンテーションの時期と対象者

　移植前検査での入院時，または移植直前の化学療法の退院前に移植を受ける患者とその家族に対して実施する．

b. オリエンテーション方法

　患者と家族に対して必要物品や清潔管理について説明する．当院では移植がどういったものなのかイメージがつきやすいように，患者と家族へ移植パンフレット（図2-1-1）や患者参画型クリティカルパス（詳細は214頁のコラムと巻末の「付録」を参照）などを用いている．患者参画型クリティカルパスを用いて，感染予防がもっとも重要となる時期や，発熱しやすいことなどを事前に説明しておくことで，患者は移植の流れを視覚的にとらえイメージし心がまえができる．パンフレットを用いて説明することは，移植のイメージがつかない患者や家族にとって，少しでも不安の軽減を図るために有効である．また，可能であれば移植までにクリーンルーム（個室）を見学してもらう．患者，家族の思いが表出しやすい環境を設けオリエンテーションを行い，理解度に合わせ複数回に分けて行うなどの工夫が必要となる．

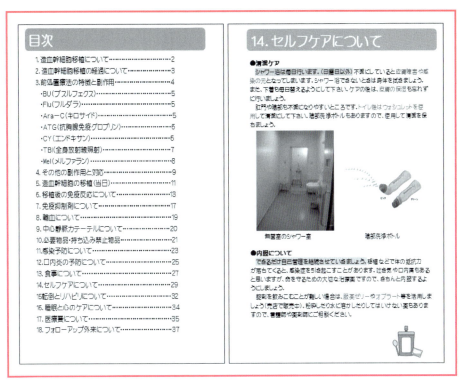

図 2-1-1　移植パンフレット（一部抜粋）

c. オリエンテーション内容
・移植ソース，前処置メニューについて
・患者参画型クリティカルパス，オーバービュー形式パス（214頁のコラムと巻末の「付録」を参照）
・セルフケア指導（自己検温，清潔ケア，内服管理，食事について）

d. 自己検温・尿測・体重測定について

　前処置開始日から生着確認するまで，患者に1日4回自己検温表（図 2-1-2）へ記入してもらう．医療者との直接的な接触を最小限にするとともに，セルフモニタリングを行うことで体調の変化に早期に対応できることや，退院に向けてセルフケア能力を高めることを目的としている．抗がん薬や免疫抑制薬は，腎臓に負荷をかけるため，in/outバランスを把握する必要があり，尿量測定・体重測定は必ず行うよう説明し，基本的に主治医が中止を判断するまで継続する．

e. 感染管理について

　清潔ケアの必要性を患者へ十分に説明し，理解をうながす．移植後の発熱や倦怠感がある中でも継続できるよう，可能な限り習慣化してもらう．シャワー浴や清拭，排泄後の肛門ケアを説明し，皮膚粘膜の清潔を保つよう指導する．患者のセルフケア状態に合わせて看護介入を行う．移植前から感染予防に関する指導を継続し，さまざまな過程で一時的にセルフケアが低下することを見越して十分にセルフケア能力を高めておく必要がある．

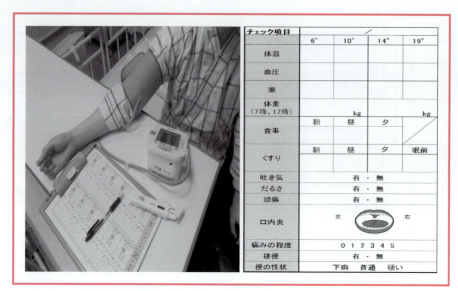

図 2-1-2 自己検温表（患者参画型クリティカルパスより抜粋）

f. 食事について

移植を受ける患者は，大量抗がん薬や TBI の影響により悪心・嘔吐，口内炎が出現するため食欲不振や経口摂取困難となることが多い．また，前処置がはじまると無菌食・グレープフルーツ禁止となり，食べられるものが限られてくる．あらかじめ患者には食事変更が可能なものや，もち込み可能な食品についてパンフレットを用いて説明しておく．患者の口腔内の状態や嚥下状態や嗜好に合わせて，できるだけ経口摂取できるよう調整する．（詳細は「第 2 章 1. D. 骨髄抑制期〜生着期」を参照）

g. 移植オリエンテーション記録

当院では，移植前と退院前オリエンテーションの実施内容や反応について記録できる，移植オリエンテーション記録（図 2-1-3）というテンプレートを作成している．

6 クリーンルームの準備（当院の例）

a. 必要物品

患者に準備してもらうものを表 2-1-3 に示す．

b. 尿量測定用のカップまたは尿器の設置

図 2-1-4 のように便器付近に物品を設置する．

c. "T-room" の掲示

前処置開始日から生着までの期間，病室の扉に "T-room"（transplantation-room）と掲示し，全スタッフが移植中の患者を把握できるよう工夫している（図 2-1-5）．生着確認後にこの表示は外される．

d. 自己検温表の準備，測定と記録の練習

前処置までに，患者による自己検温や記録の練習を看護師見守りのもとで実施する．

1　移植過程における身体的な看護ケア　59

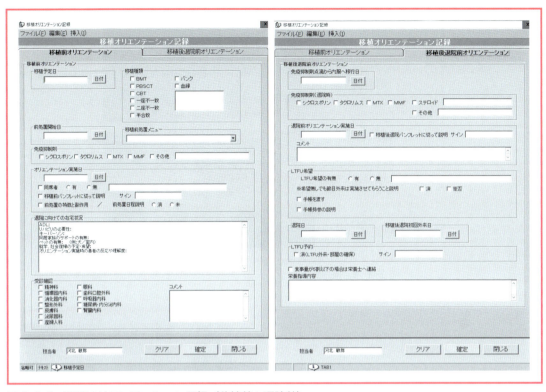

図 2-1-3　移植オリエンテーション記録（移植前と退院前）

表 2-1-3　クリーンルーム入室時に患者が準備する物品

移植時の必要物品	数量（目安）
割り箸（個包装，使い捨て） プラスチックスプーン（使い捨て）	約 30 本
紙コップ	約 30 個
体温計・血圧計（自己検温用，手首測定器以外）	1 個ずつ
ナイロン製の軟らかめかふつうの硬さの歯ブラシ，スポンジブラシ（その他歯科受診時に指導された口腔ケア物品）	3 本（乾燥した状態で使用するため）
500 mL ペットボトルの水やお茶	2〜3 本/日
パジャマ（全身放射線照射（TBI）を行う場合は，金具やボタンのついていないもの） ※レンタル寝衣も手続き可能	3〜5 枚程度
下着（できれば前あきで肌触りのよいもの）	3〜5 枚程度

e. 体重計，点滴スタンド，輸液ポンプ（最低 3 台）（図 2-1-6）

　延長コード，結束バンドなどでコードやルートの整理を行う．

f. 環境整備

　特別な清掃や消毒薬は必要なく，ほこりや菌量を減らす目的で十分に清掃をすることが大切である．当院では，一般病棟も消毒剤入りのウェットクロスを用いての清拭清掃を 2 回/日行っているため，患者周囲の環境整備は同様の物を使用している．床やトイレ，浴

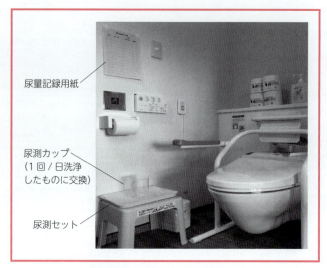

図 2-1-4 尿量測定セット

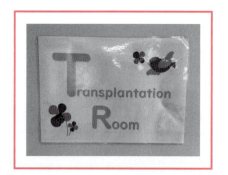

図 2-1-5 "T-room"の掲示（例）

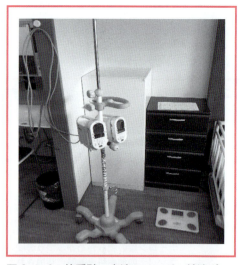

図 2-1-6 体重計・点滴スタンド・輸液ポンプの準備
体重計は測定時に転倒しないように，設置場所や体重計の形状を考慮する．段差が低く，大きめで安定感があるものがよい．

室などは清掃業者に依頼している．

7 クリーンルーム入室の看護

　患者ひとりの孤独な闘いにならないように，医療スタッフは見守り，可能な限り援助し，患者の訴えを傾聴する．クリーンルームの入室がはじめての患者にはオリエンテーションを実施する．当院のクリーンエリアは二重扉で仕切られており，その中に個室クリーンルームが 15 床ある（図 2-1-7）．エリア内の廊下はクラス 10,000，室内はクラス 100 が保たれ

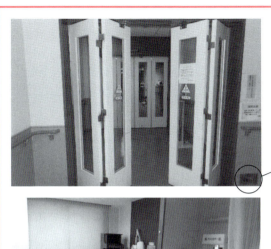
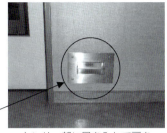

センサー部に足を入れて扉を開ける.

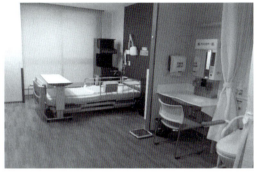

図 2-1-7 クリーンエリア扉とクリーンルーム（個室）
上：扉と扉の開閉センサー，下：クリーンルーム内

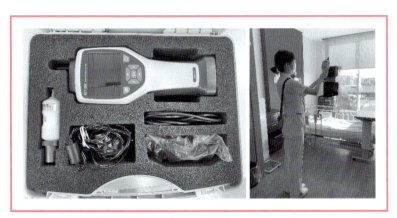

図 2-1-8 空気清浄度測定器（左）と測定中のようす（右）

ており，同種および自家移植や白血病の寛解導入療法を優先的に使用している．また移植を受ける患者は臥床状態が長時間になることもあるため，マットレスには体圧分散寝具を導入している．

　週に1回，病室内の空気清浄度測定を実施し，空調が適切に作動しているかをチェックしている（**図2-1-8，表2-1-4**）．病室内に人が3名以上侵入すると，急激に粉塵量が増えていることが確認できるため，1回に患者以外2名までの入室と制限している．清掃や

表 2-1-4　空気清浄度測定値実績記入例（BCR 測定値）

区分	315 号室	316 号室	317 号室	318 号室	319 号室	320 号室
12月6日	9,195	50,000	39,473	22,058	8,196	2,500
	6,896	11,666	23,684	10,294	6,557	2,500
	4,597	5,000	6,578	2,941	4,918	1,500
ISO	ISO クラス 7（粒経 0.5 μm が 352,000 未満） 無菌室治療加算 2					

シーツ交換などの粉塵が舞うような場合は，あらかじめ空調強度を Low → Mid → Hi へ変更している．

8 中心静脈カテーテル管理

移植に際しては中心静脈カテーテル（CVC）の挿入が必要となる．当院ではほとんどの治療で末梢挿入型中心静脈カテーテル（PICC）を用いているが（図 2-1-9），移植では長期留置が必要で血管炎のリスクが高いこと，2 本以上のルートが必要になる場合が多いことから，PICC ではなく従来の CVC を使用している（図 2-1-10）．挿入部位として原則的に内頸静脈が選択されている．CVC 管理が不十分であると，カテーテル関連血流感染（CRBSI）を引き起こす可能性があるため，厳重な管理が必要である．当院では通常透明な半透過性フィルムドレッシング材を使用し，7 日間に 1 回の交換を行う（図 2-1-10）．皮膚トラブルに応じて，滅菌ドレッシング材の場合は 2 日ごとの交換を行う（図 2-1-11）．重度の皮膚障害や刺入部の異常がみられたりする場合は皮膚・排泄ケア認定看護師（WOC）に相談し，皮膚保護材や固定方法の検討を行う（図 2-1-12）．毎日の観察とドレッシング材の上からの触診を行い，発赤や出血，刺入部の異常，ドレッシング材が剥がれそうな際は，随時消毒しドレッシング材を交換する．

当院では電子カルテの経過表に以下の点を記入し，日々の継続した観察と記録を行っている．

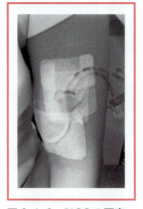

図 2-1-9　PICC の固定

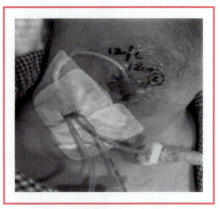

図 2-1-10　皮膚トラブルがみられない場合の固定

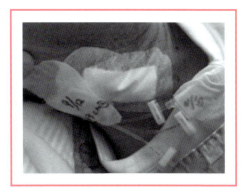 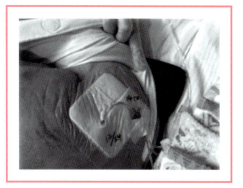

図 2-1-11　出血がある場合の固定　　　　図 2-1-12　皮膚トラブルがある場合の固定

- CVC挿入中の有無
- 発赤，腫脹，圧痛，熱感の有無
- ドレッシング材の種類
- 挿入状況（挿入の長さ，縫合数）
- 消毒と保護材交換の有無

　移植患者では，化学療法や放射線治療により皮膚が脆弱化していることが多い．皮膚が脆弱な状態であれば，ノンアルコール性保護被膜形成剤などを塗布した上に保護材を貼付する．また，GVHDの皮膚症状によりドレッシング材自体が貼付できない患者もいる．その際は，ドレッシング材や固定テープが直接皮膚に触れないようにする．ただし，直接皮膚にドレッシング材やテープを貼用する場合と異なり，カテーテルの固定がむずかしいため，抜去しないように頻回な観察と固定の工夫が必要である．

9　輸液ルート

　一般的に，閉鎖式カテーテルアクセスシステムは，開放式システムに比べてカテーテル由来の血流感染症が少ないことから，当院では移植の際に側管部分の死腔が少ない閉鎖式システムを使用している．輸液管理は長期におよびトラブルが起こりやすい部分でもあるため，カテーテル感染や患者の動線を配慮したルートの長さや固定方法，交換時期を検討する必要がある．抗がん薬投与は各施設で決められた抗がん薬用ルートを使用するが，当院ではCSTD（閉鎖式薬物移送）システムの抗がん薬ルートを使用している．

B. 前処置期

1　前処置の準備と実際

　当院では，前処置開始と同時に1日2回の体重測定，24時間の尿量測定，1日4回のバイタルサイン測定を患者自身に行ってもらう．自己検温は，医療スタッフとの直接的な接触を最小限にして感染リスクを減らすことや，退院後の体調管理のため入院時からセルフモ

ニタリングすることを目的として実施している．移植前オリエンテーションで患者に必要性を説明し事前練習を行い，実際に実施できているかを確認しながら維持できるようサポートしていく．患者と看護師が一緒に状態を確認すると同時に，患者が行動を習慣化することで，患者自身でできなくなったときや記入間違いなどが増えるときなど，行動変容が生じた場合に患者の異常を早期発見することにもつながる．

2 面会制限と食事制限

a. 面会制限

　移植患者は白血球減少に加えて免疫抑制薬も投与されるため，外部との接触（面会）をすることで感染リスクが上がることを十分理解してもらう必要がある．移植患者は治療に対する不安をもちながら，長期的な個室管理での制限がかかることで，さらにストレスを感じることが多い．看護師には患者家族の不安を理解するとともに，一方的に制限するのではなく，それぞれの思いを聞きながら柔軟に対応していくことが求められる．

　当院では中学生以上で1度に2人までの入室としているが，感染症の流行状況次第では面会制限を強化している．とくにCOVID-19が流行した2020年以降の長期間にわたる全面的な面会禁止では，看護師と家族とのかかわりが減ったため，荷物の受け渡し時などに家族に患者の現状を伝え，受けもち看護師が家族と積極的にかかわるようにしている．また，Wi-Fi環境を整え，リモートシステム面会を行う工夫もしている．

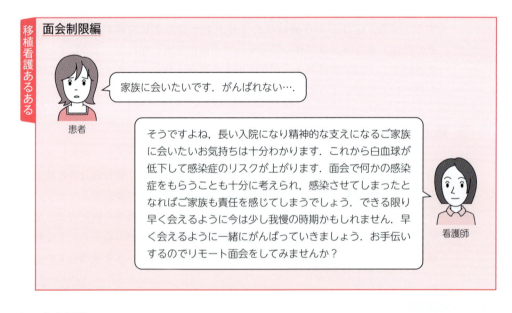

b. 食事制限

　移植患者は前処置の影響で，悪心・嘔吐，口内炎，味覚障害の出現により食事摂取が困難となることが多い．また前処置開始後は，無菌食・生物禁止食となり摂取できるものが限られる．そのため治療前からパンフレットを活用し，摂取できる食事について説明をしておく必要がある．口腔内の状態，嚥下状態，嗜好に合わせて，管理栄養士と相談し，栄養サポートチーム（NST）と共にカンファレンスを行い，多職種で栄養状態の評価を行

い調整していく.

移植看護あるある　味覚異常編

患者：味覚が変わって食事が入らないので,食べなくてもいいですか？

看護師：しばらく味覚異常は続きますが,長期間まったく食事をしないと口腔内や消化器の機能が落ち,免疫力の低下にもつながります.味覚の回復にも口から食べることが一番と言われています.たくさん食べることやバランスは考えず,毎食ひと口でもいいので口にしていきましょう.管理栄養士にも相談できますよ.

移植看護あるある　食事制限編

患者：病院食が摂取できないので家族に差し入れをもってきてもらってもいいですか？

看護師：生着するまでは無菌食となるので,病院食を摂取していただくのがよいですが,内容によっては摂取できます.もち込みされる前に確認したいので一度相談してください.

3　セルフケア維持へのかかわり

　前処置開始後から倦怠感や嘔気,下痢などの症状が出現し,自分でできることが少しずつ減ってくる.しかし,ベッド上で寝たきりとなることや感染予防行動ができなくなることは,移植後の経過を悪化させる.肺炎予防のためになるべく座る時間をつくる,筋力低下を少しでも防ぐためトイレ移動やリハビリテーションを行ってもらう,感染を悪化させないために口腔ケア・清潔ケアを継続する,など日々の努力を1つずつ積み重ねる必要がある.症状緩和を行いながらもできるだけセルフケア維持に努めることで,患者は体調変化に自分で気づいて医療者へ早期に訴えることができ,看護師は患者と共に記録を確認することで早期発見やコミュニケーションツールとなる効果が期待できる.また,セルフケアの徹底は退院後の体調管理にも好影響を与える.

4 移植に伴う定期検査

a. 採血
前処置の副作用による腎機能や肝機能の悪化，骨髄抑制による感染などに注意する必要があり，定期的に採血を実施して異常を早期発見する．

b. 便培養と咽頭培養
施設によって異なるだろうが，当院では耐性菌の早期検出のため，明らかな症状がなくても週に1回，便培養と咽頭培養を採取している．

c. 血液培養
前処置開始後37.5℃以上の（初回）発熱時には血液培養を採取し感染症状の有無を確認する．看護師は，発熱の時期や原因，随伴症状などを総合的にアセスメントし，主治医と相談して必要なタイミングを逃さないようにするべきである．

5 免疫抑制薬

標準的にはカルシニューリン阻害薬（シクロスポリン，タクロリムス）とメトトレキサート（MTX）が併用される．多くの例で移植前日からカルシニューリン阻害薬の点滴投与が開始される．種々の薬剤により血中濃度が変動するほか，グレープフルーツなどの柑橘類の摂取により血中濃度が上昇するため注意する．定期的に免疫抑制薬の血中濃度を測定し，副作用症状に注意して観察を行っていく．

移植看護あるある　前処置の免疫抑制薬編

若手看護師：移植後シクロホスファミド（PTCY）を使ったハプロ移植は，他の移植と違ってなぜ免疫抑制薬（タクロリムス）は移植前日からではないのですか？

先輩看護師：PTCYではドナーさんのリンパ球が暴れてから，その暴れているリンパ球を抗がん薬（シクロホスファミド）でやっつけます．すぐに免疫抑制薬を使用するとリンパ球が暴れられないから，かえってPTCYの効果を減らしてしまう可能性があるからです．

C. 移植当日（造血幹細胞の輸注）

1 移植の種類と輸注方法

移植ソースやドナーと患者の血液型の違いによって，輸注量や輸注方法が異なる．**表2-1-5**に移植の種類とそれぞれの輸注の流れを示す．

表 2-1-5　移植の種類と輸注の流れ

移植の種類	骨髄移植	末梢血幹細胞移植	臍帯血移植
ドナーの採取方法	ドナーは手術室で全身麻酔下で両側後腸骨稜より採取	ドナーは透析室で，肘静脈または，鼠径静脈より末梢血中に存在する造血幹細胞を採取	分娩後の胎盤・臍帯に残った胎児由来の血液（臍帯血）に含まれる造血幹細胞が臍帯血バンクに保存され，臍帯血バンクより搬送される
輸液量	A）ドナーと血液型が一致している場合：1,000 mL 前後 B）ドナーと血液型が不一致の場合：赤血球除去に加え血漿も除去したもの 200 mL 前後	50〜200 mL 血液成分分離装置にかけて，血球除去した造血幹細胞を使用する ・赤血球は少量しか含まれておらず，ドナーと患者の血液型の不一致は問題にならない	20〜40 mL 輸注する臍帯血の量が少ないためドナーと患者の血液型の不一致は問題にならない
準備	物品：幹細胞液，輸血用ルート（臍帯血：50 mL シリンジ） 生食 50 mL ボトル，生食フラッシュ用シリンジ，ヒドロコルチゾン，血圧計，SpO$_2$ モニター，体温計 必要時：ハプトグロビン，水槽 ●凍結保存してある場合は 37℃の水槽で解凍する ●細胞液バッグに輸血用ルートを接続する．臍帯血は 50 mL シリンジで吸引する		
前投薬	①輸注予定時間と前投薬を使用することを患者へ伝えておく ・ハプトグロビンの医師指示がある場合は移植の 1 時間前に投与開始しておく ハプトグロビン：血液型の異なる移植や，凍結保存された幹細胞の移植，輸注量の多い骨髄移植では赤血球の溶血が起こりやすいので，ヘモグロビン遊離による腎障害を避けるために予防投与する場合がある ②輸注前に体温，脈拍，血圧，呼吸，SpO$_2$ をチェックして，全身状態の観察を行い，SpO$_2$ モニターを装着し，輸注後の状態変化を的確に判断できるようにする ③医師が，メインルート側管のコネクター部分をアルコール消毒後，輸注する直前にヒドロコルチゾン（ソルコーテフ®）を投与 100 mg を静注する ヒドロコルチゾン：輸注時に一過性の発熱を生じることがあるので，輸注直前にヒドロコルチゾンの投与を行う		
投与方法	④輸血用ルートを接続し，医師の指示した投与速度に合わせる ⑤幹細胞液投与終了後は，生理食塩水 50 mL ボトルにつなぎ変え細胞を流す ⑥輸注した幹細胞液の容量が多い場合は，循環の負担とならないように主治医の指示に応じて輸液量を調整する		④医師が病室で 50 mL シリンジで側管から投与 ※輸注中の観察を行う ⑤幹細胞液投与終了後は，生理食塩水をフラッシュ
輸注時間	A）4〜5 時間 B）1〜2 時間	30 分〜2 時間	5〜10 分
※輸注中の観察	・幹細胞輸注時は必ず医師と看護師が付き添い，患者に非溶血性急性反応（発熱，じん麻疹，アナフィラキシー反応，呼吸困難，血圧低下），肺塞栓による酸素化低下などの症状が出現しないか注意しバイタルサインのチェックを行う ・患者へも非溶血性急性反応の症状について説明を行い，症状出現時には，すぐに知らせるように伝える ・他施設で採取した場合は，骨髄液の到着時刻によって夜間に輸注が終了することもあるため，サポート体制や医師指示を確認しておく		
輸注後	⑦翌日のメトトレキサートの投与時間を主治医に確認しておく ⑧患者に輸血をする際の，血液型変更の指示が表示されているか確認する		

2 輸注後の有害事象に対するアセスメントと対応

　わが国から報告された同種移植844例の移植輸注時の有害事象を**表2-1-6**に示す[1]．もっとも頻度が高い有害事象は高血圧で，骨髄移植では1,000 mLを超えるグラフト（移植する細胞液）の容量が大きな原因となっている．グラフト中の好中球や，凍結保存時に用いる保存液（DMSO）も高血圧の原因とされている．3番目に多い異臭はDMSOが原因となるため，凍結保存を行わない骨髄移植ではほとんど認められない．この異臭を「磯の香り」「のりの佃煮」と表現する患者が多い．重篤にはならないが，あらかじめ伝えておかなければ驚きやおびえにつながる．顔面紅潮もDMSOが1つの原因になるが，DMSOを用いている臍帯血では少ないためドナー血漿成分に対する反応もあると思われる．

　表2-1-7は**表2-1-6**のうち重篤（グレード3以上）な有害事象の数である[1]．90%以上が高血圧であり，輸注速度の減速や降圧薬，利尿薬など適切な対応を要する．低酸素血症は，容量負荷による心不全とアレルギー反応が混在している可能性がある．骨髄移植では利尿薬を，その他の移植ではヒドロコルチゾンなどステロイドの投与を検討する．1%未満とまれではあるが，アナフィラキシーショックや喉頭浮腫など致命的なアレルギー反応

表2-1-6　移植輸注時の有害事象

有害事象の種別	末梢血幹細胞移植（%）（n＝280）	骨髄移植（%）（n＝332）	臍帯血移植（%）（n＝232）
高血圧	19.9	39.9	17.9
嘔気/嘔吐	12.3	7.9	3.7
異臭	10.8	0.6	13.1
アレルギー反応	6.6	3.9	1.8
低酸素血症	6.6	3.4	2.8
発熱	5.1	1.6	0.9
顔面紅潮	4.7	5.4	0.9
ヘモグロビン尿	3.9	1.8	0.9
肝機能障害	2.9	2.4	0.4
徐脈	1.8	3.4	4.5
腎機能障害	1.0	1.2	0.9
不整脈	0.4	1.8	1.8

表2-1-7　移植輸注時の重篤な有害事象*

有害事象の種別	末梢血幹細胞移植（凍結保存あり，n＝204）	末梢血幹細胞移植（凍結保存なし，n＝76）	骨髄移植（n＝332）	臍帯血移植（n＝232）	合計（n＝844）
嘔気	0	0	0	0	0
アレルギー反応	0	0	0	1	1
低酸素血症	1	0	1	1	3
高血圧	14	6	63	15	98
低血圧	1	1	0	1	3
徐脈	0	0	0	0	0
急性腎障害	0	1	0	0	1
喉頭浮腫	0	0	0	1	1
胸水	0	0	1	0	1
合計	16	8	65	19	108

*重篤な有害事象：グレード3以上の有害事象

を併発することもある．アドレナリン（ボスミン®）投与やステロイド，気管内挿管など緊急対応が可能な状態で輸注を行うべきである．

③ メトトレキサート（MTX）投与確認，血液型変更の確認

a. MTXの投与確認

　GVHD予防のため移植翌日にMTXを投与する場合，当院では輸注から24時間以上あけて投与している．MTX投与の有無を確認し，投与する場合はその投与時間を主治医に確認する．

b. 血液型変更の確認

　患者とドナーのABO式血液型が異なる場合は，赤血球と血小板・血漿製剤の輸血血液型を確認しておく必要がある（詳細は「第1章9.輸血」を参照）．

D. 骨髄抑制期〜生着期

① 発熱時の対応

　発熱は移植の経過中，もっとも頻度が高く重篤化のリスクが高い症状である．前処置薬の中では抗胸腺細胞グロブリン（ATG，サイモグロブリン®）が多くの症例で発熱し，シタラビン（Ara-C）も発熱をきたしやすい薬剤である．

　感染は全経過を通してもっとも注意すべき発熱の原因である．血球減少期の発熱は，数時間抗菌薬の投与開始が遅れると致命的になる場合もあるため，夜間・休日にかかわらず早急な対応を要する．主治医は日々薬剤の調整を行うが，どれほど経験豊富な医師であってもすべての移植経過を予見することはできない．すでに出されている発熱時の指示が患者の現状に合っていないと感じた場合には，盲目的に指示に従うだけでなく直接主治医に報告・確認することを検討する．血液専門医が当直として常駐していない施設で，外線まで用いて夜中に主治医に連絡するかを判断することは，若手看護師にとってむずかしいだろう．しかし後手に回ると取り返しがつかないため，先輩看護師がサポートしながら，主治医と「いつでも電話ができる」関係性を構築できるよう病棟全体で意識を共有できるとよい．

　血球回復期に免疫反応として発熱することが多い（生着症候群）．臍帯血移植では，多くの例で移植後10日〜2週間後頃に発熱する（生着前免疫反応）．近年増加している移植後シクロホスファミド（PTCY：エンドキサン®）を用いたHLA半合致移植（ハプロ移植）では，移植翌日頃から発熱する．これらの発熱は感染症ではなく免疫の反応だが，実臨床では感染症との区別がつかない．当院では血液培養，CTなどで可能な限り感染症との鑑別を行いながら，感染症としての治療を行いつつ主治医が必要に応じてステロイドの投与を判断している（詳細は「第3章3.GVHD以外の早期免疫反応（生着症候群など）」を参照）．

② 清潔の保持

　前処置によって皮膚の再生に必要な基底細胞や皮脂膜の機能が障害され，薄く乾燥し脆弱な状態となり，皮膚表面は剥落した表皮や汗，垢が混在し細菌や真菌が増殖しやすい状

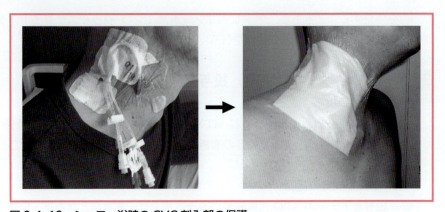

図 2-1-13 シャワー浴時の CVC 刺入部の保護
CVC 刺入部はシャワー浴時はガーゼと防水テープで保護をする.

況になる．皮膚と皮膚が重なる部位，腋下・鼠径部・陰部・手足の指の間などがとくに汚染しやすい部分である．清潔保持のためには，可能な限り毎日シャワー浴を行うことが望ましいが，転倒による出血などシャワー浴自体にもリスクがあることを認識し，浴室での体勢など十分な患者指導を行う．当院では血小板が 1 万/μL 以下でも血小板輸血の後にシャワー浴をしてもらい，発熱時は解熱薬を使用し解熱したタイミングでシャワー浴を行うなど，できる限りシャワー浴を行えるよう援助している．シャワー浴時は図 2-1-13 のように CVC 刺入部をガーゼと防水テープで保護をする．

　シャワー浴が困難な場合は，清拭や足浴・洗髪などの部分浴を行い，全身の皮膚の状態を把握しながら清潔保持に努める．また，陰部・肛門も口腔内と同様に細菌が繁殖しやすい粘膜であり，重篤な感染症を引き起こす可能性がある．そのため，毎日シャワー浴が実施できない場合でも，陰部・肛門の清潔保持の必要性を説明し，排便後には温水洗浄便座で洗浄するよう指導する．あらかじめ陰部の傷や痔核の有無を観察し，適宜，陰部・肛門の皮膚トラブルがないか問診・観察をおこたらない．

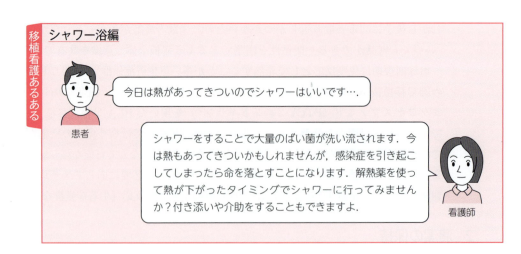

3 口腔ケア

　口腔内は栄養・湿度・温度が細菌の増えやすい環境となっているため，十分な口腔ケアを行うことは重要で，口腔内の感染のみならず肺炎の予防にもつながる．口腔ケアについては，移植前からの患者指導と口腔ケアの習慣づけが重要であり，当院では移植前に歯科受診を行い，スクリーニング，口腔ケアの指導を受ける（詳細は「第4章1.口腔有害事象」を参照）．

4 内服管理

　当院では「内服管理アセスメントシート」を用いて，認知機能，内服意欲，内服薬の知識などを評価し，内服を自己管理とするか看護師管理とするかを決定している．移植前から積極的に自己管理できるように支援し，内服方法の工夫を自ら見い出すサポートを行いながら，退院後に確実な内服管理ができるよう継続的な指導を心がけている．

　移植患者は嘔気や口腔粘膜障害により内服が困難になることも多い．しかし感染症や肝合併症の予防薬，免疫抑制薬など，内服薬は患者にとって重要である．移植治療前より内服薬の重要性について患者，主治医，看護師の意思統一を図りながら，以下の内容を説明している．

① 薬剤の種類によっては注射や点滴に変更できないため，前処置によって粘膜障害が出現した場合も，できるだけ内服薬の服用を継続することで生存率が向上する．

② 薬剤の血中濃度などの関係で，ある程度決められた時間帯に服用する内服薬もある．その時間に内服が困難な場合は，必ず医療者へ伝える．

　各薬剤の効能・効果を十分に説明し，制吐薬や鎮痛薬によって症状コントロールを試みながら，できる限り患者の服薬アドヒアランスを上げる．少量であれば内服可能という場合は内服の優先順位をつけるなど，主治医と相談しながら実行可能な対応を模索する．また，錠剤やカプセルの嚥下がむずかしい場合は，薬剤師により細粒・粉砕・分割などの対応を行っている（詳細は「第6章移植看護におけるチーム医療」を参照）．

5 リハビリテーション

　移植では悪心・嘔吐，倦怠感，発熱など苦痛の大きい症状や，クリーンルームの使用による活動制限のため，たとえ若年者でも筋力・体力の維持が困難で日常生活活動（ADL）が低下する．60〜70歳代の移植が増加する中で，移植患者が自ら筋力・体力を保持する努力を継続することは退院後の生活の生活の質（QOL）の維持・向上を目指すために必要不可欠である．移植治療の中でリハビリテーションへの意欲をもち続けることは容易ではなく，移植前から患者にその重要性を十分に説明しておく必要がある．一方で，血球減少時期は発熱や貧血症状などから思わぬ場面でふらつくことが多く，転倒予防も重要となる．

　当院では，移植全例に対するリハビリテーション介入が困難なため，理学療法士も参加する週1回の多職種合同カンファレンスで介入が必要な患者をピックアップし，症例によっては前処置開始からリハビリテーションを開始している．その他の患者では，ADLに応じて可能な筋力維持の方法を理学療法士に聞きながら，看護師を中心としてベッドサイドでのリハビリテーションや，クリーンエリア内の廊下歩行をうながしている（図2-1-14）．

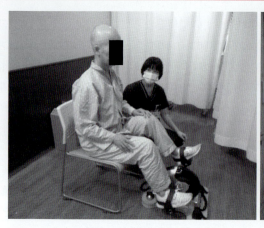
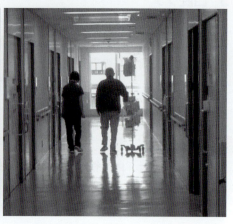

図 2-1-14　リハビリテーション場面

表 2-1-8　移植の種類による食事管理

同種移植	自家移植
・前処置開始と同時に「クリーン食」へ変更する．病院食へ付属しているお茶は禁止している． ・免疫抑制薬投与開始と同時に柑橘類（グレープフルーツ，はっさく，スウィーティー）を禁止とする． ・生着が確認されたら「クリーン食」から「常食」へ変更する．	前処置開始と同時に「クリーン食」へ変更する．

6 栄養管理

　移植では前処置による悪心・嘔吐，粘膜障害による嚥下困難や味覚障害，GVHDによる消化管症状など，食事摂取に支障をきたす状況が続く．その中でも可能な限り経口摂取を継続しながら適切な栄養管理を行うことは，ADL維持や消化管感染の予防，退院後のQOL向上につながると考えられる．また，近年では腸内細菌叢とGVHDの関連性を示唆する研究も報告されている．移植で積極的に経鼻経管栄養を行う施設もあるが，患者の苦痛やチューブ挿入時の出血リスクなどから，当院では経口摂取困難な場合は中心静脈栄養（TPN）に頼らざるをえないのが現状である．

a. 無菌食（クリーン食）

　食品中の微生物は健康な人にとって問題にならないが，移植患者にとっては感染症の原因となることがある．そのため血球減少期に無菌食（当院では「クリーン食」の名称）を提供している施設は多いと思われる．実際には厚生労働省「大量調理施設衛生管理マニュアル」に従った食品が提供されていれば，移植に際して必ずしも特殊な食事を提供する必要はない．一方で，無菌食に変更することで患者のみならず看護師，管理栄養士が「特別な対応をすべき治療」という認識を共有できるため，病院の状況に応じて対応をすればよいと考えられる．当院では**表 2-1-8**のような対応を行っている．

b. 補食について

　栄養と安全性を考えると病院食が望ましいが，やむをえず病院食以外での補食を検討す

るときは主治医へ確認する．ただし，刺激物や油脂を多く含む製品は控える．好中球が増加し，消化管 GVHD が落ち着いていれば普通食（常食）になるが，移植後早期や免疫抑制薬内服中（少なくとも移植後約 1 年間）は刺身・生肉・生水は禁止して食中毒や感染症に注意を払うよう指導する．

> **看護 POINT !** クリーンルームの食事・栄養管理
>
> - 患者の栄養状態・身体症状をアセスメントし，できるだけ経口摂取をうながす．
> - 経口摂取が必要な理由・メリットを患者へ説明する．
> - 管理栄養士による栄養介入を行う．

移植看護あるある　栄養編

患者：点滴しているから，何も食べなくても大丈夫ですよね？

看護師：食事を摂らないと，腸管が働かなくていいと判断し，弱ってしまいます．そして弱った腸管から菌が血中へ入ってしまいます．全身の免疫力低下を予防するために，少しでもいいので食事を摂るようにしましょう．食事の量や栄養バランスを気にするのではなく，ゼリーひと口からでも OK ですよ．

7 転倒予防・外傷予防

　移植の際に病室での転倒を完全に予防することはむずかしく，当院でも転倒後の脳出血を経験している．厳密には脳出血が転倒につながったか，転倒時の頭部打撲により脳出血を起こしたかは区別できないが，転倒後の CT で脳出血を認めた場合，患者の生命に直結するとともに担当看護師は大きな心の傷を負いかねない．患者ひとり一人の状況を観察しながら日々できる対応を行っている．

　一般的な転倒リスク評価では移植患者での転倒を予測するには不十分であり，発熱や貧血，出血傾向などの症状を個別に評価しながら，実際の歩行状況の確認を行う．歩行に不安がある場合は，主治医と相談しながら積極的に理学療法士による筋力評価やリハビリテーションを依頼する．

　入院時，病棟で作成した転倒パンフレット（**図 2-1-15**）や転倒予防啓発ポスター（**図 2-1-16**）を用いて転倒の危険やナースコール指導を行う．それでも患者のナースコールの協力が得られない場合は，カンファレンスにて離床センサーの検討を行う．必要に応じてトイレとベッドの位置を近づける，緩衝マット（**図 2-1-17**）を使用するなど環境づく

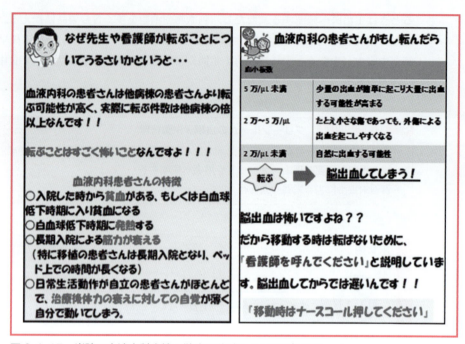

図 2-1-15　当院の血液内科病棟で独自に作成した転倒パンフレット

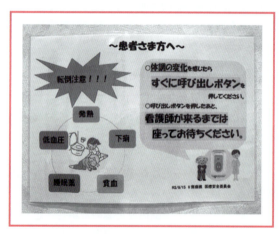

図 2-1-16　当院のトイレに掲示してある転倒予防啓発ポスター

りを行う．転倒の要因に，履物によるものもあるため，患者のサイズに合ったスリッパ（図 1-2-17）の使用なども指導する．

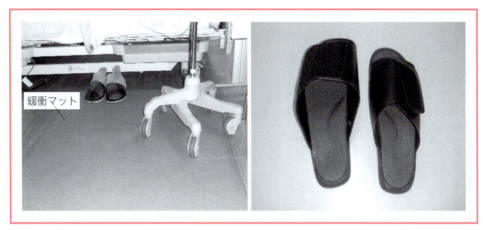

図 2-1-17　緩衝マット（左）と下肢に合わせてサイズ調整可能なスリッパ（右）

E. 回復期

1 クリーンルーム管理の解除の基準と対応

　移植は一般的に個室のクリーンルームで行われる．当院には個室のクリーンルームが15床と大部屋（4人部屋）のクリーンルームが4部屋があり，患者の状況に合わせてベッド調整を行っている（図2-1-18）．

　当院では個室クリーンルームでの管理が解除となる基準は，生着日（好中球500/μL以上の日が3日連続で続いた日の初日）以降と定めている．個室管理は患者にプライベート空間の安心感を与える半面，精神的ストレスや活動性の低下などのデメリットももたらすため，生着後のできるだけ早い時期に大部屋のクリーンルームに移動している．大部屋に移動することで周囲とのかかわりが増えて前向きな気持ちになりやすく，トイレへの移動距離が増えるためADL回復が早まる．大部屋への移動後も当面は易感染状態が続き，急性GVHDに対してステロイドが投与されるとさらに重篤な感染症になりやすい．多剤耐性菌やウイルス性感染症などの他患者との同室を避けるなど，十分な感染予防は継続するように注意する．

2 ADL拡大とセルフケアの向上

　回復期の患者では多くの例で筋力低下がみられるため，筋力を回復させるような援助を行わなければならない．患者の自立心や闘病意欲を向上させ，患者自身が積極的にADL拡大に向けたリハビリテーションを行えるようにする必要がある．合併症によって患者の闘病意欲が低下しADL拡大が進まないときは，大部屋への移動が次のステップへつながる契機となる場合もある．目標を達成できたことを患者や家族と共に喜び，さらに次のステップへつながるような援助を行うことが大切である．

　大部屋に移ったときの問題の1つとして，トイレへの移動がある．TPNなどの持続点滴の影響で頻尿となるため，今まで病室内にあったトイレが近くにないということは，筋

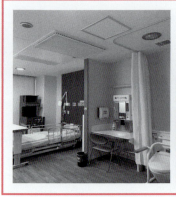
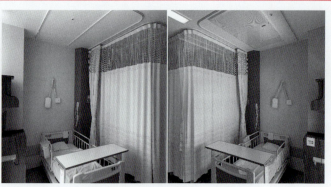

図 2-1-18　クリーンルーム
左：個室，右：4人部屋

力・体力が低下している患者にとって苦痛が大きい．そのため，個室管理時以上に転倒予防に努め，車椅子を使用したり，付き添い歩行をしたりするなど，状況に応じて援助をしながら安全に ADL の拡大を図る．いずれにせよ，個々の患者の全身状態や精神状態をふまえ，常に状況が前進するだけではなく，ときには後退することもありうることを念頭におき，あせる必要のないことを十分理解してもらいながら看護を行う．

3 経口摂取の促進

　移植の経過中，少量でも経口摂取を維持できるようにかかわることが重要である．やむをえず絶食となり食事を再開する場合には，食べることや吐くことへの不安に対する配慮が必要である．たとえば，「早く普通の食事が食べたい」という訴えがある患者に対して，はじめから常食を普通量で提供するのは必ずしも適切ではない．まずは体調や味覚の状態に合った食事について十分にアセスメントし，流動食や低残渣食，半分量メニューなどからの開始を検討する．患者が「食べられた」という達成感や自信をもてるように，段階的に進めていくことで，かえって食事摂取量が回復しやすい場合も多い．当院では，一般的な化学療法食の「ひまわり食」のほかに，「すずらん食」「ハーフ食」が選択可能となっており，移植患者にとくに好評な食種である．

　当院では嘔気，口内炎，味覚障害などの患者の症状に応じて管理栄養士が介入し食事変更を行うことができる．患者の食べられそうなものを管理栄養士と共に考えることで食事への精神的負担を軽減し，「食べられるものをみつけた」という達成感を得られるよう支援している（詳細は「第6章2.C. 管理栄養士」を参照）．

　経口摂取が増えない場合，「食欲がない」「おなかが痛くなるような気がして怖い」「おいしくない」「急にごはんなんか食べられない」など，患者が抱いている気持ちはさまざまである．患者の声に耳を傾け，何がブレーキになっているのかを見つけることが解決への第一歩となる．

a. すずらん食（図 2-1-19）

　口内炎・咽頭痛，開口障害，嘔気などの症状が現れた場合に適応する食事．全体量や固

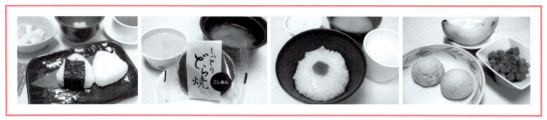

図 2-1-19 すずらん食

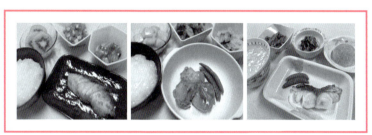

図 2-1-20 ハーフ食

形物が少なく刺激のない口当たりのよい物が多い，生もの禁止の対応も可能．

b. ハーフ食（図 2-1-20）

軟菜食を 2/3～1/2 量に減らした食種．

主食：米飯・軟飯・粥，うどん・そうめん（温冷），食パンから選択

副食：ごぼうやレンコン，イカやタコなど硬いものを除いて提供

移植看護あるある　持続する嘔気編

若手看護師：患者さんに「食べたいのに食べられない…吐くのが怖い」と言われて返事に困りました．

先輩看護師：食前に制吐薬を使用してみることや，食べ物のにおいが吐き気を助長させてしまうのであれば，冷たい食事（そうめんや冷やしうどん）へ変更をしてみるなど，食事のコツについて患者さんに説明してあげましょう．無理はせず，食べられそうなタイミングでひと口でも食べることが回復へつながることを伝えてあげましょう．

> **移植看護あるある**
>
> **食欲不振患者への説明編**
>
>
> 若手看護師
>
> 少しでも口から食べることの重要性やコツなどを，つらい状況の患者さんにどうやって説明したらいいのか悩みます．
>
> 食事問題はよくあるけれど簡単なことではないですね．まずは患者さんのつらい気持ちを受け止めましょう．つらいときに食事について言われても受け入れられないことがあるので，移植前から患者さんに経口摂取のことについてよく話し合っておくのがいいでしょう．食事量や栄養バランスは重要視しないでもよいこと，ひと口食べるだけでもいいことから伝えてみるといいですよ．
>
>
> 先輩看護師

4 免疫反応と急性 GVHD のアセスメント

　GVHD は，ドナーのリンパ球が患者の体を他人と認識し攻撃することで起こる．移植100 日以内に出現する急性 GVHD では，皮膚症状（皮疹）・消化器症状（下痢）・肝機能障害に注意が必要である．

　皮膚症状としては手掌や足底の発赤からはじまることが多く，ひりつきや熱感といった症状が出現する．重症化して水疱形成すると緊急事態である．1 日を通して患者の皮膚観察を小まめに行い，皮疹が出現や拡大した場合は医師へ報告する．担当看護師が日々替わっても経過がわかりやすいように写真を撮るなどの工夫もよい．

　消化器症状としては，水様便や血液まじりの下痢，悪心・嘔吐を伴うことがある．排便の性状，回数を患者自身にも観察してもらい，量が増える場合は便量測定を行う．急性GVHD 治療ではステロイド投与のタイミングがきわめて重要であり，看護師の観察と報告がきわめて重要になる（詳細は「第 3 章 2. 急性 GVHD，3. GVHD 以外の早期免疫反応（生着症候群など）」を参照）．

5 免疫抑制薬の管理（点滴から内服へ）

　退院を目指すにあたり，免疫抑制薬の内服への移行は大きな目標の 1 つである．免疫抑制薬の投与量が安定し，食事や飲水が十分にできるようになれば点滴から内服へ変更を行っていく．GVHD を予防し重症化させないためにも免疫抑制薬の管理は重要であり，自宅でも投与量や内服時間を守ってもらう必要がある．免疫抑制薬の血中濃度が安定するまでは投与量が状態に合わせて変更となり，その際に飲み間違える危険性が高いので，看護師が内服管理をする．免疫抑制薬の血中濃度が安定してきたら自己管理へと移行し，自宅でも継続して内服できるよう患者指導を行っている．

> **移植看護あるある　回復期編**
>
>
> 若手看護師：患者さんから「せっかく白血球が増えたのに，今度は免疫抑制薬の量が増えたり，下痢がまた出てきたり，思うように食事が摂れなくて退院が本当にできるのか不安．前に進んでいるのかもわからなくてつらい」と泣きながら言われました．なんと励ましたらよかったでしょうか．
>
>
> 先輩看護師：これまでの治療と違って，白血球が増えてもなかなか体調がよくならないから，患者さんはとくに不安やストレスを感じることが多くなります．ささいなことで一喜一憂してみたり，気分の浮き沈みがあったりすることは決しておかしなことではないことを伝えてあげましょう．今患者さんができていること，がんばっていることを認めて，退院のために，今できそうな目標設定を一緒に行い，退院に向けた生活支援を行いましょう．決して病気自体がわるくなっているわけではないことを伝えると，安心される方も多いですよ．

6 退院前オリエンテーション

　当院では，免疫抑制薬が点滴から内服へ移行したタイミングで，退院パンフレットを用いて受けもち看護師から患者・家族へ退院前オリエンテーションを行っている．患者ごとに理解力や問題点，サポート体制が異なるため，移植後の状態に合わせてタイミングや方法を検討し，個別性のあるオリエンテーション計画を立てる必要がある．退院したら移植看護は終わりではなく，年単位での患者を見据える必要がある．看護師は，移植患者のセルフケアが不足した状態で退院することのリスクを十分に理解しておかなければならない（詳細は「第5章退院支援，LTFU外来」を参照）．

文　献

1) Ikeda K et al：Adverse events associated with infusion of hematopoietic stem cell products：a prospective and multicenter surveillance study. Transfus Med Rev **32**(3)：186-194, 2018
2) 日本造血・免疫細胞療法学会（編）：造血細胞移植看護基礎テキスト，p.110-113，南江堂，2021

2 移植過程における精神的な看護ケア

A. 時期別の心理的変化と問題点

　　移植では，合併症により致命的な状況に陥る可能性があるという説明を受けながらも，患者・家族で移植の意思を決定しなければならない．さらに，移植後はさまざまな身体的負担から精神的に不安定になりやすく，看護師は時期別の心理的変化と問題点を理解してかかわることが重要となる．**表 2-2-1** は移植患者の実際の発言をもとに，移植過程における患者の心理を分析し，看護のポイントについてまとめたものである．多様にみえる移植経過の中でも多くの患者で共通した言動がみられ，日々の看護のかかわりの中で活かしうる情報と思われる．移植過程では大きな気持ちの浮き沈みがあり，そのような患者の心理的変化をジェットコースターに乗る気持ちにたとえている．また，当院では看護診断でNANDA を採用しているため，同時に考えうる看護問題例も提示している．

B. 精神的問題に対する課題と支援

　　以下に**表 2-2-1** で示した移植経過（A～F）を各時期でまとめる．

A. 移植検討期

　　移植に対する情報不足，もしくはインターネットや他患者からの情報に翻弄され，冷静に考えて意思決定できない状況が多い．看護師は患者の移植に対しての認識を確認し，正しい情報を提供していく必要がある．移植治療という未知の治療に対する患者・家族の不安を受け止め，移植時期を見据えながらスケジュールを確認して意思決定支援を進めていく必要がある．

B. 移植決定期

　　知り得た情報をもとに患者が主体となって家族と話し合ったうえで，移植の意思を決定する必要がある．ゆれ動く感情を認めながら，患者・家族がもつ情報を整理し，それぞれの問題に対し後悔が生まれないように介入していく．意思決定後は移植をする・しないにかかわらず，看護師との信頼関係を築きながら患者家族が決めたことに寄り添っていく姿勢を伝えることが有効である．

C. 移植準備期

　　移植準備期では，治療をイメージできないことで不安や恐怖が出現する．そのため患者への移植のイメージづけが必要となる．パンフレットの使用や出現しうる問題に対し，一緒に対処法を考えていく．また，移植治療を乗り越えるための目標を患者・医療者で共有することも有用である．

D. 入　院

入院時，患者は治療への覚悟と期待をもって入院してくることがある．その一方で，"自分ではどうすることもできないから，お任せするしかない"といった他人任せのような思いももち合わせている．医療者は患者の移植に対するスタンスをみきわめ，医療者主体とならないよう，患者が取るべき行動を再確認することが重要となる．

E. 前処置期

前処置期には，これから起こるかもしれないことに対し不安を抱え，緊張の日々を送ることになる．食べたり動いたりすることを控えがちになり，個室内で安静に過ごしてしまう傾向にある．今後起こりうる症状を患者へ説明し，症状緩和をしながらADLやセルフケアが低下しないよう支援していく必要がある．

F. 骨髄抑制期

骨髄抑制期では，自分の想像を超える苦痛が続くことでの無気力となり，身体的苦痛だけでなく，精神的苦痛が強くなる．看護師は症状コントロールを行いながら，患者が今できていること，看護師の介入が必要なことをプランニングしていく必要がある．個室管理となる中で"自分だけがひとりで苦しい"と感じ不安や孤独感を感じる患者も多く，精神的支援が重要となる．

G. 回復期

精神的にはもっともきびしい時期かもしれない．患者は白血球の回復に大きな期待を抱いていることが多いが，実際には回復後もさまざまな症状が持続する．そのため3歩進んで2歩下がるような感覚になり，病気がよくなっているという実感をもちにくいことが多い．目標を見い出すことがむずかしくなり，ゴールのみえない不安に直面する．看護師は患者と短期目標を立て，日々新しいことができたという達成感や，自己肯定感を上げるようなかかわりが必要となる．また，重度の抑うつ状態になることもあり，専門的分野の医療スタッフの介入も検討する．

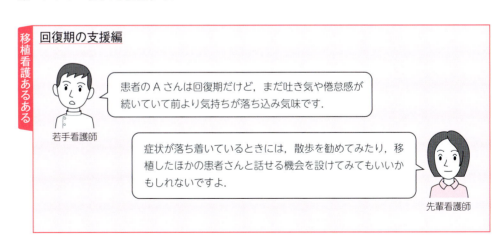

H. 退　院

退院時には，退院できる喜びと自宅療養の不安を感じる時期である．退院前に早めの退院オリエンテーションを行うことで退院後の生活のイメージをもってもらい，病院や家族

82　第2章　移植経過における看護師の役割

表 2-2-1　移植過程における患者の心理的な変化と看護

時期	A. 移植検討期	B. 移植決定期	C. 移植準備期	D. 入院	E. 前処置期
ジェットコースターにたとえると	「えっ! 私があれに乗るんですか!?」目の前に立ちはだかる巨大なジェットコースター…	「乗ったことないのに, ひとりで乗るなんて決められない」	「いざ乗ると決めたのに… いろいろ調べて想像したらやっぱりこわいよ」	この先の展開に高まる期待… 「きっと乗れる, 大丈夫だ!」 がんばろう!	
移植患者によくある言動	・耐えられる自信がない ・しないと死ぬならするしかない ・本当に移植しないとダメ? ・ドナーがいなかったらどうしよう ・入院期間や治療費は?	・家族のために死ねない. 家族にお願いされたから移植する ・いろいろ調べたらこわくなった ・やっぱり移植したほうがいい? ・移植経験者の話を聞きたいけど余計にこわい	・家や仕事の整理をしないといけない ・こわい話はあまり聞きたくない ・説明がこわいことばかりで耐えられるか心配 ・パンフレットを読んでもイメージできない	・覚悟してきた ・先生方にお願いするしかないまな板の上の鯉です ・早く移植して早くよくなりたい	・不安で緊張する ・思っていたより ・他の人はどんな ・言われたことをするしかない
分析(各期をことわざや四字熟語などで表現)	・漠然とした恐怖 ・情報不足と情報過多 ・わからないことの意思決定の選択を迫られる 晴天の霹靂 右往左往	・移植したい気持ちとしたくない気持ちのゆれ ・意思決定の重圧 ・移植をするという決定を別の人にゆだねたい ・逃げたい気持ち 優柔不断 責任転嫁	・いざ準備となり浮き上がる問題に不安が助長・拡大 ・長期的な不安から解放されたい気持ち ・決めてしまったことへのあきらめの気持ちから他人事のように感じてしまう 馬耳東風 垂頭塞耳	・移植すれば治るという考えになりやすい ・過度な期待 ・気持ちが空回り ・張り切りがち 他力本願 エンジン全開!	・はじまってしまった境に順応していき奮起する ・移植を受ける自待はじめる ・起こっていない想像する 予期不安
看護の問題点(NANDA)	#知識不足	#意思決定葛藤	#不安 #恐怖	#希望促進準備状態	#不安 #自己健康管理促進状態
看護ポイント	・移植のメリット・デメリットを整理する(情報の質と量が大切) ・相談相手の確認 ・不安になる気持ちを認める	・ゆれ動く気持ちを認める ・意思決定に必要な情報を確認 ・本人と家族(キーパーソン)が話せる環境を整える ・医療者との信頼関係の構築	・就労支援や MSW を導入 ・具体的問題と解決方法を共に考え, シミュレーションする ・自分のためにできることや準備することを共に考える ・長期目標や挑戦する自分へのごほうびを考える	・ひとりでがんばりすぎないようにブレーキをかける ・移植への決意や準備できたことの再確認	・緊張の緩和 ・日々できることし継続してルール化していく(今なくなることを

のサポート体制の確認を行う. 退院前に試験外出や外泊を行うことも患者や家族の退院後の生活のイメージを具体的にするうえで有用である. 家族にも退院オリエンテーションを実施して, 症状出現時の対応や病院受診のタイミングを確認する. 患者は完治したわけではなくあくまで自宅療養であり, そのため家族の理解や協力も重要であることを伝える必要がある.

I. 外来フォロー期

入院中の体力消耗のため, 退院後は自宅生活に適応するまでに予想以上に時間を要する.

2 移植過程における精神的な看護ケア 83

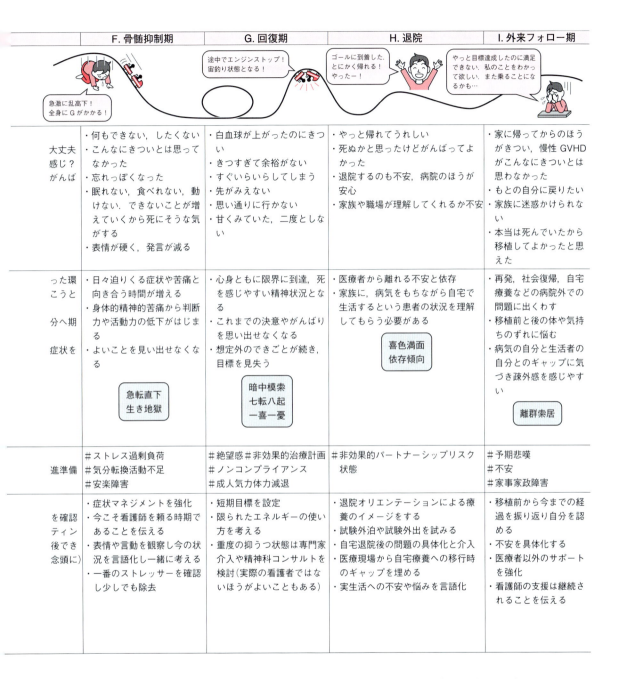

退院すれば入院前のような生活に戻れると思っている患者が多く，うまく適応できないことに不安や焦り，孤独を感じてしまう．外来受診時には，移植を乗り越えたことや今できていることを認めながら自己肯定感を維持し，医療者の支援は継続していくことを伝えたい．長期的な症状のとらえ方や自己にてできるケア方法を提案し，自宅で実践できるよう支援する．また，生活上の困りごと（とくに社会・経済・精神）を抽出し，解決できるよう多職種と連携しながら継続支援していく必要がある．

C. 当院での精神支援への取り組み（気持ちと記憶のスクリーニング）

　移植では身体症状によって心理的な変化や感情の起伏が激しくなり，看護師だけで受け止めるのはむずかしい場合もある．そのため，他職種と連携し，入院中から退院後の生活まで長期的な支援を行っていく必要がある．

　当院では，移植患者に対して心理療法士による「気持ちと記憶のスクリーニング」を行っている．入院時と移植開始から臨床心理士が定期的に介入し，記憶と気分を評価する（「第6章2. F. 臨床心理士・公認心理師」を参照）．看護師は心理療法士と情報共有しながら患者に応じた看護計画の作成やカンファレンスを実施し，問題解決に努めている．毎週の多職種カンファレンスで情報を共有し，必要時は精神科コンサルトや精神科リエゾンの介入を検討する．この試みにより，看護師の主観だけでなく客観的な気持ちの変化に早く気づくことができ，すみやかな精神的支援につながっている．また，患者の精神面をあらかじめ理解し予測することで，看護師が患者の言動に対して冷静に対応できることも患者の安心につながるといえる．

第3章
移植合併症と看護

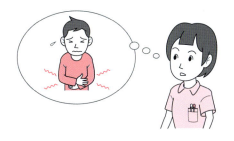

1 感染症

　移植後は，前処置による白血球減少や粘膜障害，免疫抑制薬およびステロイドによる免疫不全などから感染症を合併しやすい．移植後の感染症は多種多様だが，時期によって起こりやすい感染症が異なる．移植看護ではそれぞれの時期に応じた好発感染症の特徴を理解したうえで，早期に発見して適切に対応する必要がある．なお新型コロナウイルス感染症（COVID-19）に関しては，状況の経時的な変化が大きいため本項では割愛した．

A. 移植時期別の感染症の予防と治療

　移植後の時期によって患者の全身状態や免疫能に特徴があり，それに応じて好発感染症がある（図3-1-1）．移植後早期（生着まで）は，消化管粘膜感染（口腔，腸管，肛門），肺炎，敗血症などの細菌感染症や，真菌感染症が起こりやすい．中期（生着から移植後100日前後）には細菌感染のリスクが減少するが，急性GVHD（移植片対宿主病）に対してステロイドが投与されるとウイルス感染症や真菌感染症のリスクが高まる．後期（移植後100日以降）では肺炎球菌などによる肺炎や真菌による感染症が多い．また，予防薬が中止された後はサイトメガロウイルス（CMV）感染や帯状疱疹が発症しやすい．移植時に問題となる感染症を表3-1-1に，用いられる薬剤の使用目的，副作用，その対処法を表3-1-2にまとめた．

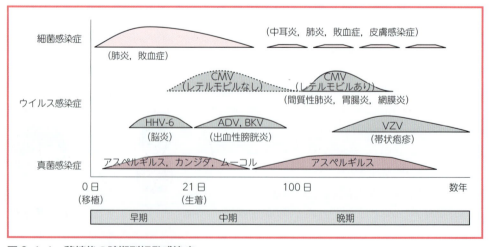

図3-1-1　移植後の時期別好発感染症
略号は表3-1-1または略語一覧を参照．

表 3-1-1　移植時に問題となる感染症

病原体	好発時期	主な感染部位	症　状	予　防	治　療
細菌	早期	口腔，消化管，肺，血液（菌血症）	感染巣症状	キノロン系抗菌薬	各種抗菌薬
単純ヘルペスウイルス（HSV）	早期	口唇，陰部	口唇，歯肉，陰部に水疱	アシクロビル	アシクロビル
カンジダ	早〜中期	口腔，消化管，カテーテル，眼，肝臓	視力異常	フルコナゾール	各種抗真菌薬
ヒトヘルペスウイルス6型（HHV-6）	生着前後	脳，脊髄，肺	意識障害，記憶障害，けいれん	ホスカルネット（施設による）	ホスカルネット，ガンシクロビル，マリバビル
アスペルギルス	早〜後期	肺，副鼻腔，中枢神経	咳，鼻閉	ボリコナゾールポサコナゾール	各種抗真菌薬
サイトメガロウイルス（CMV）	中〜後期	肺，腸管，肝臓，網膜	間質性肺炎，胃腸炎，網膜炎	レテルモビル	ガンシクロビル，ホスカルネット
アデノウイルス（ADV）	中〜後期	膀胱，尿路，肝臓，胃・腸管，肺	血尿，頻尿，排尿時痛	なし	なし（未承認）
BKウイルス（BKV）	中〜後期	膀胱，尿路	血尿，頻尿，排尿時痛	なし	なし
水痘・帯状疱疹ウイルス（VZV）	中〜後期	皮膚，全身，内臓	帯状疱疹，腹部の激痛，全身の皮疹	アシクロビル	アシクロビル
EBウイルス（EBV）	中〜後期	リンパ増殖性疾患	リンパ節腫脹，肝障害	なし	リツキシマブ，ドナーリンパ球輸注
ニューモシスチス・イロベチイ	中〜後期	肺	間質性肺炎	ST合剤，アトバコン，ペンタミジン吸入	ST合剤，アトバコン，ペンタミジン

1 移植早期（前処置から生着まで）

　移植前処置から生着（移植後3週程度）までは好中球減少に加え，前処置により粘膜が障害されている．障害粘膜から病原体が体内に侵入し，細菌や真菌による感染が起こりやすい．

a. 細菌感染症

　細菌感染症では，発熱に加えて感染部位により歯肉痛，咽頭痛，咳などの症状を伴うが，好中球減少時には感染巣が不明な発熱性好中球減少症も多い．消化管から侵入するグラム陰性桿菌感染では敗血症性ショックに陥ることもあるので注意を要する．口腔を含む消化管粘膜やカテーテル感染によるグラム陽性球菌感染も多い．

　移植後の細菌感染症は一気に重症化することがあるため，37.5℃以上の発熱に対しては2セットの血液培養を行い，可能な限りすみやかに抗菌薬を投与する．ニューキノロン系（レボフロキサシンなど）の予防投与が行われている場合はグラム陽性球菌の感染も多く，状況に応じてバンコマイシンやテイコプラニンの併用が必要となる．抗菌薬が十分に投与されても効果が得られにくい細菌として，クロストリジオイデス（クロストリジウム）・ディフィシル（偽膜性腸炎），多剤耐性グラム陰性桿菌（緑膿菌など：消化管感染，肺炎，敗血症），ステノトロホモナス・マルトフィリア（呼吸器感染，敗血症）があげられる．

b. 真菌感染症

　真菌感染症はいわゆるカビの感染症のことである．この時期はカンジダとアスペルギル

表 3-1-2　感染症に対して用いられる薬剤

分　類		一般名	商品名	副作用/問題点	対処法
抗菌薬	広域抗菌薬	広域セフェム系	マキシピーム®など	アレルギー	抗菌薬変更
		ペニシリン系	タゾピペ®など		
		カルバペネム系	メロペン®など		
	抗 MRSA 薬	バンコマイシン	バンコマイシン®	アレルギー（レッドマン症候群）腎障害	時間をかけて投与 血中濃度調整
		テイコプラニン	テイコプラニン®		
抗真菌薬	アゾール系	フルコナゾール	ジフルカン®	アスペルギルスに無効	薬剤変更
		ボリコナゾール	ブイフェンド®	薬剤相互作用 肝障害	併用薬の調整 血中濃度による調整
		ポサコナゾール	ノクサフィル®		
		イサブコナゾール	クレセンバ®		
	キャンディン系	ミカファンギン	ファンガード®	肝障害	他の抗真菌薬へ変更
		カスポファンギン	カンサイダス®		
	ポリエン系	アムホテリシン B リポソーム	アムビゾーム®	低カリウム血症 腎障害	カリウム投与 減量/中止
抗ウイルス薬	HSV/VZV	アシクロビル	ゾビラックス®	胃腸症状 腎障害	中止 減量
	CMV（予防）	レテルモビル	プレバイミス®	薬物相互作用	併用薬の調整
	CMV, HHV-6	ガンシクロビル	デノシン®	血球減少	薬剤変更・減量
		ホスカルネット	ホスカビル®	腎障害，電解質異常	薬剤変更・減量
		バルガンシクロビル	バリキサ®	血球減少	薬剤変更・減量
ニューモシスチス肺炎治療薬	予防・治療	ST 合剤	バクタ®	血球減少，腎障害	予防・治療法変更
		アトバコン	サムチレール®	予防効果↓	予防法変更
		ペンタミジン吸入	バクトラミン®	予防効果↓，患者不快感	吸入は予防効果のみ

ス感染症の頻度が高く，診断には採血（β-D-グルカン，アスペルギルス抗原）とCTが有用である．移植では予防投薬が行われ，アゾール系やキャンディン系が用いられる（**表3-1-2**）．

1）カンジダ症

カンジダは粘膜障害を伴う消化管から体内に侵入し，血流を介し多臓器に感染巣をつくる．まれに眼内炎を併発するため，眼科受診を行うとともに視力障害には注意する．カテーテル感染症の原因にもなるため，血液培養で陽性となった場合はカテーテル抜去を検討する．治療としてアゾール系やキャンディン系に加えてアムビゾーム®が用いられる．

2）アスペルギルス症

アスペルギルスは鼻腔や気道に定着し，肺に病巣を形成する．発熱や咳嗽，血痰，胸痛がみられる．血球回復前は急激に悪化することがあるので，疑われればボリコナゾール（ブイフェンド®）やアムホテリシンBリポソーム（アムビゾーム®）を早急に投与する必要がある．フルコナゾールは無効である．

3）ムーコル症

ムーコルの頻度は低いが，予防として投与される抗真菌薬の多くが無効であり注意を要する．治療にはアムビゾーム®が使用される．

c. ウイルス感染症

アシクロビル（単純ヘルペスウイルス（HSV）および水痘・帯状疱疹ウイルス（VZV）の予防）やレテルモビル（プレバイミス®，CMV予防）を行えば早期のウイルス感染はまれである．ただし，生着前後のヒトヘルペスウイルス6型（HHV-6）には注意する（後述）．

2 移植中期（生着から100日前後まで）

粘膜が修復され，好中球数も回復するので細菌・カンジタ感染症は減少する．しかし肺炎，敗血症，カテーテル感染などの重症感染も起こりうるため，引き続き注意は必要となる．免疫力はまだ十分に回復せず，ウイルス感染症はむしろこの時期に増加する．急性GVHDに対してステロイドが投与されると，ウイルスや真菌（とくにアスペルギルス）感染症のリスクが増加する．

a. ウイルス感染症

移植前から患者の細胞に感染し共存していたウイルス（潜伏感染）が，免疫力の低下により再活性化を起こすことによりさまざまな症状を起こす．

1）サイトメガロウイルス（CMV）

CMVは若年者の60〜70%，高齢者の80%以上ですでに感染し体内に潜伏しているが，健常人では問題とならない．移植後3〜4週頃から再活性化し，発熱，血球減少，間質性肺炎，胃腸炎，肝炎，網膜炎を起こす．

従来は，採血でCMV抗原（現在はPCR法も可能）が陽性となった場合に抗ウイルス薬であるガンシクロビル（デノシン®）やホスカルネット（ホスカビル®）を投与する手法が用いられてきた（先制治療：pre-emptive therapy）．これによりCMV感染症の大部分は予防できるが，ガンシクロビルの血球減少，ホスカルネットの腎障害や電解質異常という副作用が問題となっていた．現在では移植後早期からレテルモビルを予防投与することで，ほとんどの症例でCMV抗原が陰性のまま経過する．ただし，レテルモビルを中止した移植後100日以降での再活性化が懸念される点として残されている．

2）アデノウイルス（ADV），BKウイルス（BKV）

ADVは扁桃，腎臓，リンパ球などに生涯にわたって潜伏しており，ヒトからヒトに感染する．移植後の再活性化でもっとも多いのは出血性膀胱炎である（「第3章7. 出血性膀胱炎」を参照）．そのほかにも呼吸器感染，ウイルス血症などをきたす場合があり，致命率が高い．BKVも出血性膀胱炎の原因となる．

3）ヒトヘルペスウイルス6型（HHV-6）

移植後で問題となるのはHHV-6（human herpes virus-6）のうち，HHV-6Bとされる．生後6ヵ月〜2歳までに初感染すると突発性発疹症を起こし，移植後に再活性化して脳炎の原因となる．初期症状として発熱に加えて意識障害（なんとなくぼんやりする），記憶障害（とくに最近のことが思い出せない），見当識障害が出現する．重症化すると昏睡やけいれんに至り，時間単位で進行して人工呼吸器が必要となる症例も少なくない．臍帯血移植，HLA不一致移植，2回目の移植などで頻度が高いことが報告されている．ホスカルネットによる予防を行っている施設もあるが，その有用性は定まっていない．移植後3週（2〜6週）で好発するため，この時期に上記症状が出現した場合はただちに主治医に報告

して，頭部 MRI，髄液検査を行いながら治療薬であるホスカルネットやガンシクロビルの投与を検討する．

b. 真菌感染症

GVHD に対してステロイドが投与されると，この時期にアスペルギルス症を発症することはまれではない．β-D-グルカンやアスペルギルス抗原を定期的に評価し，必要に応じて CT 検査などで評価して適切な抗真菌薬を投与する．

3 移植後 100 日以降（移植後期）

退院後も免疫力が低い状態が持続する．慢性 GVHD，免疫抑制薬やステロイドの投与状況によって免疫が正常化するまでの期間は個人差が大きく，当院では移植後少なくとも1年間が経過し，免疫抑制薬が中止されるまでは十分に注意するよう患者に指導している．

細菌感染では，肺炎球菌など一部の菌による劇症の肺炎や敗血症に注意が必要である．ウイルス感染に関して，レテルモビルで CMV 予防を行った例では，薬剤中止後 1 ヵ月程度で陽性化することが多い．VZV による帯状疱疹や播種性・内臓 VZV 感染症はアシクロビルにより予防できるが，まれに予防投与中にも発症すること，アシクロビル中止後には帯状疱疹のリスクが高まることには留意する．真菌感染については，ステロイド投与中はアスペルギルスの予防を継続する必要がある．ニューモシスチス肺炎（旧称カリニ肺炎）はニューモシスチス・イロベチイという真菌による間質性肺炎で，発症すると重症化のリスクが高い．免疫が回復するまでは，ST 合剤（バクタ®）やアトバコン（サムチレール®）などによる予防が必要である．エプスタイン・バー（EB）ウイルスによる EB ウイルス関連リンパ増殖性疾患に関しては，「第 3 章 11. 晩期障害」を参照いただきたい．

B. その他の感染症予防対策

1 環境対策（防護環境）

空気中には無数の微細な粒子が浮いており，それを吸い込むと真菌性や細菌性肺炎の原因となる．防護環境（protective environment）（無菌室，移植病室）はそれを予防するための環境で，わが国のガイドラインでは下記の条件を満たすべきとしている[1]．

① 流入する空気を HEPA フィルター濾過する．
② 室内空気流を一方向性にする．
③ 室内空気圧を廊下に比較して陽圧にする．
④ 外部からの空気流を防ぐために病室を十分シールする（壁，床，天井，窓など）．
⑤ 換気回数は 1 時間に 12 回以上とする．
⑥ ほこりを最小にする努力をする．
⑦ ドライフラワーおよび新鮮な花や鉢植えを持ち込まない．

機器の不具合や防護環境内の汚染を念頭に，定期的なメンテナンスや評価を行うことも重要である（「第 2 章 1. A. 7 クリーンルーム入室の看護」を参照）．

移植看護あるある 無菌室編①

若手看護師: HEPAフィルターについて教えて下さい．

先輩看護師: HEPA（high efficiency particulate air）フィルターはエアフィルターの一種で，直径 0.3 μm 以上の粒子を 99.7％ 除去できる高性能微粒子フィルターです．医療以外に精密機器の工場や空気清浄機などにも使用されています．

移植看護あるある 無菌室編②

若手看護師: よく聞く無菌室のクラス○○とは何ですか？

先輩看護師: 無菌室などの空気清浄度の基準のことで，ISO 規格と従来使われていた NASA 規格（アメリカ）があります．NASA 規格は「1 立方フィート当たりの空気に，粒径 0.5 μm 以上の粒子個数がいくつあるか」ということを表したものです．
　ISO クラス 7＝NASA クラス 10,000（移植で推奨[1]）
　ISO クラス 6＝NASA クラス 1,000
　ISO クラス 5＝NASA クラス 100
晴れた日の外気は NASA クラス 1,000,000 程度に相当するので，クラス 10,000 の無菌室内では小さな粒子が屋外の 1/100 以下になっているということですね．

数字が小さいほど清浄度が高い

2 標準予防策

　患者の血液・体液や患者から分泌排泄されるすべての湿性物質（尿，痰，便，膿）は感染症のおそれがあるとみなして対応する．これらに触れたあとは手洗いを励行し，触れるおそれのあるときは，あらかじめ手袋，エプロンなどの防護具を着用するのが基本である．

3 薬剤の内服，口腔ケア，免疫グロブリン補充

　感染予防のためニューキノロン系抗菌薬，アシクロビル，抗真菌薬が投与されるので，可能な限り内服を継続する．CMV に対するレテルモビルは，施設によって予防方針が異なる．生着後にニューモシスチス肺炎予防に ST 合剤（バクタ®）などが開始される．また，

92　第3章　移植合併症と看護

口腔ケアの徹底を継続する．移植後に免疫グロブリンが低下している場合には，免疫グロブリン製剤の補充が行われることがある．なお，移植後ワクチン接種については，「第5章 3.LTFU外来」のコラムを参照いただきたい．

C. 看　護

1 基本的事項

　移植後の時期やステロイドなどの併用薬によって，合併しやすい感染の傾向が大きく異なる．患者が移植のどの時期にあるのか，どのような薬剤を使用しているのかを把握し，とくに注意すべき感染症を理解したうえで看護にあたることが求められる．

　まずは患者に感染症のリスクについて説明し，感染予防を徹底する．口腔ケアや内服管理など，毎日実践しているセルフケア行動に対する患者の努力をしっかり認めることは重要である．さらに，発熱や下痢，咳など感染を疑わせる徴候がみられた場合，微生物伝播を防ぐための感染経路別予防策を遵守する．口腔粘膜の腫れや頻回の下痢による肛門部の感染も多いため，日々の観察が重要となる．また，出血性膀胱炎による血尿やVZVによる水疱は患者自身が最初に気づくことが多いため，このような症状が出現したら，すぐに教えてもらうように指導することも重要である．

2 症状の観察とケアの判断

a. 発　熱

　好中球回復前の発熱（発熱性好中球減少症：FN）は緊急を要する．骨髄抑制期に37.5℃以上の発熱がみられた場合，以下の点を評価する．

- 体温とそれまでの熱型
- 血圧，脈拍，酸素飽和度（SpO_2）
- 悪寒，戦慄の有無
- 咳，呼吸困難，胸痛など呼吸器症状の有無
- 下痢の有無
- 粘膜の変化（口内炎の有無，肛門痛）
- 皮膚の変化（皮疹，カテーテル挿入部の異常）
- 現在投与されている抗菌薬

　発熱時の対応としては，各種培養，とくに血液培養を2セット採取し，できるだけ早く指示されている抗菌薬を投与する．その後2～3日経っても改善しない場合には耐性菌が原因となっていることも考えられるため，抗菌薬の変更を検討する．移植後早期では有効な抗菌薬を投与しないと致命的になるため，一気に2剤，3剤の追加や変更を行うこともまれではない．

　FNは数時間の経過で敗血症性ショックに移行し致命的経過をたどることがある．熱型，血圧，SpO_2，自覚症状に大きな変化がある場合は，ただちに主治医や専門医への連絡を

検討する.

b. 呼吸器症状（咳，呼吸困難，吸気時の胸痛，SpO$_2$の低下など）

これらの症状は肺炎，胸膜炎などの呼吸器感染を示唆するが，好中球減少状態では喀痰がみられることは少ない．呼吸器感染は緊急性が高い症状で，アスペルギルスなどの真菌が原因となっていることもある．治療開始が遅れると急激な呼吸不全の進行，肺出血などにつながるため，CTなどの画像検査などを行いながら早期の抗菌薬・抗真菌薬変更を検討する.

c. 消化管症状（口内痛，咽頭痛，下痢，腹痛など）

多くの例で前処置の副作用として口内痛や咽頭痛がみられる．障害された粘膜に感染すると急激に腫脹して最悪の場合は窒息に至るため，発熱を伴う場合は抗菌薬（抗MRSA薬を含む（**表3-1-2**））が必須となる．自己管理が不十分な例では重篤な肛門感染に至ることがあるため，発熱がなくとも定期的に観察や症状確認を行う．腸管感染症では下痢や腹痛がみられることが多く，グラム陰性桿菌による敗血症性ショックに注意が必要である．クロストリジオイデス（クロストリジウム）・ディフィシルによる偽膜性腸炎なども懸念されるため，看護にあたって必要な防護具を使うなど感染拡大防止を心がける.

d. 注意すべきその他の症状

何となくぼーっとしている，ごく最近のことを覚えていないなど軽微な徴候が重大な脳炎の前駆症状のこともあるため，患者との日々の会話を通して患者の観察を行うことが重要である．中心静脈カテーテルが長期留置されている例が多く，挿入部の確認は確実に行う.

3 医療者の健康管理

看護師として，移植患者が易感染状態であることを十分に理解してかかわる必要がある．患者は医療従事者からうつされるかもしれない感染症のリスクにおびえてしまうことがある．そのため，看護師は常に体調管理に気をつかい，患者の前で不調なようすを見せないよう配慮をすることが望ましい．2020年以降のCOVID-19流行は移植スタッフにも大きな負担となっており，どれほどの管理を行っても自らが感染する可能性をゼロにすることはできない．それでも移植患者は待ったなしの病状におかれており，特殊病棟で勤務するという自覚をもちながら可能な限りの対応を継続していく.

移植看護あるある 医療スタッフの体調管理編

若手看護師:「最近疲れのせいか…鼻炎が悪化して声が変です．」

先輩看護師:「大丈夫？今日は移植の患者さんの担当はやめておきましょうね．」

※看護師に風邪症状があると，患者は自分に感染するのではないかという不安をもつことが多い．風邪症状などがある看護師は，移植患者のケアは避けるように業務調整をする．
※看護師自身が風邪をひかないように，日頃から体調管理に注意することが重要である．また患者の闘病意欲には，「看護師のようすが元気であること」がよい影響を与える．

移植看護あるある 歯磨き編

患者:「何も食べられないから，歯磨きしなくていいですよね？」

看護師:「食べれなくても口の中は細菌でいっぱいなので，歯磨きは普段通りに行いましょう．」

※食事が摂取できていない場合でも口腔内には常に多くの細菌が存在する．障害された粘膜から感染し，重症な感染症になる可能性があることを患者にしっかりと説明する．
※口腔ケアは細菌や真菌を取り除く大切な行為であることを説明し，口腔ケアの重要性を理解してもらう．

文 献
1) 日本造血・免疫細胞療法学会：造血細胞移植ガイドライン（第1巻），造血細胞移植後の感染管理，第4版，日本造血・免疫細胞療法学会，2017

2 急性 GVHD

A. GVHD とは

　健常人において，白血球（とくにリンパ球）は「自分（自己）」と「自分でないもの（非自己）」を認識し，攻撃する機能をもつ．真菌，ウイルスなどの病原体が体に侵入すると，リンパ球がこれらの病原体を非自己として攻撃することで，感染症は改善する．移植では造血幹細胞とともにドナーのリンパ球が輸注されるため，ドナーリンパ球が患者（レシピエント）の臓器を非自己と認識して病原体と同じように攻撃する．この反応を移植片対宿主病（GVHD：graft-versus-host disease）と呼ぶ（**図 3-2-1**）．GVHD は発症時期や障害のパターンによって急性 GVHD と慢性 GVHD に大別される[1]．おおむね移植後 100 日を境として区別されるが，日数よりも症状が重視される（詳細は日本造血・免疫細胞療法学会の『造血細胞移植ガイドライン―GVHD（第 5 版）』[1] を参照）．本項では急性 GVHD について記す．

　なお，GVHD は患者にとって不都合で致命的にもなりうるが，同時に再発を抑制する効果（GVL 効果）もある（「第 1 章 1. 造血幹細胞移植の目的」を参照）．

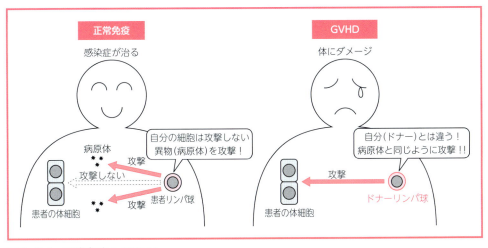

図 3-2-1　正常免疫と GVHD

B. 急性 GVHD のリスク因子

1 HLA の一致度

HLA（ヒト白血球抗原）の一致度は GVHD の発症率，重症化率に大きな影響を及ぼし，今も昔も HLA が完全に一致した同胞（兄弟姉妹）が最優先のドナー候補となる．ただし，GVHD リスクを軽減させるための手法（ATG：サイモグロブリン®や PTCY：移植後シクロホスファミドなど）の進歩により，HLA と GVHD の関連性は多様化している（「第 1 章 3. 移植ドナーの選択と調整」を参照）．

2 造血幹細胞の由来

骨髄と比較して，末梢血幹細胞を用いた場合には輸注されるリンパ球数が多くなるため GVHD の発症頻度が高い．逆に臍帯血移植では，HLA が不一致であっても GVHD のリスクは低い．

3 前処置

強い前処置（骨髄破壊的前処置）では GVHD のリスクが増加し，弱い前処置（強度減弱前処置：RIC）では低下する．これは前処置で受ける患者臓器のダメージが GVHD の引き金になるためと考えられている．

4 その他の要因

血縁者と比較した非血縁者間移植，高齢患者およびドナー，女性ドナーから男性患者への移植，CMV の再活性などが GVHD のリスクとなる．なお，欧米と比較して日本人では GVHD の頻度が低い．

C. 急性 GVHD の症状

典型的な急性 GVHD は，造血が回復傾向となった移植後 3〜4 週目に発症しやすい．主症状は発熱，皮疹，嘔気，下痢，肝障害などである（**図 3-2-2**）．

1 皮　膚

皮疹は発熱とともに GVHD の初発症状であることが多く，手掌，足底，四肢末梢，前胸部などから出現する（**図 3-2-3**）．側胸部や上腕内側，大腿内側など皮膚が軟らかい場所に拡大しやすく，瘙痒感を伴う．全身紅皮症，水疱形成，表皮剥離へと進展する場合は重症であり，ただちに強力な全身 GVHD 治療を要する．

2 消化管

水様性・粘液性の下痢がみられ，下血，腹痛，嘔吐，麻痺性イレウスを伴うこともある．典型例では，生着後に発熱と皮疹が先行し，数日遅れて突然大量の下痢が出現する．GVHD

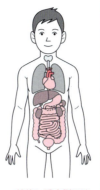

図 3-2-2　急性 GVHD の症状

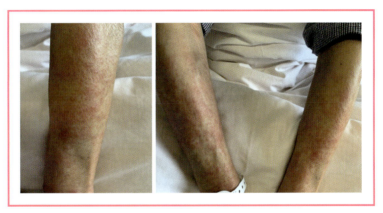

図 3-2-3　GVHD による皮疹

に伴う下痢は緑色になることが多いため，下痢の色調にも注意を払う．上部消化管 GVHD では悪心・嘔吐，食欲不振がみられる．

3 肝　臓

ビリルビン上昇，胆道系酵素（ALP，γ-GTP）の上昇が主体となるが，AST，ALT が上昇する例もある．GVHD が肝臓のみで出現することはまれであり，その場合は他の原因も検討する必要がある．

D. 急性 GVHD の診断と重症度

皮膚，肝臓，消化管の少なくとも 1 つの臓器に GVHD が存在し，他の原因が否定された場合に GVHD と診断する[1]．各臓器の重症度は「ステージ」と表現され，皮膚（皮疹の範囲，図 3-2-4），肝臓（ビリルビンの値），消化管（下痢の量）のそれぞれで評価される．

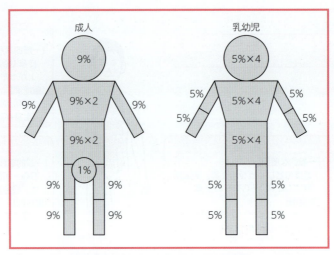

図 3-2-4　皮膚急性 GVHD の評価法（9 の法則と 5 の法則）
皮疹が出現している範囲を合計して全身における皮疹の％を算出する．

「グレード」は全身の GVHD 重症度であり，もっとも重症な臓器のステージから決定される[1]．たとえば，皮膚ステージ 3 ＝グレードⅡ相当，肝ステージ 0 ＝グレード 0 相当，消化管ステージ 2 ＝グレードⅢ相当であれば，全身のグレードはⅢとなる．グレード評価は治療方針に直結するため重要である（詳細は日本造血・免疫細胞療法学会の『造血細胞移植ガイドライン―GVHD（第 5 版）』[1] を参照）．

1 皮　膚

　皮疹の肉眼所見が重要で，皮膚生検が有用なこともある．皮疹の範囲の広さで重症度（ステージ）が決まる（図 3-2-3）．前処置による皮膚障害，薬剤性，感染症，生着症候群でも皮膚 GVHD と類似した皮疹がみられる．

> **看護 POINT！　急性 GVHD 症状：皮膚**
> - 主治医が GVHD と診断するまで安易にステロイドを塗布しない．
> - 画像で記録に残しておくと日々の変化を評価しやすい．
> - できるだけ日々の皮疹の範囲をカルテに記載する．

2 消化管

　下痢の量が診断と重症度（ステージ）に重要なため，下痢が増加する場合は便量を測定する必要がある．内視鏡による生検は上部消化管 GVHD（持続する嘔気）の診断には必須で，下部（結腸・直腸）ではサイトメガロウイルス感染症，腸管 TMA などとの鑑別に有用である．

> ☞ 看護POINT!　急性 GVHD 症状：消化管
> ・ 便量測定は患者も看護師も大変だが，診断と治療方針決定には欠かせない.
> ・ 便が緑になることが多いので，色や性状の確認も大切.

3 肝　臓

　他臓器の GVHD に伴って出現する場合が多い. 診断と重症度はビリルビン値が重要だが，肝機能は前処置毒性，類洞閉塞症候群（SOS），ウイルス感染などさまざまな影響を受ける. 発症早期には肝生検が困難で診断がむずかしい例も多い.

E.　急性 GVHD の予防と治療

1 予　防

　移植では，必ずなんらかの GVHD 予防が行われる. 詳細は「第1章7. GVHD 予防のための免疫抑制薬の投与」を参照いただきたい.

2 治　療[1]

a.　一次治療（ステロイド治療）

　一次治療とは副腎皮質ステロイドの全身投与による急性 GVHD 治療で，一般的に下記の基準で判断される.

1）一次治療の対象

①原則的に急性 GHVD グレードⅡ以上の例

②グレードⅠでも以下の場合は治療開始を考慮する.

　・GVHD 予防が不十分

　・GVHD 重症化のリスクが高い（HLA 不一致など）

　・GVHD 症状が24時間以内に悪化

③グレードⅡでも以下の場合は経過観察（外用のみ）を考慮する.

　・GVHD 重症化のリスクが低く，GVHD が皮膚や上部消化管に限局し，経過が緩やか

　・他の疾患の合併が考えられる.

2）治療薬剤

　ステロイドとしてメチルプレドニゾロン（mPSL：ソル・メドロール®）やプレドニゾロン（PSL：プレドニン®）が用いられる. グレードⅢ～Ⅳの重症例では mPSL（あるいは PSL）2 mg/kg，グレードⅠ～Ⅱの軽症例では PSL 1 mg/kg が標準的とされる. ドナーや GVHD 予防法によっては PSL 0.5 mg/kg やそれ以下でも効果が得られることもある. 皮膚 GVHD への外用や，消化管 GVHD への非吸収ステロイドなど局所治療が併用されることも多い.

　ステロイドは60％を超える例に有効で，とくに臍帯血移植では効果が得られやすい. 治療の判定効果は，治療開始3～5日目の経過によって判断される. 5日以内に改善が認められれば，症状に応じて6～14日目よりステロイドの減量を検討する. 投与期間は3ヵ

月程度が妥当とする報告もあるが，減量のスピードや中止時期は GVHD の経過に合わせて決定する．

b. 二次治療（ステロイド無効例に対する治療）

標準的な二次治療の適応は以下の通りである．
- ・ステロイド開始 3 日目以降の悪化
- ・ステロイド開始 5 日目の時点で改善がみられない．

1）治療薬剤

ステロイドが無効な（ステロイド抵抗性）急性 GHVD の生存率は低く，最近の報告でも半年で半数程度の例が死亡している[2]．移植治療の大きな課題の 1 つだが，新規薬剤の登場など少しずつ治療選択肢が広がってきている．

①ステロイド再増量：ステロイド減量中の増悪ではステロイドを再増量する．

②ステロイドパルス療法：中等量（2〜4 mg/kg）あるいは大量（10〜20 mg/kg）のステロイドで一部の症例は改善するが，感染症のリスクが上がる．

③抗胸腺細胞グロブリン（ATG：サイモグロブリン®）：国際的によく使用されてきた治療薬で，保険適用がある．感染症の増加に注意が必要である．

④間葉系幹細胞（MSC：テムセル®）：2015 年に承認され，50〜60％の効果が報告されている．感染症などの副作用が少ないが，海外での使用実績が少なく高額であることが問題である．他者の骨髄液から間葉系幹細胞を培養・作成した細胞製剤で，液体窒素の入った専用カートを用いて凍結状態で移植施設に運搬される．

⑤ヤヌスキナーゼ（JAK）阻害薬（ジャカビ®）：ステロイド抵抗性急性 GVHD に対して 60％以上の例に奏功し，従来治療と比較して良好な治療効果と生存率が報告された[2]．わが国でも承認され，ステロイド抵抗性急性 GVHD の中心的薬剤になっていくことが期待される．

c. 支持療法

急性 GVHD に対してステロイドなどの治療を行うと，免疫力がさらに低下して感染症を合併しやすくなる．さらに，ステロイドで発熱などの感染症状が抑制されてしまい，気づいたときには重症化していることもある．発熱だけでなく，倦怠感，心拍数の増加，「何となくおかしい」など軽微な患者の変化に気づき，血液検査，画像検査，培養検査などを積極的に行う必要がある．消化管 GVHD では数日のうちに下痢が 1 日 3〜4 L まで増加することがあり，脱水，尿量低下，腎障害，電解質異常，低アルブミン血症，低ガンマグロブリン血症などをきたしうる．ステロイドによる高血糖や，不眠などの精神症状に対しても対応を要する．

F. 看　護

急性 GVHD は主に皮膚，消化管，肝臓が標的になる．急速に悪化することがあるうえに，治療開始が遅れると予後不良となるため，日々の変化に注意深い観察が重要である．各臓器の重症度に応じて治療の内容が異なるため，皮膚や消化管（下痢）の変化をもっとも早く発見できる看護師の役割がきわめて重要になる．ここでは観察のポイントや看護の実際

について述べる．

1 皮　膚

a. 観察のポイント
- 皮膚の症状（紅斑，小丘疹，水疱，皮膚剥離）：写真撮影を活用する．
- 皮疹の部位や範囲：可能な限り皮疹の範囲を記録に残す．
- 瘙痒感や膨隆の有無

b. 看護の実際
- シャワー浴や清拭で皮膚の清潔を保つ．シャンプーやボディソープは低刺激のものを選び，摩擦を与えないように泡立てなでるように洗う．その後は皮膚が乾燥しないうちに保湿を行う．
- 手掌や足底の紅斑による灼熱感やひりつきに対しては，クーリングや保護が有効であり，保冷剤やガーゼ・ネット型包帯（図3-2-5）などを利用する．綿手袋や厚手の靴下を着用してもよい．
- 手指に発赤や痛みなどを伴う場合は内服薬をシートから取り出す，内服薬を1包化するなどの対応を行う．
- 内服は看護師管理への移行も検討するが，患者の役割や自律を安易に奪わないように，患者と相談して方法を検討していく． **ここがポイント**
- 患者・看護師ともに続けられるようなケアの方法を工夫する． **ここがポイント**
- 全身紅皮症，水疱形成，表皮剥離を認めたら最重症GVHDであり，ただちに主治医に報告する．皮膚管理には皮膚科や皮膚・排泄ケア認定看護師（WOC）と連携し洗浄・軟膏処置などが必要となる．

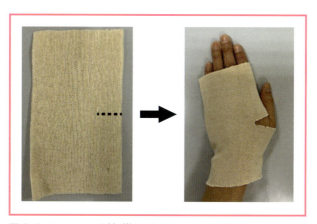

図3-2-5　ネット型包帯の活用
筒状のネットを適度な長さにカットして，サイドに切れ目を入れて指穴を作ったもの．手袋より着脱が簡単なため手洗いしやすい．汚れても安価で交換できる．

2 消化管

a. 観察のポイント

- 食欲不振，悪心・嘔吐
- 便の性状や色調，回数，量，in/out バランス，脱水の徴候（口渇，皮膚粘膜の乾燥，血圧低下，頻脈）

b. 看護の実際

- 悪心・嘔吐に対しては，早めに制吐薬を投与する．内服を自己管理として，セルフマネジメントを勧めるほうが効果的な場合もある．
- 食べ物のにおいで誘発されることもあるので，患者の前で食器の蓋をあけないことや，あらかじめ冷ましてにおいを飛ばすなどの配膳の方法を工夫する．また，食欲に応じて管理栄養士へ相談し食事形態を調整する．
- 下痢は突然急激に増加し，ステロイド開始のきっかけとなることが多い．量が増えた場合は主治医へ報告し，積極的に便量を測定する．典型的な GVHD では下痢が緑色に変化するので，色調にも注意する．
- 下痢による水分喪失から尿量と体重がともに減少する場合には，補液の必要性を主治医に相談する．
- ステロイドが開始された場合，高血糖，不眠などに注意する．

文　献

1) 日本造血・免疫細胞療法学会：造血細胞移植ガイドライン（第1巻），GVHD，第5版，日本造血・免疫細胞療法学会，2018
2) Zeiser R et al：Ruxolitinib for glucocorticoid-refractory acute graft-versus-host disease. N Engl J Med **382**(19)：1800, 2020

3 GVHD以外の早期免疫反応（生着症候群など）

　移植後はGVHD以外にもさまざまな非感染性の免疫の反応が起こる（図3-3-1）．ドナーや免疫抑制法によって出現の時期と呼び名が異なるが，すべて患者の体細胞に免疫担当細胞が反応して起こる免疫の反応である．それぞれ厳密に区別することはできないため，「移植後の免疫反応」と大きく考えるほうが適切かもしれない[1]．

A. 生着症候群

1 生着症候群とは

　血球の生着に伴って起こる発熱，皮疹，非心原性肺水腫，腎障害，肝障害などを生着症候群（engraftment syndrome：ES）と呼ぶ．生着期のサイトカイン血症が関与しており，それに伴って血管透過性の亢進，毛細血管漏出症候群（capillary leak syndrome：CLS）が起こり発症すると考えられている．

　生着症候群のリスク要因としては，移植した造血幹細胞の量，好中球回復が急速であること，末梢血幹細胞移植，移植後のG-CSF投与，前処置でのブスルファン投与，女性，胸部の放射線治療，アムホテリシンB投与などが報告されている．生着症候群は同種移植でも自家移植でも発症するが，同種移植においては急性GVHD発症との関与性もあるため注意すべき反応である．

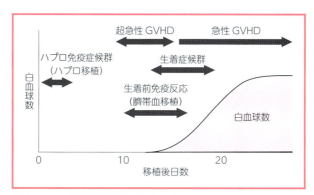

図3-3-1　移植後早期の免疫反応
［豊嶋崇徳：GVHDとGVLのメカニズムの再考察．臨床血液 49：592-597, 2008 を参考に筆者作成］

コラム　毛細血管漏出症候群

毛細血管漏出症候群（CLS）は，移植時の生着症候群だけでなくさまざまな病態で起こってくる血管の現象である．抗がん薬，免疫抑制薬やドナー細胞の影響により血管の内皮細胞が壊れ，細い血管から血管内のタンパクや水分が血管外へ漏れ出し，周囲の組織へ侵入する．そのため血管内が脱水し，低血圧となり，重症となると肺水腫や種々の臓器障害を引き起こす．

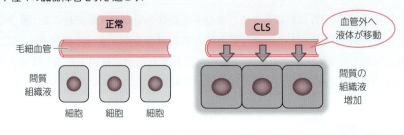

2　症　状

生着期に発熱，皮疹，非心原性肺水腫（肺に水が溜まって心不全のような状態になる），腎障害，体重増加，肝障害などを認める際には本疾患を疑う．

3　検査・診断

診断基準に則って診断する（詳細は日本造血・免疫細胞療法学会の『造血細胞移植ガイドライン—GVHD（第5版）』[2]を参照）．
- 一般採血で腎障害，肝障害のチェック，培養なども積極的に行い感染症の有無をみる．
- 感染の否定もかねて，胸部X線やCTなど画像検査を行う．
- 皮疹の原因鑑別のため，皮膚生検が行われることもある．

4　予防・治療

G-CSF製剤を投与している場合は，中止または減量を考慮する．呼吸不全などの臓器障害を伴い重篤であれば，ステロイド投与を考慮する．一般的にはステロイドが著効するが，急性GVHDへの移行もありうる．血球回復前にステロイドを投与する場合は，ステロイドの影響で感染症の発熱も抑制されるので，厳重な感染管理を行う．CLSのためさまざまな臓器に水が貯留しやすいので，水分管理を行うことも重要である．腎障害もきたしやすいため，免疫抑制薬などの調整も慎重に行う．

B. 生着前免疫反応

臍帯血移植では，生着の1週間以上前に生着症候群と同じような免疫反応を認め，生着前免疫反応（PIR：pre-engraftment immunological reactionもしくはPES：pre-engraftment syndrome）と呼ばれる[3]．GVHD予防がシクロスポリンやタクロリムスのみで行われると移植後9日目前後で出現する（day9 fever）が，現在では多くの施設でメトトレキ

サート（MTX）やミコフェノール酸モフェチル（MMF）が併用されるため移植後 10～14 日程度で出現する．血球回復前の発熱であるため感染症との鑑別は不可能であり，実臨床ではまず感染症として対応しなければならない．血球回復前であること，臍帯血移植である（ウイルスや真菌に対する免疫が弱い）こと，自然に改善する例が多いことから，ステロイドの使用は最小限にとどめる．

C. ハプロ移植直後の発熱

ハプロ移植では，多くの例で移植後早期に強い免疫反応による発熱を生じ，これは haplo-immunestorm syndrome あるいは，cytokine release syndrome（CRS）と呼ばれる[4]（「第1章 7. GVHD 予防のための免疫抑制薬の投与」を参照）．移植後シクロホスファミド（PTCY）投与後 1～2 日ですみやかに改善する．当初は，ステロイドが PTCY の GVHD 予防効果を下げるため可能な限り使用すべきではないとされていたが，循環動態が不安定になるような重症例ではステロイドを含めた治療を躊躇すべきではない．PIR と同様に，感染症としての対応は必要になる．

D. 看　護

1 症状の観察
- ・発熱の有無，熱型の変化
- ・皮疹（斑状丘疹や淡い紅斑など）
- ・肺水腫の有無（血中酸素飽和度，労作時呼吸困難，喘鳴など）
- ・腎障害や肝障害の有無（血液データ，体重の変化，in/out バランス，浮腫，黄疸，意識障害，全身倦怠感，血液データなど）

2 看護の実際
- ・血液データや生着期を把握し，症状の出現に注意して観察する．骨髄抑制期から生着時期への移行期はとくにきつい時期であり，患者が症状を訴えられず，発見が遅れることがあるため看護師の観察が重要である．
- ・数時間でも急激に悪化する場合があるため，時間経過での変化に気づけるように看護記録や画像などで情報共有し，すみやかな報告と対応をする．
- ・まず発熱し，皮疹などの症状は 1 日～数日後に出現することが多い．
- ・免疫反応の発熱は経過観察となることも多いが，もし感染だった場合は致命的になりうるため，初回の発熱では必ず感染症として対応する．
- ・ステロイドが投与される場合は，さらに感染症のリスクが上がることを意識する．

移植看護あるある 生着時期編

患者:
急に体重が増えてきて体がむくんだような気がするのですが大丈夫でしょうか？皮膚も赤くなって心配です．

看護師:
生着期には体重が増えたりむくんだりすることがよくあります．移植の過程ではよい症状とも考えることができますが，目に見えてわかる症状だから心配ですね．採血結果などしっかり観察して対応していきますので，尿が出にくいや息苦しさなどあればお知らせください．体重測定や尿量測定が重要になってくる時期ですので，しっかり継続していくようにがんばりましょう．

文献

1) 豊嶋崇徳：GVHDとGVLのメカニズムの再考察．臨床血液 **49**：592-597, 2008
2) 日本造血・免疫細胞療法学会：造血細胞移植ガイドライン（第1巻），GVHD，第5版，日本造血・免疫細胞療法学会，2022
3) 日本造血・免疫細胞療法学会：造血細胞移植ガイドライン（第2巻），臍帯血移植，日本造血・免疫細胞療法学会，2022
4) 日本造血・免疫細胞療法学会：造血細胞移植ガイドライン（第2巻），HLA不適合血縁者間移植，第3版，日本造血・免疫細胞療法学会，2023

4 生着不全

A. 生着不全とは

移植後に3日間連続して好中球数 500/μL となった場合，その初日を生着日とする．生着不全には以下の2種類がある．

- 一次性生着不全：移植後28日以上経過しても好中球が一度も500個/μL以上に達しないこと．単に生着不全という場合はこちらを指すことが多い．
- 二次性生着不全：一度生着したあとに，再度好中球が低下してしまうこと．

生着不全にはさまざまな要因がある（表3-4-1）．臍帯血移植で生着不全の多さが問題となっていたが，移植法や感染症対策など管理の習熟により近年は低下してきている．臍帯血移植やハプロ移植などのHLA不一致移植では，抗HLA抗体が生着不全の大きな原因となるため，必ず移植前に評価する必要がある（後述）．非寛解期移植では生着前に白血病細胞が増加してドナー細胞が回復しないことがあるため，疾患コントロールも重要である．

B. 症　状

好中球ゼロの状態が長くなるため感染症を併発することが多く，発熱や感染症状を伴う．生着前の免疫反応（生着症候群や生着前免疫反応など）に関しては，まったく認めない，軽度の免疫反応が起りつつ生着不全に至る，免疫反応が激しすぎて血球貪食症候群を合併し生着不全になる，など症例によって異なる．

表3-4-1　生着不全となる要因

細胞（ドナー側）の問題	造血環境（患者側）の問題	免疫的な問題
移植細胞数が少ない 　（臍帯血移植を含む） 不適切な保存 ドナーが高齢	再生不良性貧血，骨髄異形成症候群 非寛解 初回治療から移植までの治療期間が長期 移植が初回治療 鉄過剰な状態 脾腫がある ウイルス感染 患者が高齢	ドナーに対する抗HLA抗体がある HLA不一致移植 非血縁者間移植 T細胞除去移植 輸血歴 移植後の免疫抑制薬 強度減弱前処置（RIC，ミニ移植） 急性GVHDや慢性GVHD

C. 検査・診断

　一次性生着不全とはドナーの造血が回復しない状態であり，骨髄でまったく造血所見がないことが多い．ただし，強度減弱前処置（RIC，ミニ移植）では患者本人の造血が回復することもあるため，診断にはキメリズム検査が必要である．二次性生着不全では，ドナー細胞が減少し患者細胞が増加する．生着不全時は，骨髄の細胞を種類毎に分けてキメリズム検査を行うことが推奨されているが，研究的機関以外での実施はむずかしい場合が多い．

> **コラム**
>
> ### キメリズム検査
>
> 　「キメラ」とは，同一個体の中に異なる遺伝子情報をもつ細胞が混じっている状態のことである．移植後の血液は患者とドナーの血球が混在するキメラ状態になり，その割合を調べる検査のことをキメリズム検査と呼ぶ．男女間の移植であれば，細胞ごとにXXかXYかを調べる．同性間であれば，事前にそれぞれの遺伝子パターンを調べておき，移植後にその割合を検査する．完全にドナーの血球に置き換わっている状態を「完全（ドナー）キメラ」，患者とドナーが混在している状態を「混合キメラ」という．

D. 予　防

- ・ドナーの HLA を適合させる．
- ・十分なドナー細胞数を確保する．
- ・HLA 不一致移植では，移植前に抗 HLA 抗体（次頁のコラム参照）を確認する．
- ・全身放射線照射（TBI）や抗胸腺細胞グロブリン（ATG）などを前処置に用いる．
- ・移植前に可能な限り疾患や脾腫をコントロールする．

E. 治　療

　一次性生着不全が確認された場合，再移植以外で生着と長期生存が得られる例は少ない．再移植でも1年生存率50％未満と予後不良だが，どのタイミングで生着不全を診断し，いかに重篤な合併症なく素早い再移植を行えるかが生存の決め手となる．生着不全に対する治療選択肢を以下にあげる．

1 再移植

　一次性生着不全と診断した場合，時間とともに感染や出血で死亡する確率が高くなるため，できるだけ早期に再移植を検討する．ドナーを変える場合，比較的短期間での再移植が可能な臍帯血移植や血縁からの移植が行われる．生着不全に対する臍帯血移植の成績は上昇しているが，PTCY を用いた HLA 半合致移植（ハプロ移植）も有用であり，どちらを選択するかはドナーの協力体制，感染症など患者の状況，施設経験から総合的に判断される．これらのドナーを用いる場合は，必ず抗 HLA 抗体の再評価を行う．

コラム　抗HLA抗体

抗体は，病原体に結合することによって感染から体を守る役割をもっている（図左）．抗体は体内で作られた時点から，標的（結合する相手）が決まっている（たとえばコロナウイルスに対する抗体，インフルエンザウイルスに対する抗体など）．移植前の患者が自分以外のHLAに対する抗体をもっていることがあり，これを抗HLA抗体と呼ぶ．

たとえば，患者自身のHLAがA24で，A31に対する抗HLA抗体をもっていたとする（図右）．HLA一致ドナーであれば，ドナーもA24をもちA31はもたないので，抗HLA抗体がドナー細胞を攻撃することはない．しかし，ドナーがA31をもっている場合，抗HLA抗体がドナー細胞を攻撃して死滅させ，ドナー造血が回復せず生着不全に至るため，ドナーとして選択してはいけない．HLA不一致でもドナーがA26であれば，抗HLA抗体はドナー細胞を攻撃しないので，ドナーとして選択可能となる．ドナーを攻撃するHLA抗体をドナー特異的抗HLA抗体（donor-specific HLA antibodies：DSA）という．

なお，HLAは血小板表面にも発現しており，輸血された血小板を抗HLA抗体が攻撃すると，輸血の効果が大きく下がってしまう．HLA適合血小板はこの問題を解決するために用いられる．逆に，血小板輸血を繰り返していると他者のHLAに刺激されて新たな抗HLA抗体を獲得してしまう．

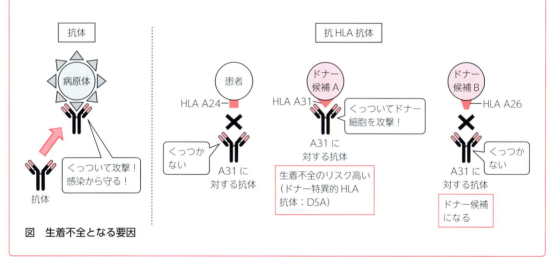

図　生着不全となる要因

　当院では移植後3週で血球回復のきざしがない場合は骨髄検査を行う．その際に骨髄で造血が認められなければ，キメリズム検査の結果を待ちながら抗HLA抗体を再検する．移植後4週時点で骨髄穿刺を再検して造血がなければ生着不全を確定する．確定後ただちに臍帯血とHLA不一致ドナーから適切なドナー候補を選定し，初回移植から5～6週で再移植を行っている．

2　再移植以外の治療

　一度生着したあとの二次性生着不全では，血球減少の原因を除去することで回復することもある．ウイルス感染では感染症の治療，血球貪食症候群ではステロイド，再生不良性貧血では免疫抑制薬の調整などが検討される．

F. 看護

- 移植の状況（前処置の種類，HLA不適合移植，臍帯血移植など）を把握し，生着不全の可能性を頭に入れておく．
- 症状やデータの把握（生着の傾向，感染徴候をみる）
- 感染予防の徹底
- 患者，家族の精神的サポート：生着不全および再移植の説明後，患者・家族の思いを傾聴し対応する．前処置による嘔気や粘膜障害，血球減少期の発熱に耐えてきた患者は，血球回復と生着に強い期待をもっている．そこへ，「血球が回復する見込みがなく，もう一度移植を受けるしかない」と伝えられるため，絶望，失望，悲しみ，怒りなどさまざまな思いを感じる．しかし，生着不全は「終わり」ではなく，まだチャンスが残っていることを患者にしっかりと伝え，医療スタッフ（医師，看護師，臨床心理士など）はカンファレンスなどで情報を十分に共有しながら，患者が希望をもって再移植に臨めるよう身体的・精神的に支えていく必要がある．

移植看護あるある　生着不全編

血縁ドナー：自分の細胞がわるくて生着不全になってしまったのかと責任を感じてしまいます．

看護師：生着不全にはさまざまな要因があり，決してドナーさんの細胞がわるかったわけではありません．ドナーさんは十分に力を尽くされていますので，決してご自分を責めないでくださいね．造血細胞移植コーディネーター（HCTC）にも相談して，患者さんとも話してお互いに同じ考えになれるようサポートします．

※血縁ドナーが抱える問題については，「第1章8. 造血幹細胞の採取と処理」を参照．

5 類洞閉塞症候群（肝中心静脈閉塞症）

A. 類洞閉塞症候群とは

　類洞閉塞症候群（sinusoidal obstruction syndrome：SOS）は，移植前処置によって肝臓の類洞が障害されることにより発症する．類洞とは肝臓内の小さな血管のことであり，肝臓に流れ込む栄養豊富な血液（冠動脈＋門脈）が類洞内を通過する際に，肝臓の細胞と栄養，酸素，不要物などの交換が行われる（図3-5-1）．SOSでは類洞の内皮（類洞内側の細胞）が障害されて類洞が閉塞し，虚血によって最終的には肝細胞が壊死する．重症例では致命率が高く，重要な移植後合併症の1つである．以前は肝中心静脈閉塞症（veno-occlusive disease：VOD）と呼ばれていたが，近年ではSOSあるいはSOS/VODの呼称が一般的となった[1]．

B. 発症要因

　前処置との関連が強く指摘されており，移植前の肝障害も重要な要因となる．わが国からの報告では移植回数，高齢，全身状態，C型肝炎ウイルス感染既往，骨髄破壊的前処置の使用などが危険因子として報告されている[2]．また急性骨髄性白血病に対するゲムツズマブオゾガマイシン（GO：マイロターグ®）や急性リンパ性白血病を対象としたイノツズマブオゾガマイシン（InO：ベスポンサ®）はSOSのリスクを上げる可能性があるため，

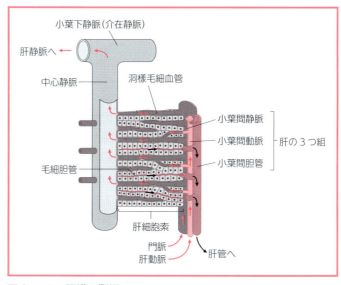

図3-5-1　肝臓と類洞

移植予定症例への使用は慎重に検討すべきである.

C. 症 状

　一般には移植後21日以内に黄疸，有痛性肝腫大（右季肋部痛），腹水，体重増加を主な症状として発症する．21日以降に発症する遅発性SOSも存在し，とくに小児では20%を占めるとされている．わが国からの報告では，診断時の臨床症状は体重増加（91%），黄疸（69%），右季肋部痛（58%），腹水（48%），呼吸不全（25%），腎不全（23%），脳症（12%）だった[2]．移植早期に輸液量に見合わない体重増加や腹部膨満感を認める場合SOSを疑う必要がある.

D. 検 査

　特異的な採血所見はなく，早期に診断することはむずかしい．ビリルビンに加えて胆道系酵素（ALP，γ-GTP）が上昇することが多い．肝細胞の障害を反映するAST，ALTの上昇はSOSの診断から遅れて起こる．血小板輸血に反応しない血小板減少がみられる．画像検査として，腹部エコー所見を点数化して評価する方法（HokUS-10）が報告されている．臨床検査技師や消化器内科医の協力が必要なこと，施設や術者によって差が出ることなど課題はあるが，侵襲を伴わない検査で有用である.

E. 診 断

　Baltimore，Seattle，EBMTの3つの臨床診断基準が用いられる[1]．Baltimore基準は修正Seattle基準と比較し診断基準を厳格化している．2016年に発表されたヨーロッパ造血細胞移植学会（EBMT）基準では遅発性SOSの基準が追加された．超音波検査によるSOSの診断（HokUS-10）が注目されている（詳細は日本造血・免疫細胞療法学会『造血細胞移植ガイドライン—SOS/TA-TMA（第2版）』[1]を参照）.

F. 予 防

　SOSの発症率を大きく低下させる薬剤や，発症後の生存率を十分に改善させる薬剤がないため，いかにしてSOSが合併しにくい移植を行うかが重要となる．肝障害がある例では骨髄破壊的前処置を避ける，あるいは移植予定の患者ではGOやInOを最小限にする，などが具体的な対策となる．ウルソデオキシコール酸（ウルソ®）には一定のSOS予防効果があると考えられており，副作用の少なさもあって移植の際に予防投与される．未分画ヘパリン（ヘパリン®）や低分子ヘパリン（ダルテパリン：フラグミン®）の予防効果には疑問があるが，他に有用な方法がないため使用している施設も多い．当科では低分子ヘパリン75単位/kgとウルソデオキシコール酸600mg/日を用いているが，出血傾向があれば低分子ヘパリンは中止している.

G. 治　療

　SOS治療でもっとも重要なのは，in/outバランスの管理や血行動態の維持などの支持療法であり，輸液量の厳格な管理や利尿薬の使用が行われる．2019年からわが国でもデフィブロチド（DF：デファイテリオ®）が使用可能となった．急激なビリルビン上昇や体重増加，多臓器不全を伴う症例は予後不良であり，DF投与が考慮される．ただし，DFによる出血傾向には注意が必要である．SOS早期にDFを投与することの有用性は，今のところはっきりしていない．遺伝子組み換えトロンボモジュリン（リコモジュリン®）やステロイドも使用されるが，効果が証明されているとはいえない．

H. 予　後

　わが国で1999〜2010年に同種造血幹細胞移植を受けた，4,290例の解析結果によると，SOSと診断されたのはSeattle基準で10.8％，Baltimore基準で2.5％であった．Seattle基準でSOSと診断された例の生存率は移植後100日で32％と低く，とくに腎不全や呼吸不全がある重症例の死亡率は85％と報告されている．

I. 看　護

　重症化すると死亡率が高いため，全身状態の観察を行いながら異常の早期発見に努める必要がある．
- ・既往歴やこれまでの治療での肝機能など患者の状態を把握し，SOSのリスクを認識しておく．高齢者，骨髄破壊的前処置，C型肝炎や肝硬変，非寛解期移植，マイロターグ®・ベスポンサ®投与例などで注意が必要．
- ・SOSは前処置中から移植後30日程度までの間に発症し，とくに移植後10〜15日頃がもっとも多い．
- ・内服薬であるウルソデオキシコール酸は予防薬として有用性が認められている．注射薬に変更できないため，患者には内服の必要性を十分に説明して内服指導する．
- ・1日2回，朝・夕の体重測定を行い，体重増加が大きければSOSの可能性についてアセスメントし，すみやかに医師へ報告する．
- ・必要に応じて腹水の評価のため腹囲測定を行う．
- ・右季肋部痛を確認する（右季肋部を圧迫しなければ訴えがないことが多いため注意）．
- ・治療としてデファイテリオ®が投与されると出血をきたしやすいので，注意深く観察するとともに患者にリスクを説明する．
- ・血清ビリルビン値の上昇に伴い，腎障害の悪化や傾眠傾向などの症状が現れることがある．意識レベルに変化がみられるときは，転倒転落やカテーテル抜去などに十分注意し早めの対策が必要である．
- ・黄疸や浮腫など目に見える症状がある場合は，患者は不安を抱きやすいため精神的ケアを行う．状態変化に伴い家族も不安を抱きやすいため，インフォームド・コンセン

トを設けるなどの調整を行い，家族の理解度を確認しながらサポートを行う．

> **観察POINT！** 類洞閉塞症候群
> ・体重の増加・腹囲の増加
> ・右上腹部痛の有無
> ・腹部膨満感
> ・浮腫の有無，尿量の減少
> ・出血傾向
> ・肝機能の検査データ

移植看護あるある

体重増加編

若手看護師：患者Aさんの体重が数日前と比較して4kg増えています．四肢もむくんでいて尿量も少なくなっています．主治医に報告したら利尿薬をするよう指示がありました．

先輩看護師：利尿薬をした後に注意することはなんだと思いますか？SOSの可能性を考えてしておくことはなんでしょう？

若手看護師：トイレの回数が増えるので転倒リスクが高くなると思います．肝臓がわるくなるイメージです．あとは肝臓がわるいから…？

先輩看護師：そうですね．ほかにも浮腫で歩きにくかったり，筋力低下しているから転倒にはとくに注意して移動時のナースコール指導を行いましょう．あわててトイレに行くことも考えられるので，尿器設置をしたり安心のために尿取りパットを使うなどの工夫をするとよいと思います．夜間に効果が残らないように早めに利尿薬を投与する配慮も大事ですね．

文 献

1) 日本造血・免疫細胞療法学会：造血細胞移植ガイドライン（第1巻），SOS/TA-TMA，第2版，日本造血・免疫細胞療法学会，2022
2) Yakushijin K et al：Sinusoidal obstruction syndrome after allogeneic hematopoietic stem cell transplantation：Incidence, risk factors and outcomes. Bone Marrow Transplant 51(3)：403-409, 2016

6 血栓性微小血管症

A. 血栓性微小血管症とは

　移植後の血栓性微小血管症（thrombotic microangiopathy：TMA）では，まずさまざまな要因で小さな動脈の内皮細胞が障害される．ついで障害された内皮細胞に血小板が集まって血栓を形成し，消費され，血小板は低下する．血栓が形成された結果，動脈が細くなり血栓が障害物になってしまうため，そこを通過する際に赤血球が破壊され溶血性貧血になる（**図3-6-1**）．さらに動脈の血流が低下するため，臓器の血液が不足して臓器障害を引き起こす．TMAには血栓性血小板減少性紫斑病（TTP）や溶血性尿毒症症候群（HUS）なども含まれ，これらと区別するため移植後TMA（transplant-associated TMA：TA-TMA）とも呼ばれる[1]．TA-TMAの発症率は報告によりばらつきがあるが，10～25％程度とされている[2]．

　TA-TMAの要因としてカルシニューリン阻害薬（シクロスポリン：CSP，タクロリムス：TAC），前処置薬剤，感染症，GVHDなどがある．腸管型TMAでは溶血性貧血の所見が少なく，下痢や下血が主体となる．

B. 症状と検査

　溶血性貧血と血小板減少によって貧血症状，出血傾向を認める．進行すると血栓による血流低下から臓器障害を引き起こし，さまざまな症状と検査異常が起こる．急性GVHD，

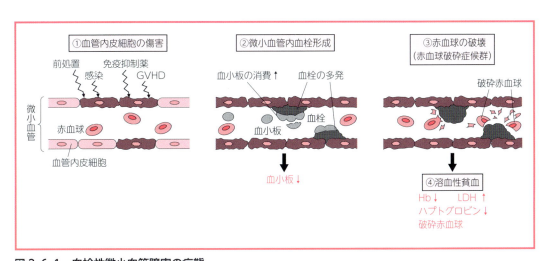

図3-6-1　血栓性微小血管障害の病態
①→②→③→④の順に進行する．

SOS/VOD などが合併していることが多いため，併存疾患による症状も加わる.

1 症　状

下痢，下血，黄疸，中枢神経障害（頭痛，意識障害，けいれん），腎障害，出血傾向などである.

2 臨床検査

- ・溶血性貧血：末梢血破砕赤血球の出現，網状赤血球増加を伴う貧血，血清 LDH 上昇，間接ビリルビン上昇，ハプトグロビン低下
- ・血小板輸血に不応性の血小板減少
- ・臓器障害の検査所見：BUN およびクレアチニン高値，下部消化管内視鏡での生検

C. 診　断

TMA の診断には，まず以下のような所見から TMA を疑うことが重要である.

① 造血は保たれて出血がないにもかかわらず貧血が進行する.

② 血小板が減少し輸血後も上昇しない.

③ 再発がないにもかかわらず LDH が増加する.

④ 末梢血に有核赤血球が出現する.

⑤ GVHD による下痢に下血が加わる.

このような場合は，末梢血液の目視で破砕赤血球を確認や，ハプトグロビンの測定など，診断に向けた検査を追加する.

アメリカ血液・骨髄移植臨床試験ネットワーク（BMT-CTN）およびヨーロッパ造血細胞移植学会（EBMT）などから診断基準が提唱されている[1]．臨床現場では経過，検査所見を含めて総合的に判断され，腸管型 TMA の診断には大腸内視鏡による生検が必須である．移植後の合併症（GVHD，SOS/VOD など），感染症（CMV など），薬剤の副作用との鑑別に苦慮する場合も多い.

D. 予防・治療

実臨床では診断基準を満たす前に LDH の増加や有核赤血球の末梢血への出現が認められることが多く，その時点でカルシニューリン阻害薬（CSP，TAC）とステロイドのバランスを調整すれば臓器障害に至る前に予防できることも多い.

臓器障害が悪化した TMA に対しては有効な治療薬がないため，in/out バランスや感染症治療などの全身管理を行いながら，できる限り原因を除去する．まず試みられるのはカルシニューリン阻害薬（CSP，TAC）の減量であり，TMA の改善が期待できる．ただし，GVHD を合併している場合は免疫抑制薬の安易な減量・中止はかえって生存率を下げるため注意を要する.

腸管型 TMA は GVHD の合併例が多く，免疫抑制薬の早期減量がむずかしい場合がほ

とんどである．輸血や補液などで全身管理を行いながら少しずつ薬剤を調整して，時間とともに改善を期待する戦略となる．

　現時点で血漿交換，デフィブロチド（デファイテリオ®），遺伝子組み換えトロンボモジュリン（リコモジュリン®），エクリズマブ（ソリリス®）などの薬剤は TA-TMA への有効性が証明されていない．

E. 看　護

　軽症例では薬剤の調整によって改善し，大きな問題にならないこともある．しかし重症化すると死亡率が高いため，全身状態の観察を行いながら異常の早期発見に努める．

- ・TMA への対応として免疫抑制薬が調整されることが多いので，GVHD の悪化に気をつける．
- ・腸管型 TMA は GVHD による下痢に続いて，下痢の悪化や下血として発症する例が多い．血圧が低下するほどの消化管出血になることもある．
- ・重症化すると意識障害やけいれんを起こすこともあるため，意識レベルの変化に注意し，転倒や外傷の予防を重点的に行う．
- ・腸管型 TMA では下痢や下血が長引くことが多い．時間をかければ改善することもあるため，根気強く病状と向き合っていけるように，短期目標を設定するなど精神的な面からもアセスメントする．
- ・患者の状況変化が速いうえに病態が理解しにくいため，家族が不安を抱きやすい．病状説明時には病状の受け止め方や理解度を確認し，家族のサポートにも努める．

観察POINT！　血栓性微小血管症
- ・バイタルサイン，検査データ（ヘモグロビン，LDH，血小板など）
- ・下痢・下血の有無
- ・意識障害・けいれんの有無
- ・出血症状の有無

移植看護あるある 血栓性微小血管症編

若手看護師:「血栓性微小血管症って実際むずかしい合併症で,よくわかりません.」

先輩看護師:「そうですね.実際に感染症やGVHDと混在していることも多いから,症状の見分けはむずかしいけど,普段の患者さんと比べて違うところ,おやっ?と思うことを見つけることや,移植前からよく観察して知っておくことが大事です.日々患者さんの細かい症状の訴えに目を向けて,早めに主治医に報告することが大切だと思います.」

文 献

1) 日本造血・免疫細胞療法学会:造血細胞移植ガイドライン(第1巻),SOS/TA-TMA,第2版,日本造血・免疫細胞療法学会,2022
2) 松井宏行ほか:造血幹細胞移植後TMA.血栓止血誌 31(1):61-65,2020

7 出血性膀胱炎

A. 出血性膀胱炎の原因

移植後早期に発症する薬剤性出血性膀胱炎と，晩期に発症するウイルス性出血性膀胱炎に大別される．

1 薬剤性出血性膀胱炎

前処置薬，とくにシクロホスファミド（CY）の代謝物質（アクロレイン）が原因で起こり，CY 終了後 48～72 時間以内に発症する．補液やメスナ（ウロミテキサン®）などの予防法が確立されたため，臨床的に問題となることは少なくなってきていたが，移植後 CY（PTCY）により高齢者にも CY が投与される例が増加しており，改めて注意が必要である．

2 ウイルス性出血性膀胱炎

移植後 10 日以降の比較的晩期に発症し，アデノウイルス（11 型がもっとも多い），BK ウイルスが主な原因となる．これらのウイルスは移植以前に初感染したあと体の中に残っており（潜伏感染），移植後の免疫抑制で再活性化して出血性膀胱炎を起こす．ステロイド使用例などで移植後 1～2 ヵ月での発症が多いが，中には 1 年以上経過して発症する例もある．わが国の移植では 8.6～24% 程度で合併すると報告されており，重症化する例もまれではない[1]．

発症の危険因子として高齢（≧50 歳），男性，悪性リンパ腫，合併症スコア高値，HLA 不一致ドナー，臍帯血移植，ATG（サイモグロブリン®）投与，急性および慢性 GVHD が報告されている[2]．PTCY では BK ウイルスなどのウイルス性出血性膀胱炎が増加する可能性も指摘されている[2]．

B. 症 状

軽症例では，肉眼で見えない程度の顕微鏡的血尿のみで自覚症状がない場合もある．中等症以上では肉眼的血尿となり，頻尿，排尿時痛，残尿感，腰背部痛などを伴う．重症になると凝血塊（コアグラ）混じりの血尿によって尿閉や膀胱タンポナーデ，腎不全を併発する．アデノウイルス性出血性膀胱炎の 20% 程度でウイルスが尿路以外の臓器，血中にも広がることがあり，致死率が高い（播種性アデノウイルス感染症）[2]．

C. 検査・診断

- 尿の潜血検査（尿試験紙検査：ウロラブスティックス®）
- 尿中アデノウイルス，BKウイルスの検査を行う．PCR法による定性法（陽性か陰性か）と定量法（ウイルス量まで測定）があるが，いずれも保険適用外である．当院では両ウイルスを検出できる「miniQ出血膀胱炎」を用いているが，BKウイルスでは陽性となっただけでは原因と断定できないので注意が必要である．
- CT，エコー検査：膀胱壁の肥厚，膀胱内の凝血塊（コアグラ），尿管の状況，水腎症の有無，他臓器への感染拡大の有無を評価する（**図3-7-1**）．

D. 予防・治療

1 予防

　CYに伴う出血性膀胱炎の予防は大量輸液による強制利尿でアクロレインが膀胱内に滞留することを避け，アクロレイン不活化作用をもつメスナ（ウロミテキサン®）を投与する．ウイルス性出血性膀胱炎の予防は困難である．

2 保存的治療

　治療の基本的は対症療法であり，ウイルスの排泄をうながすとともに凝血塊によって閉塞が起こらないように大量輸液や利尿薬で尿量を保つ．また凝血塊で排尿障害がある場合は径が太い3-way尿道留置カテーテルを挿入し，持続膀胱洗浄を行う（**図3-7-2**）．血小板は可能な限り5万/μL以上など高めを維持する．持続膀胱洗浄を行うと膀胱の疼痛や不快感などの苦痛が強いため，可能な限り症状のコントロールを行う．同時に，根本的な原因であるウイルスを除去するため免疫抑制薬，とくにステロイドの減量を図る．

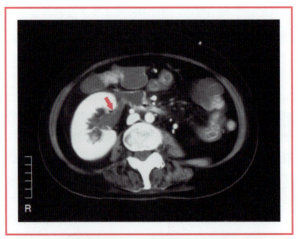

図3-7-1 出血性膀胱炎のため拡大した左尿管・腎盂（矢印）

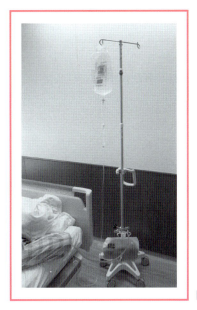
図 3-7-2 持続膀胱洗浄中のようす

> **看護POINT!** 持続膀胱洗浄
> - 体動やカテーテルの刺激によって膀胱刺激症状やコアグラの閉塞が起こるため，患者の生活リズムを把握し必要時は膀胱洗浄の滴下をあらかじめ早める．
> - カテーテル閉塞へ迅速に対応するために必要物品は病室内に準備しておく．
> - 腹圧をかける動作を避け，腹圧を逃がすような指導をする（排便コントロール，口呼吸や深呼吸，安楽体位など）．

3 外科的治療

膀胱鏡による経尿道的膀胱電気凝固術（TUEC）は一定の効果が得られるため泌尿器科に相談する．ただしウイルスが除去できなければ再燃する場合も多く，腎瘻や外科的切除を必要とする場合もある．

4 抗ウイルス療法

抗ウイルス薬であるシドフォビルはわが国では未承認であり，わが国の移植において大きな課題の1つである．そのほか，明らかな有用性が確認されている薬剤はない．

E. 看　護

1 症状観察

- 尿の性状（血尿スコアによる評価と凝血塊の有無をカルテ記載）
- 膀胱刺激症状（下腹部痛，灼熱感，頻尿，排尿時痛）の有無と程度
- 経時的な尿量（凝血塊による尿閉の可能性を考慮）

・血液検査データ（血小板値，出血性貧血）
・発熱の有無
・休養，睡眠，疲労，ストレスの程度
・持続膀胱洗浄中の膀胱カテーテル閉塞の有無（急激な膀胱痛，圧迫感）

2 看護の実際

・出血性膀胱炎に対する治療の基本は尿量の確保であり，当院では1日2～3Lを目標に水分をこまめに補給するよううながしている．
・突然コアグラが尿道に詰まって尿閉となることがあるため，休日・夜間の連絡と対応を主治医と相談しておく．
・尿路閉塞から細菌感染を合併したり，アデノウイルスが全身に広がる（播種性アデノウイルス感染症）と発熱を伴い重篤化のリスクがある．
・持続膀胱洗浄の際は，凝血塊によるカテーテル閉塞に注意が必要であり，適宜ミルキングや用手吸引（指示のもと滅菌操作で）を行う．血尿スケールによって洗浄用生理食塩水を滴下調整し，カテーテルの固定による尿道口損傷や皮膚トラブルにも注意する．
・出血や貧血の程度で止血薬や輸血の投与を行う．
・排尿時痛などの身体的苦痛が強い場合は医師へ報告し，医療用麻薬の導入，睡眠薬，鎮痛薬など苦痛の緩和法を相談する．
・自力での日常生活が困難になる場合が多く，セルフケア支援や陰部の清潔が保てるようにする．
・とくに男性は女性と比べて尿道痛や膀胱刺激症状が出やすく，長期化すると過度なストレスとなる．常に膀胱の違和感にさらされ閉塞による苦痛に怯える日々は，患者にとってきわめて大きな精神的苦痛を伴うため，精神面のケアが重要となる．

■文 献
1) 日本造血・免疫細胞療法学会：造血細胞移植ガイドライン（第1巻），出血性膀胱炎，日本造血・免疫細胞療法学会，2018
2) Inamoto Y et al：Adenovirus disease after hematopoietic cell transplantation：a Japanese transplant registry analysis. Am J Hematol **97**(12)：1568-1579, 2022

8 呼吸器合併症

　移植に伴う肺合併症は感染性と非感染性に大きく分けられる．血球回復前は感染性合併症が圧倒的に多いが，その後は非感染性肺障害も増加する．移植後2〜3ヵ月を過ぎて生じる非感染性肺疾患を非感染性肺合併症（late onset noninfectious pulmonary complications：LONIPCs）と呼ぶこともある．肺機能検査によって閉塞性障害と拘束性障害を判断することが診断に有用である（図3-8-1）．

　本項では非感染性肺障害について代表的な2つの病態を以下に述べる（表3-8-1）．

A. 閉塞性細気管支炎

　閉塞性細気管支炎（bronchiolitis obliterans：BO）は，慢性GVHDに伴う難治性の肺合併症である．細気管支（肺胞近くの細い気管支）に炎症と線維化が起こり，内腔が狭窄することで吸い込んだ空気が吐き出せずに肺胞に溜まってしまう．肺胞が過膨張するためガ

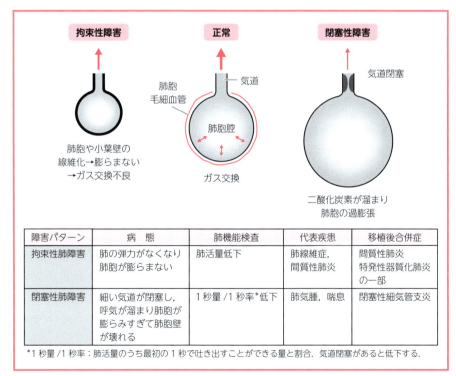

図3-8-1　拘束性障害と閉塞性障害

表 3-8-1　代表的な 2 つの非感染性肺障害

	診　断	症　状
閉塞性細気管支炎（bronchiolitis obliterans：BO）	肺機能検査で 1 秒率が低下（閉塞性障害）．初期での CT 変化は軽微	体動時の息切れあるいは呼吸困難感，持続する咳，喘鳴（感染を合併しなければ発熱はない）
特発性器質化肺炎（cryptogenic organizing pneumonia：COP）	CT で浸潤影	多くの患者で発熱あり．咳，呼吸困難

※診断には移植後 2～3 ヵ月経過し，感染症が否定的な肺疾患であることが必要である．

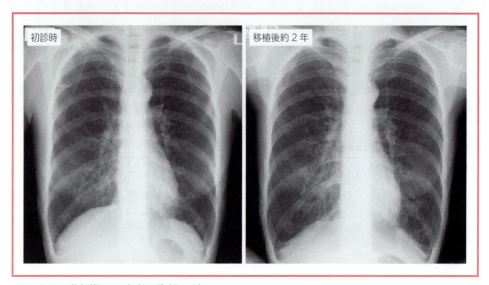

図 3-8-2　進行期 BO 患者の胸部 X 線
移植後 2 年弱で BO を発症．その際肺アスペルギルス症も合併していた．初診時と比較して肺の過膨張が著明である．このときの肺機能検査では 1 秒率は 40％であった．

ス交換が十分にできず，膨張した肺胞がさらに周囲の再気管支を圧迫して狭窄が悪化する（**図 3-8-1**，閉塞性障害）．移植後 6～12 ヵ月に好発し，全移植患者の 5.5％，慢性 GVHD 発症者の 14％に合併するとされている[1]．症状として咳や労作時の息切れを訴えることが多く，感染がない限り発熱はない．

　診断には肺機能検査が必須で，1 秒率 70％未満，％1 秒量 75％未満または 2 年以内で 10％以上の低下が条件となる．初期には胸部 X 線，CT でほとんど異常を認めないが，進行すると肺気腫のように肺の過膨張，横隔膜平定化を認める（**図 3-8-2**）．以前は生検が必要だったが，現在では肺機能異常があり，感染症が否定され，画像所見あるいはその他の臓器に慢性 GVHD があれば診断が確定する（BO 症候群：BOS）．いったん発症すると進行性，不可逆性のため早期発見が重要視され，移植後 1 年以内は 3 ヵ月ごとの肺機能検査が推奨されている．治療には全身ステロイド，吸入ステロイド，マクロライド系抗菌薬（クラリス®など），ロイコトリエン拮抗薬（モンテルカスト：シングレア®）などを投与するが，わが国からの報告では 4 年生存率 51％，非再発死亡率 38％と予後不良である[1]．肺移植は有用だが，成人例では現実的に困難な例も多い．

B. 特発性器質化肺炎

　特発性器質化肺炎（cryptogenic organizing pneumonia：COP）は細気管支，肺胞に炎症が起こることで発症し，以前は器質化肺炎を伴う閉塞性細気管支炎（BOOP）と呼ばれていた．BOに比べて移植後早期に発症し，発症頻度は1〜10％とされている[1]．BOほど慢性GVHDと直結しないが，急性および慢性GVHD発症例でリスクが高く，これらの免疫反応との関連性が強い．大部分の患者で発熱を認め，咳，呼吸困難を伴う例が多いが20％程度は無症状である．

　BOと異なり画像検査が有用で，X線では両側性の肺陰影，斑状や線状影が出現する．CTでは両肺野，胸膜下，気管支に沿って斑状の陰影，結節影，スリガラス状陰性を認める（図3-8-3）．肺機能検査ではBOほどの変化はないが，60％で異常を認める（拘束性＞閉塞性）．感染症の除外がしばしば困難で，診断には経気管支肺生検や経皮的針生検での組織診断が望ましい．ただし全身状態から侵襲的な検査が困難な場合は，ステロイド治療への反応性から診断を確定することもある．治療には全身ステロイド投与が用いられ，BOと比較すると治療への反応性がよい（60〜80％で奏功）[1]．

C. 看　護

1 症状の観察

- ・バイタルサイン，検査データ
- ・労作時呼吸困難，呼吸回数，SpO_2値
- ・胸痛，喘鳴，喀痰の性状や量や色
- ・肺雑音やエア入りの評価
- ・意識障害の有無（CO_2ナルコーシス）

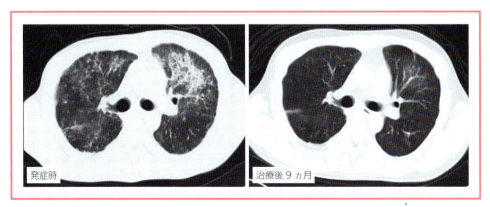

図3-8-3　COP患者の胸部CT
左：発症時．発熱，継続する咳で受診した際の胸部CT．気管支に沿ってスリガラス状陰影を認める．
右：ステロイド投与後9ヵ月．陰影は改善している．

2 看護の実際

移植後の肺合併症では，まず感染症か感染症以外かを考える必要がある．感染症は急激に重症化することがあるが，抗菌薬治療による改善も早い．しかし，GVHD に関連した肺合併症は発見しにくく，治療を行っても十分な改善が得られにくい．とくに BO はいったん発症すると難治性で，入退院を繰り返しながら在宅酸素療法が必要となって患者の生活の質（QOL）を低下させてしまうことがある．外来で発症する例が多いため，看護師として経過や病状を把握しにくい合併症である．

患者としても，移植前に肺合併症について説明を受けていても，実際に十分な理解が得られていないことが多い．早期発見と早期治療が重要となるため，退院前にしっかりと患者教育を行うとともに，外来フォロー中の患者に対しても LTFU 外来にてアセスメントを継続することを心がけたい．

> ☞看護 POINT！　**呼吸器合併症の看護と指導**
>
> ＜状態把握＞
> - 検査データ，肺機能の把握（肺疾患の既往や肺機能検査）
>
> ＜移植前後の指導＞
> - 移植前からの確実な禁煙指導を行う
> - 移植後退院前に肺合併症の注意点に関してオリエンテーションを実施
>
> ＜肺合併症看護の注意点＞
> - 労作時の呼吸困難や SpO_2 の変動に注意
> - ステロイド副作用（高血糖，不眠など）の評価
> - ステロイド吸入が適切に行えているかの評価
> - 呼吸リハビリテーションの適応を検討
> - BO では血中 CO_2 ナルコーシスのリスクがあるため，O_2 投与量を主治医に確認
>
> ＜肺合併症患者の指導＞
> - 退院後を見据えて，セルフモニタリングを指導する（在宅では肺の症状に気づきにくいため，具体的な生活上での症状に結びつける）
> - 在宅での感染症対策と感染症状出現時の早期受診を指導する（感染を繰り返すと肺の予備能が減少）

移植看護あるある　**禁煙編**

患者：タバコは移植が終わったら吸えますよね？我慢できるかなぁ．

看護師：肺の合併症が移植中も移植後も出る可能性が高いので，移植前から禁煙することが大切です．移植後も禁煙が必要になりますが，どうですか？普段どれくらい喫煙されますか？喫煙以外でリフレッシュできることはありますか？

禁煙は患者にとって解決しにくい問題であり，看護師は「血液疾患で移植したのだから禁煙するは当たり前」と簡単に思わないほうがよい．禁煙の必要性を理解してもらわない限り，医療者にバレなければいいだろうと隠れて喫煙してしまうことがある．疾患や治療のストレスがある中で禁煙まで迫られる患者は，思いの外につらいのである．一方的に禁煙を迫るのではなく，禁煙外来や家族支援などの具体的な禁煙方法について一緒に検討していく必要がある．

■文　献

1）日本造血・免疫細胞療法学会：造血細胞移植ガイドライン（第4巻），移植後長期フォローアップ，日本造血・免疫細胞療法学会，2017

9 慢性 GVHD

A. 慢性 GVHD とは

　急性 GVHD と異なり，慢性 GVHD では自己抗原を標的とする自己応答性の T 細胞が関与し，いわゆる自己免疫疾患と似た病態を呈する．組織では線維化（正常組織が線維組織に置き換わる）が起こるため，一度障害が起こると治療を行っても完全にもとに戻らない（不可逆）例があることが大きな問題となる．

1 定義・分類・頻度

　かつては移植後 100 日以前が急性 GVHD，100 日以後が慢性 GVHD と分類されていた．しかし，100 日以降に典型的な急性 GVHD 様症状を呈する場合もあれば，100 日以前に慢性 GVHD 様の症状を呈する場合もあるため，現在では発症時期ではなく症状による分類となっている[1]（「第 3 章 2. 急性 GVHD」も参照）．

　慢性 GVHD の頻度はドナーや GVHD 予防法によって大きく異なるが，一般的に移植後の 20～40％程度で発症し，発症リスクとして女性ドナーから男性レシピエントへの幹細胞移植，末梢血ドナーの幹細胞移植，急性 GVHD 発症例などがあげられる．

　また，先行する急性 GVHD との関係から，次の 3 型に分類される．

> - progressive type（進行性）：活動性の急性 GVHD からそのまま移行した慢性 GVHD
> - quiescent type（静止）：急性 GVHD が軽快したのち発症した慢性 GVHD
> - de novo type（初発）：先行する急性 GVHD がなく突如として発症した慢性 GVHD

B. 症状・診断・検査

　臨床症状を図 3-9-1 に示す．看護師として慢性 GVHD でどのような症状が出現しうるかを知っておくことは，早期発見と患者指導に役立つ．診断には，①診断的徴候が少なくとも 1 つあること，あるいは②生検や他の検査で支持される特徴的徴候が少なくとも 1 つあること（他の疾患を除外），のいずれかを満たす必要がある（詳細は日本造血・免疫細胞療法学会の『造血細胞移植ガイドライン—GVHD（第 5 版）』[1] を参照）．

　検査としては，各臓器の組織診断（生検）がもっとも重要である．また，慢性 GVHD の標的臓器は全身の各臓器に及ぶため，それぞれの専門医による診察も依頼する．

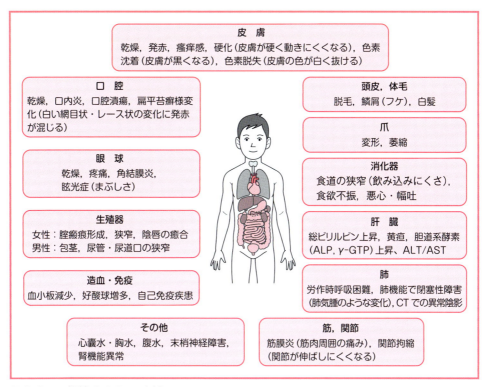

図 3-9-1　慢性 GVHD の症状

C. 各臓器の病変と診断

1 皮膚病変

　典型的な皮膚病変の場合には肉眼所見で診断できる．ただし，慢性 GVHD の皮膚所見は多種多様であり，診断的徴候に含まれない皮膚病変では生検が有用である．

2 口腔病変

　苔癬様変化が明らかであれば診断が確定できる．口腔真菌感染症（カンジダ症），単純ヘルペスウイルス（HSV）感染症，瘢痕性類天疱瘡などとの鑑別が必要な場合は，培養（ウイルス・真菌の染色を含む）と生検が必要になる．

3 肝病変

　慢性 GHVD で肝機能異常を伴う例は多いが，肝病変のみでは慢性 GVHD と診断できない．ビリルビンや胆道系酵素（ALP，γ-GTP）の上昇を伴う胆汁うっ滞型が多いが，AST や ALT が上昇する肝炎型慢性 GVHD もある．

4 肺病変

　慢性 GVHD の診断に直結するのは閉塞性細気管支炎（BO）であり，肺機能検査と画像

所見に加えて，可能な症例では生検を加えて診断する．高熱やCRP高値を認めることはまれだが，肺感染症を併発することもあるので注意を要する（詳細は「第3章8．呼吸器合併症」を参照）．

5 眼病変

慢性GVHDで眼症状を認める例は多いが，他病変がなければ診断には生検が必要になる．乾燥を主症状として角膜障害を併発する．

D. 重症度分類

以前は一部の皮膚と肝のみに限局する限局型（limited type）と全身に及ぶ全身型（extensive type）に分けられていた．しかし，治療や予後に直結する分類として，現在では臓器別スコアによる重症度分類が用いられる[1]．各臓器/部位を4段階（0〜3点）で採点し，異常なしは0点，重症病変が3点である．肺病変は生命に対する影響が強いため，スコアが一段階重要視されている（スコアの詳細は日本造血・免疫細胞療法学会の『造血細胞移植ガイドライン―GVHD（第5版）』[1]を参照）．わが国での重症度別の臓器障害の頻度を図3-9-2に示す[2]．

E. 予防・治療

慢性GVHDに対する治療は全身療法，局所療法，支持療法に分けられる．全身療法には最初に行う一次治療と治療抵抗性の際に行う二次治療がある．一般に上記の重症度分類にて軽症の場合は局所療法，中等症以上の場合は全身療法を行う．progressive typeの発症形式，血小板減少（10万以下），広範な皮膚病変，消化管障害，PS（パフォーマンス・ステータス）低下などの予後不良因子がある場合は，より早期から全身療法を検討することもある．

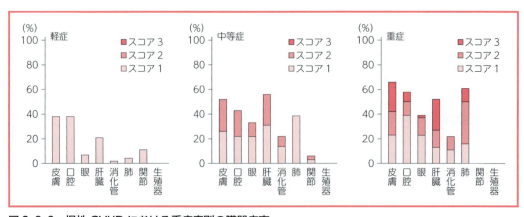

図3-9-2　慢性GVHDにおける重症度別の臓器病変

[Ohwada C et al：A prospective, longitudinal observation of the incidence, treatment, and survival of late acute and chronic graft-versus-host disease by National Institutes of Health Criteria in a Japanese cohort. Biol Blood Marrow Transplant **26**(1)：162-170, 2020 より引用]

1 軽症例（局所療法・支持療法）

- ・皮膚：日焼け止めクリームや衣類にて防護し日光曝露を避ける．局所療法として外用ステロイド，保湿，外用免疫抑制薬，PUVA療法などがある
- ・口唇・口腔粘膜：口腔内を清潔に保つ．刺激物は避ける．外用ステロイドやステロイド含嗽水，ドライマウスには人工唾液などがある．
- ・眼：人工涙液や眼軟膏などを使用し角膜保護を行う．ステロイド点眼剤を用いる場合は副作用が懸念されるため，専門医にも診察を依頼する．眼GVHD合併例ではコンタクトの着用は推奨しない．
- ・消化管：下痢は種々の原因で起こりうるので，まずは感染・薬剤性の除外を行う．体重減少に関しては栄養補助食品を用いる．食道狭窄をきたした例に対しては拡張術を検討する．
- ・肝臓：ウルソデオキシコール酸（ウルソ®）やフィブラート系薬（ベザフィブラート：ベザトール®）の投与が一部有効である．
- ・肺：BOに対しては，ステロイド吸入や気管支拡張薬にて症状緩和や進展の防止となる場合もある（詳細は「第3章8. 呼吸器合併症」を参照）．
- ・筋骨格系：関節拘縮や筋力低下には理学療法を行う．骨塩定量を行い必要に応じて骨粗鬆症対策としてカルシウム製剤，ビタミンD製剤，ビスホスホネート製剤を投与する．とくにステロイド投与例では注意する．
- ・感染症予防：日和見感染の予防を行う．ニューモシスチス肺炎予防のST合剤，抗真菌薬，ヘルペス予防のアシクロビルを予防投薬する．また季節性インフルエンザ，COVID-19，肺炎球菌ワクチンなど，ワクチン接種を適宜行うことが推奨されている．

2 中等度以上（全身治療を実施）

　免疫抑制薬減量中の緩やかな発症であれば，免疫抑制薬の再増量のみで改善する場合もある．それ以外ではステロイド（プレドニゾロン：PSL）を1mg/kg/日で開始するのが標準的である．2週間は同量で投与し，その後は症状の悪化がなければ1日おきのPSL投与量を減量していく方法が推奨されている（隔日減量）．

　2週間のPSL投与でも増悪する（ステロイド抵抗性)，あるいはPSLが十分に減量できない（ステロイド依存性）慢性GVHDに対して有用な治療がなかったが，近年は新しい選択肢が広がっている．体外フォトフェレーシス（ECP）は患者の血液を体外で循環させながら白血球を分離し，光感作物質（メトキサレン）を添加して紫外線を照射した後に患者の体内に戻す治療法である．専用の機器が必要となる治療だが有効率が高く，2020年末に保険収載された．内服薬も，近年保険承認されたイブルチニブ（イムブルビカ®），ルキソリチニブ（ジャカビ®）に加えて2024年5月にはベルモスジル（レズロック®）も承認され，治療選択肢が広がっている．

F. 予後

　わが国の前方視的研究にて重症度スコアでの重症度と全生存率が有意に相関しており，

2年生存率は軽症群で97，中等症群で86％，重症群で62％であった[2]．

G. 看護の実際

慢性GVHDは外来治療中に発生することが多く，入院を要する重症例を除いてLTFU外来を担当する看護師以外は症例を経験することが少ない．しかし，症状と注意点を知らなければ予防と早期発見のための適切な指導ができないため，看護師は意識して慢性GVHDを学ぶ必要がある．患者自身が自宅でできる観察とケアを継続できるように，移植前からの説明と指導が重要である．入院治療が必要な慢性GVHDは重症で治療が長期間に及ぶため，患者の生命予後とQOLに大きく影響する．それぞれの臓器に対する適切なケアついて十分に理解しておくべきである．

> **看護POINT！ 慢性GVHD**
> - 早期発見と早期治療が大切である．
> - 患者が慢性GVHD症状をセルフチェックできるように指導する．
> - 外来フォロー中に自宅で必要な処置やケアが，確実に実施できているかを確認する．

1 皮膚病変

- 過度な日光曝露を避け，日焼け止め塗布（低刺激性，SPF20以上，PA＋＋＋）や衣服による防御をする．保湿剤の種類を説明し，使い分けをして塗布する（図3-9-3）．
- 硬化性病変に対しては，伸展運動やマッサージなどのリハビリテーションを指導する．
- びらんや潰瘍に関しては，その予防と適切な感染予防や皮膚科処置を行う．
- 同居家族へ，背部など本人が見えないところの観察やケア方法を伝え，協力を依頼する．

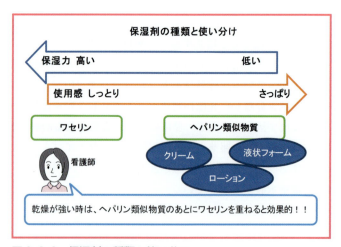

図3-9-3　保湿剤の種類と使い分け
［日本造血・免疫細胞療法学会：LTFUリーフレット全国版_熊本医療センター改変版 ⑨患者指導用リーフレット，移植後の皮膚ケアについて，2021より引用］

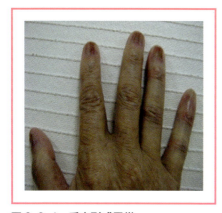
図 3-9-4　爪床形成異常

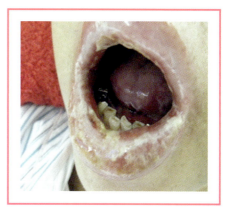
図 3-9-5　慢性 GVHD による口唇口内炎

・爪床形成異常（**図 3-9-4**）は，マニキュアやテープによる保護をする．

2 口腔病変

・口腔内の清潔を保つことでう歯や歯槽膿漏の発症を予防し，刺激物（香辛料，熱いもの，歯磨剤）を避ける．
・定期的なかかりつけの歯科でのメンテナンスを指導する．
・口腔粘膜の慢性 GVHD（**図 3-9-5**）は扁平上皮がんの危険因子があるので，口の中をよく観察する習慣をつけて，二次がんの早期発見に努めるよう指導する．
・ステロイド外用剤あるいはステロイド含嗽水が有効．
・経口摂取が低下し重度の栄養障害がある場合は，栄養サポートチーム（NST）と連携してさまざまな手段での栄養補給を行うことを検討する．

3 肺病変

「第 3 章 8. 呼吸器合併症」を参照のこと．

4 眼病変

・GVHD によって涙の分泌が低下するため，角膜に傷がつきやすくなる．
・複数の点眼に際しては，前の薬剤が洗い流されないように 5 分以上経ってから次の点眼を使用する．
・長時間のパソコン作業やテレビ視聴は瞬きの回数が少なくなるため，適度に休憩をする．
・ステロイド含有点眼剤は眼圧の上昇，白内障や不顕性角膜炎などを引き起こすことがあるので，医師に確認する．
・涙腺プラグや外科的処置による涙点閉鎖術や，閉鎖式アイウェア（**図 3-9-6**）を用いた物理的な角膜保護を検討する（**表 3-9-1**）．

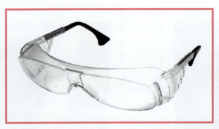

図 3-9-6 閉鎖式アイウェアの例

表 3-9-1 眼症状の主な対処法・治療

対処法	治療
水分を補う	人工涙液点眼（ソフトサンティア®など） ヒアルロン酸点眼（ヒアレイン®など）
涙の質を改善する	ジクアホソルナトリウム点眼（ジクアス®） レバミピド点眼（ムコスタ®）
角膜や結膜の炎症を改善する	ステロイド点眼
涙の排出を抑える	涙点プラグ
傷のついた角膜を保護する	治療用コンタクトレンズ

[日本造血・免疫細胞療法学会：LTFUリーフレット全国版⑧患者指導用リーフレット，眼のGVHDについて，2021 より引用]

5 筋・骨格系病変

- 関節拘縮や筋力低下などに対しては基本的に理学療法がよい．自宅でできるストレッチや筋トレを推奨する（日本造血・免疫細胞療法学会の「LTFUリーフレット全国版」[3] ⑭筋力トレーニング，⑮ストレッチなどの内容を伝える）．
- 骨粗鬆症の予防目的で内服治療

移植看護あるある　慢性期編

患者：なんか，思うように筋力がつかなくて…リハビリとかってどうしたらよいですか？自分だけなのかしら？みなさんも，そうなのでしょうか？

看護師：移植後は予想以上に筋力が落ちていて，筋力の回復も移植前より遅いと思います．気持ちに体が追いつかず，あせると思いますがずっと回復しないわけではないので，あせらずにゆっくりで大丈夫ですよ．まずは日常の家事からスタートして近所の散歩からしてみましょう．5～10 分間でも十分効果的ですよ．

▎文　献

1) 日本造血・免疫細胞療法学会：造血細胞移植ガイドライン（第1巻），GVHD，第5版，日本造血・免疫細胞療法学会，2022

2) Ohwada C et al：A prospective, longitudinal observation of the incidence, treatment, and survival of late acute and chronic graft-versus-host disease by National Institutes of Health Criteria in a Japanese cohort. Biol Blood Marrow Transplant **26**(1)：162-170，2020

3) 日本造血・免疫細胞療法学会：LTFU リーフレット全国版，https://www.jstct.or.jp/modules/facility/index.php?content_id＝37（最終アクセス2024年10月31日）

10 再発

移植の進歩によって移植関連死亡率は減少したが，悪性腫瘍，とくに非寛解期移植の再発リスクは依然として高い．移植後の死因としてもっとも多いのは再発であり，その予防と治療はきわめて重要である．本項では，移植後の疾患評価と再発について説明する．

A. 白血病細胞と寛解，微小残存病変

急性白血病では，発症時には体の中に 10^{12}（1兆）個の白血病細胞があるといわれている．体の中の腫瘍量を表す言葉が「寛解（血液学的寛解）」「分子学的寛解」「微小残存病変」などである（図 3-10-1）．

① 寛解（血液学的寛解，complete remission：CR）：骨髄を顕微鏡で見て白血病が見えない状態．目で確認できる白血病細胞の限界は $10^9 \sim 10^{10}$（10億～100億）個といわれている．つまり，体に5億残っていても1個も残っていなくても「寛解」という言葉で表される．

② 分子学的寛解（molecular CR）：特定の白血病では，PCR法やフローサイトメトリー法という特殊な検査を用いて，目に見えない量の白血病細胞（$10^6 \sim 10^7 = 100$万～1,000万個程度）を検出することができる．これらの方法でも検出できないレベルまで白血

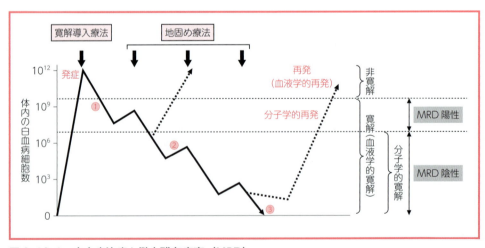

図 3-10-1 白血病治療と微小残存病変（MRD）
① 寛解（血液学的寛解）：白血病細胞が目に見えない（白血病細胞 $10^9 \sim 10^{10}$（10億～100億）個以下）．
② 分子学的寛解：どんな検査をしても白血病細胞が検出できない（白血病細胞 $10^6 \sim 10^7$（100万～1,000万）個以下）．
③ 根治：白血病細胞ゼロ➡検査不可能，5年後に判明．

病細胞が減少した状態を分子学的寛解と呼ぶ．逆に10^5（10万）個以下では，現在の医学ではわずかに残っているか，ゼロになっているかはわからない．

③ 微小残存病変（minimal residual disease：MRD）：②の検査の結果，残っている腫瘍・白血病細胞のこと．「MRD陽性」＝分子学的寛解でない，「MRD陰性」＝分子学的寛解．

④ 再発（血液学的再発，relapse）：一度は寛解になったあと，再度白血病細胞が目に見える状態になること．

⑤ 分子学的再発（molecular relapse）：一度分子学的寛解になったあと，再度PCR法やフローサイトメトリー法で白血病細胞が検出された状況．「MRD陽性化」と同義．ほとんどの場合，放置すると再発（血液学的再発）に至る．

⑥ 根治：体の白血病細胞が完全にゼロになること．移植や治療直後にはゼロになっていることを証明できる検査がない．少しでも残っていればほとんどの症例で5年以内に再発するため，最終治療後5年を経過して再発しない場合に，初めて根治と判断される．

B. モニタリング・診断

MRDが評価可能な症例では，定期的に測定によって血液学的再発に至る前に，分子的再発を診断することが可能である．少ない腫瘍量で発見できれば，再治療による根治の可能性が高くなる．血液学的再発の診断には，原則として骨髄や画像検査による形態診断（見た目の診断）が必要である．

再発時の腫瘍細胞は，もともとの血液腫瘍（患者の細胞：レシピエント細胞）なので，再発の判断にはキメリズム検査が有用である．きわめてまれではあるが，ドナー細胞が白血病などを起こす（二次がん）こともある．

C. 再発予防

再発予防の手段としては，GVL効果（詳細は「第1章1. 造血幹細胞移植の目的」を参照）の誘導と移植後の維持療法がある．GVL効果の誘導には，免疫抑制薬の減量・中止とドナーリンパ球輸注（donor leukocyte infusion：DLI）の2つがあるが，いずれもGVHDが悪化する場合がある．維持療法には，チロシンキナーゼ阻害薬（スプリセル®，アイクルシグ®，ゾスパタ®など）などの分子標的薬が使用されることが多いが，移植後は副作用が問題となりやすく，継続困難な場合もある．維持療法として使用できる薬剤は年々増えているため，再発リスクの高い患者に対しては移植前から維持療法の戦略を検討する．

D. 治　療

移植後に白血病が再発するのは，前処置を腫瘍細胞が生き残り，さらにGVL効果や維持療法からの攻撃も逃れて増えてくるためである．そのため，再発では抗がん薬や放射線

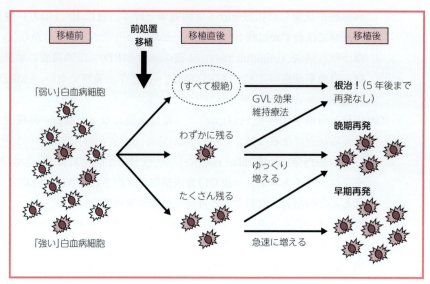

図 3-10-2　移植後再発の経過
移植前：白血病細胞はすべて同じではなく，抗がん薬や放射線に「強い」細胞と「弱い」細胞が混在している．
前処置後：「強い」細胞が生き残る．
移植後：早期再発は前処置を生き残った「強い」細胞（耐性白血病細胞）が急速に増えることで起こるため，治療がむずかしい．

表 3-10-1　移植後再発に対する治療の際に考慮すべき要素

疾患因子	患者因子
移植から再発までの期間 病気が悪化する勢い（病勢） 有効な治療の有無 （抗がん薬，放射線，分子標的治療）	年齢，PS，ADL 臓器機能（心，肺，腎，肝など） 血球回復の状態 GVHD の有無 感染症の有無 患者・家族の意思

PS：パフォーマンス・ステータス，ADL：日常生活活動

に対して強い細胞ばかりが増えてくる（耐性白血病細胞）．さらに移植後半年〜1年以内の早期で再発する場合は，腫瘍細胞の増加が早く，きわめて予後不良である（図 3-10-2）．治療方針は疾患因子と患者因子を考慮して，総合的に判断する（表 3-10-1）．

移植後再発の治療選択肢には，GVL 効果の誘導（免疫抑制薬の減量・中止と DLI），化学療法，再移植，CAR-T 細胞療法（後述）があげられる．寛解期に移植をして再発した急性骨髄性白血病 1,265 例に関するわが国からの報告では，再発後の2年生存率は19％であり，再度寛解になってから再移植か DLI を行った症例で予後が改善していた[1]．可能であれば根治を目指したいが，緩和治療も選択肢とせざるをえない症例もある．

1 免疫抑制薬の減量・中止

免疫抑制薬の減量・中止は，移植後再発において最初に行われるが，単独では効果が不十分なことが多い．GVL 効果を狙った治療だが，GVL 効果と表裏一体である GVHD の

悪化から全身状態が大きく悪化するリスクもある（詳細は「第1章1. 造血幹細胞移植の目的」を参照）．化学療法を併用することもあるが，免疫抑制薬の中止と化学療法を同時に行った例では血球回復期に急激な GVHD 増悪をきたすことがあるので注意する．

2 ドナーリンパ球輸注（DLI）

DLI は移植ドナーから改めて成分採血によってリンパ球を採取し，これを患者に投与することで GVL 効果を引き起こし，再発を抑え込む治療法である．免疫抑制薬の減量・中止と同様に GVHD への注意が必要で，移植後1年以上経過し，DLI 前に GVHD が認められず，ある程度腫瘍が抑えられている例がよい適応と考えられる．

3 化学療法

一般的に移植後早期（とくに移植後半年未満）の再発では化学療法の効果が得られにくく，とくに従来の抗がん薬では副作用が出現しやすい．近年，分子標的薬の開発が進み，新規治療によって治療成績は改善しているが，化学療法単独での移植後再発の根治は一般的には困難であり，可能であれば DLI や再移植と組み合わせて治療を行う．ただし，分子学的再発であれば腫瘍量が少ないため，分子標的薬のみで長期生存が得られることもある．

4 再移植

再移植は移植後再発に対してもっとも根治率の高い治療法であり，当院では可能な限り2回目の移植を目指している．ただし，初回の移植よりも移植後の再発と移植関連死亡が多く，ハイリスク・ハイリターンの選択肢といえる．再発時期や再移植時の病期などの予後因子，患者・家族の意思を考慮して，個々の症例で慎重に方針を検討する．再移植時のドナーは GVL 効果を考慮して別ドナーを選択することが多いが，状況によっては同一ドナーも選択肢となる．原疾患や病勢，患者の臓器機能や合併症に応じて，移植前の救援化学療法や移植前処置を調整する．

5 CAR-T 細胞療法

キメラ抗原受容体（chimeric antigen receptor：CAR）-T細胞療法では，まず患者のリンパ球（T細胞）をいったん体外に取り出す．ついで，そのT細胞を腫瘍細胞（白血病，リンパ腫）に対して特異的に攻撃するように遺伝子組み換え技術を用いて人工的につくり変える．その後患者の体に戻すことにより，T細胞に腫瘍細胞を攻撃させて根治を目指す治療法である．2024年7月時点でわが国では4薬剤が使用可能で，移植後に再発した一部の再発難治性 B 細胞性急性リンパ芽球性白血病，自家造血幹細胞移植後に再発した一部の再発難治性大細胞型 B 細胞リンパ腫/濾胞性リンパ腫/多発性骨髄腫に適応がある．効果は高いが適応疾患が限られているため，今のところ実際に有用なのは再発例のごく一部に限られる．

E. 再発時の看護

　移植後の再発はどの患者にも起こりうることであり，患者にとって一番不安な点ともいえる．しばしば，移植前後に患者から"再発したらどうしよう．再発したらどうなる？再発が怖い"と言われることがあるだろう．きびしい移植治療を行う患者にとって，再発という最悪の結果を恐れることは当然である．実際に予防や治療の方針を決定するのは医師だが，一番身近な存在である看護師にしかできないことも多く，下記に患者不安に対する対応の具体例をあげる．

① 補足説明：もし再発をした場合にはどうなるのか，どう対応する可能性があるのかを理解し医師の説明を補足する．

② 不安の整理：誰でも感じるレベルの不安である場合と，過剰なレベルの不安である場合がある．前者では気持ちを傾聴することで，病状を受け入れるための手助けを行う．後者では傾聴しながらも実際のリスクや再発後の治療などを繰り返し説明することで，現状に見合う不安へと導く．

③ 不安を乗りこえるための補助：再発に不安を感じることは当然だが，それにおびえていては社会復帰などの目標に進むことができない．再発の可能性を理解しながらも，根治することを共に信じることで，前向きに治療に取り組む気持ちをもってもらう．

　実際に再発した場合は，とてもきびしい病状となり，慎重な判断と対応が必要となる．看護師は安易な回答や軽い発言は避け，医師と連携しながら看護計画を考えなければならない．再発した患者への看護ポイントを以下にまとめる．

☞ 看護POINT！　再発時

- 再発を告知するタイミングを主治医と検討する．
- 告知を受けたあと，落ち着いて考える環境を整える（時間，場所，体調，同席者など）．
- 患者ひとりで受け止めないように，家族サポート体制を活用する．
- 再発時の治療方法について理解し，スムーズに準備や説明ができるようにする．
- 血縁ドナーの場合，ドナーが特定され，患者側・ドナー側共に精神的な負担となる可能性がある．必要に応じてスタッフ間やHCTCへ相談・報告を行う．
- よいことだけでなく，わるい情報が共有できるような看護師と患者の人間関係を構築しておく．

移植看護あるある 再発した患者編

患者：あれだけきつい治療をしたのにこんなに早く再発するなんて…どうしたらいいのでしょう…．何がいけなかったのでしょうか．

看護師：移植のときすごくがんばっていましたよね．再発はどの患者さんでも起こりうることで，何がいけなかったのか，ということはないです．すごくショックだったと思います．これからの治療のことなど含めてご家族とも一緒に考えていきましょうね．

移植看護あるある 再発した患者の血縁ドナー編

血縁ドナー：自分の細胞がうまく働いてくれなくてこうなったのではないでしょうか…．

看護師：そういうことは決してありません．原因を探したくなりますが，誰のせいでもありません．これからどういう治療法があるのか，医師とも連携して考えていきます．それでもドナーさんのつらい気持ちは拭いきれないと思います．HCTCともお話してみませんか？

文 献

1) Yanada M et al：Relapse of acute myeloid leukemia after allogeneic hematopoietic cell transplantation：clinical features and outcomes. Bone Marrow Transplant **56**(5)：1126-1133, 2021

11 晩期障害

A. 晩期障害とは

　近年，移植件数の増加と成績の向上により，移植後の長期生存者数は増加している．その一方で，長期生存者の死亡リスクは一般人口の2〜9倍に上昇することが報告されており，晩期障害（晩期合併症）や再発への対応が必要となっている[1]．晩期障害は，感染症，慢性GVHD，臓器障害，内分泌代謝障害，二次がんなど多岐にわたり，わが国からの報告では，移植後2年以降は感染症や呼吸器合併症，5年以降は二次がんによる死亡が一般人口と比較して多いことが示されている[2]．また，晩期障害は移植後の長期生存者にQOL低下や心理的負荷をもたらし，社会復帰への障壁にもなりうる．移植後の合併症を有する患者は，移植後10年の時点で6割とも報告されており[3]，晩期障害はきわめて重要な問題である．

　移植後の長期予後を改善するために，造血細胞移植後長期フォローアップ（long term follow-up：LTFU）外来の設置が推奨されており，日本造血・免疫細胞療法学会は晩期障害への対応を標準化するため各種ガイドラインを公表している．

　本項では，代表的な晩期障害として二次がん，甲状腺機能障害，性機能障害を取り上げる．

B. 二次がん

　二次がんは命に直結する晩期障害の1つである．①移植後1年以内（2〜3ヵ月）に発症のピークがある移植後リンパ増殖性疾患（post-transplant lymphoproliferative disorder：PTLD），②2〜3年の間に発症のピークがある治療関連骨髄性腫瘍（therapy-related myeloid neoplasms：t-MN），および③移植後1年頃から発症しはじめ時間の経過とともに発症のリスクが上昇し続ける固形がん，の3つに分類される[4]．

1 移植後リンパ増殖性疾患（PTLD）

　EBウイルス（EBV）は9割以上が小児から思春期にかけて感染するウイルスであり，一度感染すると生涯にわたってリンパ球（B細胞）の中に潜み続ける（潜伏感染）．健常人では潜伏感染していても基本的に何も起こさないが，移植後は強い免疫不全状態となるため，EBウイルスが増加（再活性化）する．その結果，EBウイルスが感染したリンパ球（通常はB細胞）が異常に増殖し，多様な症状を呈する．これをPTLDと呼ぶ．

　PTLDの症状として発熱，リンパ節腫脹・肝脾腫，肝障害が典型的であるが，消化管や腎臓，気道，中枢神経系などを侵すこともあり，非常に多様である．また，しばしば急速

に進行して致死的となるため，可能な限り早期診断・治療に努める必要がある．

移植後 PTLD の発症率は約 1 ％で[5]，2 回目以降の移植，HLA 不一致移植，抗胸腺細胞グロブリン（ATG）の使用，GVHD とそれに伴う免疫抑制薬の使用などの危険因子を有する場合には，発症リスクが上昇する．

確定診断には病変部位の生検が必要だが，多くの場合，EBV-DNA 血症（EB ウイルスの DNA が血液中で増加すること）から PTLD へと進展するため，末梢血中の EBV-DNA 量を定期的にチェックし，一定の値を越えたところで治療が検討される．治療法にはリツキシマブ（リツキサン[®]），免疫抑制薬の減量，DLI，抗がん薬，放射線療法がある．

2 治療関連骨髄性腫瘍（t-MN）

自家移植や化学療法後は，自分の造血幹細胞が抗がん薬によりダメージを受けて，治療から数年後に骨髄異形成症候群や急性骨髄性白血病を発症することがある．これを t-MN と呼び，自家移植の 7 年後で約 4 ％認められる[5]．同種移植ではダメージを受けていない幹細胞を輸注するため，きわめてまれである．

3 固形腫瘍

同種移植患者では，固形腫瘍発症のリスクが一般人口と比較して 2〜3 倍高い．その頻度は移植後の時間経過とともに増加し，発症頻度は 10 年で約 1 ％，20 年で約 3 ％と報告されている[5]．とくに口腔がん，食道がん，大腸がん，肺がん，胃がん，皮膚がんのリスクが一般人口に比べて高い．また，慢性 GVHD があると口腔がん，食道がん，皮膚がんが増え，放射線照射後は肉腫，乳がん，甲状腺がんなどが多い．

LTFU 外来を有するがん専門施設からの報告[6]では，全国の移植症例登録データよりも二次がんの発症割合が高く，早期がんが多いことが報告されている．二次がんに対する積極的な定期検査を行うことで，二次がんの早期診断，早期治療につながる可能性がある．患者に二次がんのリスクについての情報提供を行い，口腔や皮膚などの自己管理・チェックを行うこと，がん検診の機会の逃さず受検することを指導することが重要である．また，口腔・消化管 GVHD がある症例では，より積極的に消化管内視鏡検査や歯科医による口腔内評価などを実施することが推奨される．

C. 甲状腺機能障害

移植後には，甲状腺機能異常，性腺機能異常，骨代謝異常，脂質代謝異常，糖尿病などのさまざまな内分泌・代謝障害の発症率が上昇する（詳細は「第 4 章 15. 代謝・内分泌異常」を参照）．

D. 性腺機能障害

移植後には 9 割以上で性腺機能不全を発症し，その程度は，年齢，性別，移植前の治療および前処置レジメンにより異なる．一般に女性のほうが男性よりも性腺機能不全のリス

クが高く，ブスルファン（BU）の使用，骨髄破壊的移植における TBI の使用，移植時高齢，慢性 GVHD 合併などでは性腺機能が回復しにくい．

性腺機能障害を評価するためには，成人男性では性欲，勃起，射精の状況，成人女性では性欲や性交痛の有無といった性機能に関する質問を行うことが推奨される．患者と問診者の性別への配慮も大切である．また，女性では性器の GVHD により腟粘膜の表皮剥離・潰瘍・裂，腟口の狭窄などを呈することもあるため，症状がある場合は婦人科受診を勧める．

成人女性では移植の 1 年後に症状やホルモン値など性腺機能を評価し，その後は症状がある場合に適宜行う．男性の場合は症状が認められたときに性腺機能評価を行う．異常があれば専門医に相談のうえ，ホルモン補充療法を検討する．

移植後は妊孕性の回復が困難な症例も多く，挙児希望がある場合には移植前に対策を行う必要がある（詳細は「第 2 章 1. A. ③ 移植と妊孕性」を参照）．

E. 看護の実際

1 二次がんに対する対策

移植患者は，二次がんリスクについて説明を受けていても，"大量の抗がん薬治療を受けたから，しばらくは他のがんにはならないだろう" と思い込んでしまうことが多い．血液疾患のことで頭がいっぱいで，その他のがんについて考える余裕はないのが当然である．しかし，せっかく移植で得た命を大切にするためにも，しっかりした指導を行いたい．

・移植後の退院前オリエンテーションで，長期的な固形がんリスクを説明し，定期的な健診や人間ドック受診を指導する．
・移植後 LTFU 外来において，健診や人間ドック受診を確認する．

2 性機能障害に対する対策

性機能の問題に関して患者のほうから訴えるのは羞恥心を伴うことが多い．また，病気や移植を相談すべき医療従事者に対して性の話すべきではない，と考えている場合もある．実際にはこの問題が患者にとって大きなストレスになっていることはまれではなく，「60 歳代だから性的な活動はない」などと思い込まず，看護師や医師から積極的に質問する必要がある．男性患者は女性看護師や医師に，女性患者は男性看護師や医師に話しにくい場合もあるが，「みなさんにお聞きしていることなので，私に言いにくかったら主治医に相談してみるとよいですよ」などと声をかけるだけでも，問題解決のきっかけをつくることができる．説明する際には，年齢や性別，患者背景を考慮しながらがら，十分な説明や問診ができるように環境を整えることが大切である．妊孕性温存については「第 2 章 1. A. ③ 移植と妊孕性」を参照いただきたい．

11 晩期障害　145

> **☞看護POINT!**　**性機能障害**
> - 未成年の場合，保護者がいる場所では言いにくい場合もある．ただし，意思決定がむずかしい場合は保護者とともに説明する．
> - このようなデリケートな話もできるように患者や家族との信頼関係を築く必要がある．
> - 誰がいつどこで，どのように伝えるのかが重要である（家族か他人か，女性か男性か，看護師か医師か，のように患者に合わせて人選をする）．
> - 羞恥心を伴うことが多いので看護師として発言や環境に配慮して会話をする．

移植看護あるある　性の問題編①

患者（未成年男性）

（性的なことはあまり触れられたくないな…恥ずかしいよ）まだ考えられないしよくわからないので，大丈夫です．どうしたらよいかもよくわからないし…．

看護師

今はまだ考えにくいことかもしれないですね．病気のことで精一杯ですよね．でも，まだわからないからこそ，いろいろ知って選択肢をつくっておくことは大切なことですよ．ゆっくりでいいから，私と一緒に考えてみませんか？どんなことが知りたいでしょうか？恥ずかしいこととか痛いことされる気がしますか？

移植看護あるある　性の問題編②

患者（60代男性）

私はもうこの年齢なので，その話は結構ですよ．妻はいますが，仕方ないですし，治療で何もできなくなるのでしょう？

看護師

急な話でびっくりされたと思いますが，性の問題に年齢は関係なくて，とても大切になります．奥様とも一緒に考えていきましょう．看護師から説明することもできますよ．

　とくに患者が未成年の場合は，羞恥心を伴うセンシティブな内容であり，十分な信頼関係の構築と，質問する環境に配慮をする必要がある．両親や兄弟がいない場所で行う，男性患者の場合は女性看護師よりも男性看護師や男性医師からのほうがよいかなど，患者に合わせて対応する．

文　献

1）Martin PJ et al：Life expectancy in patients surviving more than 5 years after hematopoietic cell transplantation. J Clin Oncol **28**：1011-1016, 2010

2）Atsuta Y et al：Late mortality and causes of death among long-term survivors after allogeneic stem cell transplantation. Biol Blood Marrow Transplant **22**：1702-1709, 2016

3）Sun CL et al：Prevalence and predictors of chronic health conditions after hematopoietic cell transplantation：a report from the Bone Marrow Transplant Survivor Study. Blood **116**：3129-3139, 2010

4）日本造血・免疫細胞療法学会：造血細胞移植学会ガイドライン（第4巻），日本造血・免疫細胞療法学会，2017

5）日本造血・免疫細胞療法学会：造血細胞移植学会ガイドライン（第2巻），EBウイルス関連リンパ増殖症，日本造血・免疫細胞療法学会，2018

6）Tanaka Y et al：Increased incidence of oral and gastrointestinal secondary cancer after allogeneic hematopoietic stem cell transplantation. Bone Marrow Transplant **52**：789-791, 2017

第4章
よくみられる症状と看護

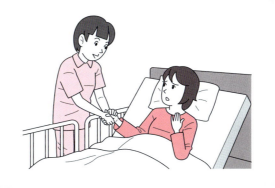

1 口腔有害事象

　移植では，前処置として抗がん薬や全身放射線照射（TBI）が行われる．（前処置）抗がん薬は正常細胞にもダメージを与え，とくに口腔粘膜など細胞分裂が活発な細胞がダメージを受けやすく，口腔粘膜炎を生じる．さらに血球減少に伴う免疫力低下による感染リスクが高まる．移植後には急性や慢性 GVHD の症状による口腔粘膜炎や咽頭粘膜炎，味覚障害が発現する．さらには，抗がん薬，TBI，GVHD により唾液腺が傷害され，口腔乾燥の症状が現れ，二次的にう歯（むし歯）や歯肉炎，歯周病などの悪化をきたす．

　このような口腔有害事象が起こってからの治療では，症状の軽減がむずかしいだけでなく，患者に身体的，精神的に大きな苦痛を与えることになり，ひいては生命のリスクもある．移植前から歯科的な予防をすることにより，口腔有害事象が軽減することがわかっており，歯科的な予防の取り組みがとても重要になる．

A. 移植時の口腔有害事象とは

1 口腔粘膜炎

　抗がん薬により口腔内の粘膜が炎症を起こすことによる症状であり，疼痛や出血などが生じ開口障害を伴う場合もある．いったん，口腔粘膜炎が発生すると，痛みのために話すことや食べることに苦痛を伴い，日常生活での困難を生じ，栄養不足に陥ることもある．好発時期は前処置開始後〜白血球数が低下する 1〜2 週間後であり，好中球数の回復に伴い軽快・消失する場合が多い（図 4-1-1）．さらに口腔汚染がある場合は，口腔粘膜炎が二次感染して重症化することになる．唾液分泌量の低下や白血球の減少による抵抗力の低下から，口腔粘膜の炎症部が口腔内微生物が体内に侵入する入口となり，重篤になると敗血症などを起こし命にかかわる事態になる．

　口腔粘膜炎は可動粘膜，つまり口唇の裏面，舌下面/舌縁部，頬粘膜，軟口蓋などの軟らかく動く部位にみられることが多い．外傷刺激を受けやすい部位が重症化する場合もあるため，義歯使用者において装着部と口腔粘膜炎の部位と一致する場合は，一時的に義歯装着を中断することも選択肢の 1 つとなる．また，嘔吐が頻発する場合は逆流した胃酸により，口腔内のみならず咽頭や食道もダメージを受ける．歯牙も影響を受けやすく，酸蝕歯（酸により歯牙の表面が溶かされた状態）になる場合もあり，知覚過敏になったり，う歯ができやすくなったりすることもある．口腔粘膜炎も悪化しやすくなるため，嘔吐後は頻回の含嗽（うがい）を心がけることも重要である．

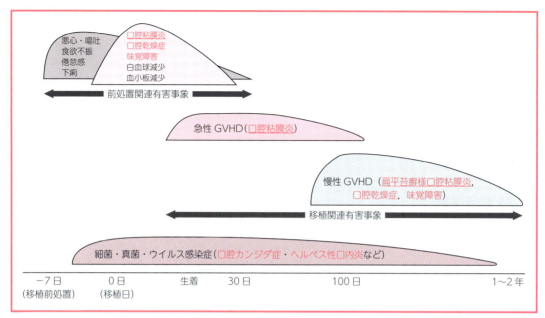

図 4-1-1 移植治療での口腔有害事象の発生時期

2 口腔乾燥

　健康な成人の唾液分泌量は，個人差もあるが，1日平均1～1.5Lといわれている．前述のように唾液腺の傷害による唾液分泌の減少や，発熱による体温上昇・脱水などにより口腔全体の乾燥が起こる．唾液にはさまざまな役割があり（表4-1-1），単に口腔内をうるおすだけでなくそれぞれの構成成分が機能を保ち，健口維持に役立っている．口腔乾燥が起こることで会話や摂食嚥下も困難となることが多く，移植時の大きなストレスの一因となりうる．口腔乾燥による味の感じにくさ，口腔内微生物の繁殖による口腔カンジダ症などの発症や，誤嚥性肺炎のリスク上昇などさまざまな症状を軽減させるためにも，常に口腔内は清潔を保ち湿潤させておくことが必要である．

表 4-1-1　唾液の役割

働 き	役 割
粘膜保護・修復作用	糖タンパクや上皮成長因子が粘膜保護や修復を行う
潤滑作用	咀嚼や嚥下をうながし，発音や発声をなめらかにする
自浄作用	付着した食物残渣や細菌を洗い流す
抗菌・抗炎症作用	細菌や真菌の増殖を抑え，感染や炎症を抑える
食塊形成・溶媒作用	飲み込みやすい形状にし，味覚を感じやすくする
消化作用	アミラーゼがでんぷんを分解し，消化吸収をうながす
緩衝作用	pH 6.8～7.0 の中性に保つ
再石灰化作用	食事により溶解しかかった歯面の再石灰化をうながす

表 4-1-2　味覚障害

障害の種類	症状
減退や消失	味全体がうすく感じたり，感じなくなる
異味症	本来の味と異なる味に感じる
解離性味覚障害	特定の味だけがわからない
自発性味覚障害	何も食べていないのに味を感じる
味覚過敏	味全体が濃く感じる
悪味症	すべてが嫌な味に感じる

3 味覚障害

　味細胞は細胞分裂がとても活発な細胞であり，舌や軟口蓋，咽頭，喉頭に分布し，抗がん薬によりダメージを受けやすい細胞である．味覚障害のため食べたものがおいしく感じなくなり，食欲の減退をきたす．それにより栄養摂取不良となり抵抗力の低下につながる．治療の種類や使用薬剤でも異なるが，**表 4-1-2** のような症状がある．

　これらの変化は単独でなく複合的に出現することもあり，個人差も大きく，入院中のみならず退院後まで継続することもある．味覚に関係の深い亜鉛などの栄養素の欠乏も一因となりうるため，移植前からの食事の摂り方も重要となる．

　また，口腔乾燥により味の感じにくさや感じ方に変化が出たり，口腔カンジダ症による味覚の変化が出ることもあるため，口腔内を清潔に保ち湿潤させておくことは，食欲向上，食事摂取量維持のためにも重要である．

4 口腔粘膜浮腫

　口腔粘膜が移植後に浮腫を起こすことはまれではない．浮腫が起こることで舌や頬粘膜に厚みが増し，発語のしにくさや歯の圧痕形成，過接触により粘膜炎を憎悪させる場合もある．さらに，咬傷を起こすことにより，粘膜下血腫や口腔出血を引き起こすこともある．

5 咽頭粘膜炎

　咽頭粘膜炎も比較的頻度の高い有害事象である．咽頭粘膜炎が悪化すると嚥下痛をきたすようになり，食物摂取や飲水が困難となり，栄養摂取不良や脱水をきたす．安静時にも唾液が飲み込めず，頻繁に吐き出す場合もあり咽頭粘膜炎を疑う．

6 歯肉出血

　歯肉に炎症が起こり，歯肉出血を起こすことがある．出血時には出血部位を確認してガーゼ圧迫することが基本になる．アドレナリン含有局所麻酔薬の局注や歯肉パック（歯周包帯材）での対応も効果的である．炎症を起こした原因は歯牙に付着しているプラークであることが多いので，プラークコントロールを徹底的に行うことが治療となる．

B．症状観察とアセスメント

1 患者自己チェック表への記載

　患者に経時的な自己チェック表を渡し，その内容を毎日確認することは非常に有用である．自己チェックを行うことにより，患者本人が口腔内に関心をもつと同時に，小さな変化に気づく目を養うことができるようになる．さらに第三者からの見た目の変化だけでなく，患者本人にしかわからないわずかな違和感などが早期に発見できるツールでもある．当院で使用している自己チェック表では「粘膜炎の有無（口腔内イラストへの記載）」「口腔内疼痛の程度（フェイススケール）」の記載を移植時入院から退院までの間行っている．

2 看護師による口腔内観察

　上記でセルフチェックについて述べたが，看護師が口腔内を毎日チェックすることは必要である．病室の室内灯のみでは光量が不足し正確な評価がむずかしいため，必ずペンライトを使用する．ペンライトは LED ライトなどの明るい光源を用いて観察することが望ましい（**図 4-1-2**，次頁）．その際には口唇鉤やデンタルミラー（**図 4-1-3**，次頁）を併用することで観察しやすくなる．

　評価は有害事象共通用語規準（CTCAE v 5.0 日本語訳 JCOG 版）や，WHO の分類（口腔内有害事象スケール）を用い行う（**表 4-1-3**，**表 4-1-4**）．

3 歯科専門職への診察依頼

　口腔内に病変がある，または，病棟などで摂食困難がみられ対処がむずかしい場合は，歯科医師や歯科衛生士など歯科専門職へ依頼する．

表 4-1-3　口腔粘膜炎のグレード分類

Grade 1	症状がない，または軽度の症状：治療を要さない
Grade 2	中等度の疼痛，経口摂取に支障がない：食事の変更を要する
Grade 3	高度の疼痛：経口摂取に支障がある
Grade 4	生命を脅かす：緊急処置を要する
Grade 5	死亡

［有害事象共通用語規準 v5.0 日本語訳 JCOG 版（CTCAE v5.0-JCOG），2022 を参考に筆者作成］

表 4-1-4　WHO の分類：口腔内有害事象スケール

Scale 0	有害事象なし
Scale 1	ひりひりする，紅斑
Scale 2	紅斑，潰瘍，嚥下痛
Scale 3	潰瘍，広範囲なびらん，嚥下困難
Scale 4	経口摂取不可

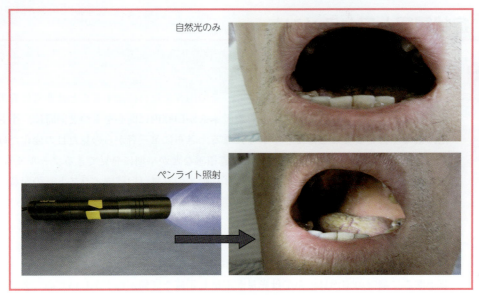

図 4-1-2　ペンライト（LED ライト）による口腔内観察

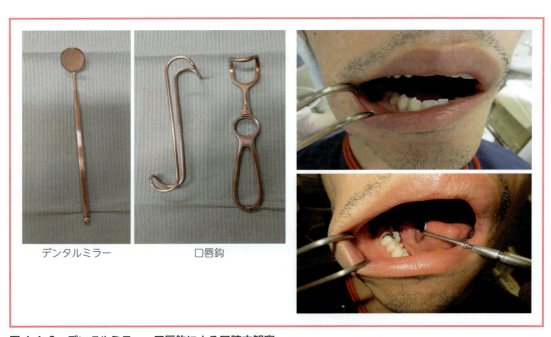

図 4-1-3　デンタルミラー，口唇鉤による口腔内観察
右上：口唇鉤使用例，右下：デンタルミラー＆口唇鉤使用例

C. 看護の実際

- 移植前からの予防

　移植前の歯科スクリーニングは口腔有害事象を減らすために重要であり，歯科へコンサルトして，移植前の歯科医師による歯科スクリーニングを受けておく．院内に歯科がなけ

れば，入院前に連携歯科医院にて歯科スクリーニングと移植前の口腔清掃指導や歯石除去，歯科治療をすませておく．また，患者本人が1日1回は自分の口腔内を観察し，発赤や腫脹等の有無や変化を確認することで，口腔内への関心を高めるとともに有害事象の早期発見にもつながることを説明し指導する．さらに，看護師からも移植前パンフレットを使用し，口腔清掃器具や保湿剤などの口腔ケア必要物品の確認，含嗽や粘膜ケアなどのセルフケアや自己チェック表の記載方法を指導する．

- **症状の確認と口腔内の観察**

まず，患者に口腔内の違和感や変化はないかたずね，患者自己チェック表を確認する．実際に前記した好発部位を中心に口腔内を観察し，口腔粘膜に症状が出現していないか，変化はないか評価する．軟口蓋部を観察する場合は，「アー」と発声をうながすことで舌根部が沈下し確認しやすくなる．口腔粘膜炎などがあれば，**表4-1-3** や **表4-1-4** を参考に疼痛の程度を確認し主治医に報告する．疼痛が強い場合は，鎮痛薬の投与や食事前の局所麻酔含有含嗽薬の使用なども検討する．また，CTCAEグレード2以上の評価であれば食形態の変更も検討するため，管理栄養士への相談も必要となる．

口腔清掃状態の確認も重要である．歯牙のプラーク付着や食物残渣の有無の確認，歯ブラシの使用回数やスポンジブラシでの粘膜ケアの実施，口腔乾燥状態の程度，口腔カンジダ症や舌苔付着の有無を確認する．

いずれの場合も，セルフケアの実施継続の声がけやアドバイス，変化が生じた場合の早めの報告や対処が重要となる．

- **疼痛コントロール**

疼痛が強い場合，摂食困難や口腔清掃困難をきたすことがある．このため，できるだけ疼痛をコントロールしておくことが必要である．痛みを定量化するために，Numerical Rating Scale（NRS），やVerbal Rating Scale（VAS）を用いる．

- ・薬剤内服による疼痛コントロール：持続的な痛みがある場合，疼痛コントロールが必要となる．主治医に連絡を行い，薬剤による疼痛コントロールを検討する．第一段階としては，非オピオイド系鎮痛薬（非ステロイド性抗炎症薬（NSAIDs）またはアセトアミノフェン）を使用するが，第二段階として弱オピオイド，第三段階として強オピオイドを使用することになる．
- ・局所の疼痛コントロール：嚥下時の痛みや，口腔粘膜炎の摂食時の痛みなど局所の疼痛が強い場合は，薬剤内服と併せて局所の疼痛コントロールを検討する．抗炎症作用含嗽薬の使用と併用し，局所麻酔薬含有含嗽薬（生食＋キシロカイン®）や粘膜保護作用のある保護剤（局所管理ハイドロゲル創傷被覆・保護剤：エピシル®口腔用液）などの使用も有効とされている．また，咽頭粘膜炎には口腔内錠剤（トローチ）やアルギン酸ナトリウム（アルロイドG内用液）の併用も有効と考えられる．いずれにしても，口腔粘膜炎と同じように，生着期を迎え好中球回復とともに口腔内疼痛は軽減してくる場合が多いが，経口摂取量の減少や体力維持にもかかわってくるため，早期からの対処が望ましい．

- **口腔ケア**

基本的に患者本人によるセルフケアが中心となる．そのため，移植前の歯科受診（歯科

スクリーニング）の際に使用物品やセルフケア方法の指導を行う．また，経口摂取時のみならず，非経口摂取時においても口腔ケアは必要である．1日の中で口腔ケアが可能なタイミングを見つけて実行することが望ましい．洗面所への移動困難時はベッドサイドへ口腔ケア用品のセッティングを行い，さらに，セルフケア困難時は看護師による口腔ケアの補助や実施が必要となる．

・歯ブラシ：ヘッドの部分はなるべく小さく厚みも薄く，楽に奥まで届くものが使いやすい（図4-1-4）．毛は平らにカットされ，粘膜等に触れても痛くない軟らかめのものを使用する．豚毛など動物毛の歯ブラシは衛生上からも避けたほうがよい．使用後はよく水洗し十分に水気を切った後，ヘッドを上に向けた状態で保管する．その際はキャップの装着やケースへの収納は行わず，十分に乾燥させる．

・ワンタフトブラシ：ポイントブラシとも呼ばれ，ヘッドが小さいため奥まで届きやすく，歯磨剤の使用は不要である（図4-1-4）．通常の長方形ヘッドの歯ブラシでの刷掃後，落としきれなかったプラーク除去に併用すると効果的である．さらに，嘔気継続時や口腔粘膜炎により疼痛や開口障害がある場合など，歯ブラシ使用が困難な場合も無理なく使用できることが利点である．使用後の管理は歯ブラシと同様である．

・歯磨剤／デンタルリンス（液体歯磨き）：歯磨剤はその効果や使用者の好みに応じた多くの製品がある．必ずしも歯磨剤を使用しなければならないわけではないが，歯磨剤による薬用効果や爽快感を得ることができる．一方で，口腔粘膜炎などにより口腔内が敏感になっている時期には過刺激となる場合がある．一般的に，低刺激なもの（研磨剤，発泡剤，清涼剤などができるだけ含有されていないもの，ジェル状のものを含む）を使用するか，一時的に歯磨剤やデンタルリンスは使用せず水のみで歯磨きすることも有効とされる．また，唾液分泌の減少や脱水による口腔乾燥により，う歯リスクが上昇する場合はフッ素配合歯磨剤の使用を勧める．

・スポンジブラシ：先端がスポンジでできている棒状のブラシで，口腔粘膜や口蓋，舌清掃に適している．また，口腔内全体に使用することでストレッチ効果や唾液分泌促

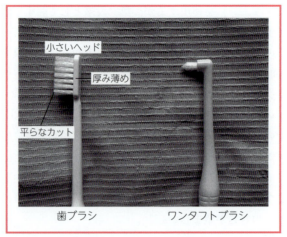

図4-1-4　歯ブラシ，ワンタフトブラシ
ワンタフトブラシは歯磨剤不要．

進も期待できる．使用法は，先端のスポンジ部に水分を含ませたあと軽く絞り，口腔内全体を拭い汚染物を絡め取る．スポンジ部は凹凸の形状をしており，くるくると回転させながら奥から手前にこすり出すように使用することで効率よく清掃できる．スポンジ部に付着した汚染物はガーゼなどで拭き取り，水洗後に再度水分を含ませ使用する．商品によってはサイズも選べるため，可能であれば小さめサイズを選択すると小回りがきき使用しやすい（**図 4-1-5**）．スポンジブラシの使用に関しての注意点としては，プラークは除去できないため歯ブラシの代用とはならないこと，使用中にスポンジが柄から外れる場合もあるため使用前に確認する必要がある．さらに，使用後のスポンジ部に付着した汚染物や細菌を完全に除去することがむずかしいため単回使用（ディスポーザブル）であり，再利用はできないことがあげられる．

・義歯清掃：移植の多様化により対象者も増え，義歯使用者も増加傾向にあるといえる．口腔内に変化が起こると義歯使用にも不具合が起こる場合がある．口腔粘膜炎により義歯装着が困難になることや，口腔乾燥により義歯の安定感が不良となることもある．そのような場合は口腔内状況が改善するまで，一時的に義歯装着を中断する場合もあるが，その場合でも義歯清掃は毎日行う必要がある．義歯ブラシ（**図 4-1-6**）を用い，流水下にて物理的清掃（刷掃）を行う．その際は歯磨剤の使用は不要である．夜間は口腔粘膜を休めるためにも口腔内から外し，その時間を利用して義歯洗浄剤に浸漬し化学的洗浄（殺菌・消毒）を行う．再装着する場合は，義歯に洗浄液の残留がないよう十分に水洗したのち装着する．また，外した義歯管理の注意点として，乾燥により変形を生じる場合があるため義歯ケースを使用し必ず水中での保管を行うこと，義歯ケース内の浸漬水は必ず毎日交換し義歯と義歯ケースの清掃も行うことがあげられる．

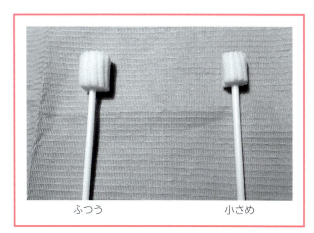

図 4-1-5　スポンジブラシ
小さめサイズのものが小回りがきき使用しやすい．

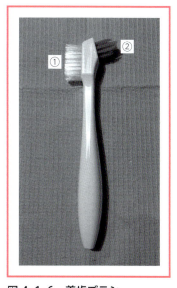

図 4-1-6　義歯ブラシ
歯磨剤不要．①はやや軟らかめの毛で義歯全体（とくに広い面）に，②はやや硬めの毛で凹みや金具など，細かい部分の清掃に使う．

・含嗽：含嗽の目的は食渣を洗い流し，咽頭や口腔内を清潔に保ち，湿潤させ保護することである．水や生理食塩水，含嗽薬などを使用し1日8回程度（起床時，毎食前後，就寝前）行う．口腔粘膜炎による疼痛時は，局所麻酔薬含有含嗽薬を使用する．その場合は口腔内全体にいきわたるよう30秒以上は口腔内に含み，除痛を図る．また，食事の直前に局所麻酔薬含有含嗽薬を使用することで，経口摂取時の疼痛緩和と食事摂取量の増加が期待できる．

・保 湿

口腔乾燥により粘膜は脆弱になるため，人工唾液（サリベート®エアゾール）や保湿剤などを使用し，常に保湿（湿潤）しておくことが重要なケアとなる．保湿については行った経験がない患者が多いため，まず移植前に必要性と物品についての十分な説明と理解が必要となる．そのうえで，保湿剤の使い方，タイミングなどを指導する．

保湿性のある洗口液（マウスウォッシュ）やグリセリン含有生理食塩水使用時は，局所麻酔薬含有含嗽薬使用時と同様に30秒以上はブクブクさせながら全体にいきわたらせる．また，スプレータイプの保湿剤と同様に，市販のスプレーボトルへ移し替えて噴霧使用することも可能である．ただし，アルコール配合の洗口液は乾燥をさらに助長させてしまうため，ノンアルコールタイプのものを選択することも重要である．ジェル状保湿剤は，乾燥している状態に塗布するとそのまま乾燥汚染物となってしまう場合があるため，湿潤後に使用することが望ましい．

また，口唇の乾燥による表皮剥離や亀裂の予防に対し，リップクリームやワセリン（プロペト®）の頻回使用を指導する．

2 悪心・嘔吐

A. 移植時の悪心・嘔吐

　移植では前処置時の化学療法やTBI，消化管粘膜障害，感染，急性および慢性GVHD，免疫抑制薬の副作用，脳出血などさまざまな場面で悪心・嘔吐をきたす．嘔吐を繰り返すことにより脱水や電解質異常が生じ，低栄養や体重減少から全身状態の悪化をまねくことがある．症状が持続すると活動性が低下し，身体的心理的影響から生活の質（QOL）の低下をきたす．前処置開始から退院後まで嘔気が持続する例もあるため，患者にとってもっとも苦痛と不安を感じる症状の1つである．

1 化学療法後の嘔吐の分類（図4-2-1）

　がん化学療法による悪心・嘔吐は，発生時期により4つに大別され，原因に応じた対応が必要になる[1]．

2 移植後の時期による嘔気の原因と対策（図4-2-2）

a. 前処置中～直後

　前処置（抗がん薬・TBI）による嘔気が生じる．シクロホスファミド（CY：エンドキサン®）は催吐性リスクが高く，ブスルファン（BU：ブスルフェクス®）やメルファラン（MEL：アルケラン®）も嘔気の訴えが強い．当院では5-HT$_3$受容体阻害薬（グラニセトロン®，カイトリル®など）に加えてNK1受容体阻害薬（アプレピタント：イメンド®）を

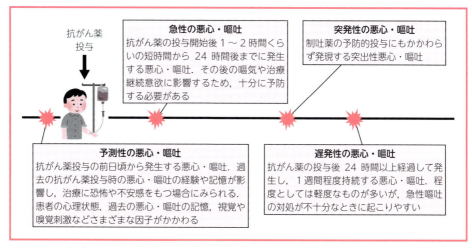

図4-2-1　化学療法後の嘔吐の分類

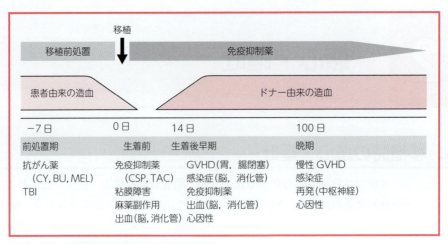

図4-2-2 移植後の時期による嘔気の原因
略号は本文または略語一覧を参照.

併用している．ただし，イメンド®はイトラコナゾールやステロイドとの相互作用があるため注意する必要がある．フルダラビン（フルダラ®）はあまり嘔気の症状がない．TBIは予防を行わないと浮遊感，嘔気，頭痛が出現するが，グリセオール®やステロイドなどで多くは予防可能である．

b. 移植後〜血球回復

　カルシニューリン阻害薬（シクロスポリン，タクロリムス）は嘔気の原因となることがあるため，開始後の症状を観察する．TBI 12 Gyや，MEL，BU4を用いた前処置では強い粘膜障害が出現するため，その一環として嘔気も出現する．消化管運動改善薬（メトクロプラミド：プリンペラン®，ドンペリドン：ナウゼリン®），ヒドロキシジン（アタラックス-P®），粘膜保護剤（アルロイドG®）などを投与するが十分な効果が得られないことも多い．粘膜障害による上部消化管出血も嘔気の原因となる．疼痛管理として麻薬性鎮痛薬を併用すると嘔気が悪化する可能性があり，プロクロルペラジン（ノバミン®）やプリンペラン®を併用する．突然の強い悪心・嘔吐は脳出血などの頭蓋内病変を考えて頭部CTやMRIなどの評価が必要である．

c. 血球回復後

　粘膜障害は改善に向かうが，GVHDとしての嘔気が出現する．GVHDに対してステロイドが投与されると嘔気も改善することが多いが，症状が悪心・嘔吐のみでは全身ステロイド投与は行われないため症状が長引く．とくに臍帯血移植後は移植後2〜3ヵ月嘔気が持続して食事摂取量の改善を障害することも多い．非吸収ステロイドであるベクロメタゾンは有用だがわが国での保険適用がないため，前項であげた対症療法が主体となる．この頃になると精神的な疲弊も重なっており，嘔気に心因性要因が加わる可能性があるため，患者には「将来的には必ず改善する」ことを伝えるなど精神的なサポートも必要になる．また，まれではあるが下部消化管GVHDが重症化すると腸閉塞（イレウス）に至り嘔吐が出現することがある．発熱を伴う悪心・嘔吐は消化管の感染症，中枢神経の感染症なども鑑別対象になる．

d. 退院後の嘔気

退院後，外来でステロイドや免疫抑制薬を減量する過程で慢性 GVHD による嘔気が悪化する場合がある．とくに誘因なく嘔気が悪化する場合は，サイトメガロウイルスなどのウイルス感染や疾患再発（とくに中枢神経再発）などを考慮する．退院後まで突発的な嘔吐を繰り返す症例もあるが，治療が必要な病態がなければ時間が解決する．

B. 移植後の悪心・嘔吐における観察のポイント

1 悪心・嘔吐のサインをとらえる

a. 身体の観察（フィジカルアセスメント）

嘔気に随伴する身体変化を把握し，原因の特定と対処法につながる所見を見逃さないことが重要である．

- ・バイタルサインのチェック：体温，脈拍・血圧，呼吸，意識（感染症，脳出血）
- ・口腔内の状態：口腔粘膜の評価（粘膜障害の有無），口腔の乾燥（脱水）
- ・腹部の状態：腹水，肝腫大，腸雑音，圧痛，筋性防御（感染症，イレウス）
- ・全身状態：皮膚所見と黄疸（GVHD），発熱（GVHD，感染），麻痺の有無（脳出血）
- ・血液検査データ：腎機能（脱水），肝機能（GVHD），炎症反応（感染）

b. 嘔吐物の観察（色，量，におい，性状）

- ・嘔吐物の色：緑っぽい黄色（胆汁が混じっている），鮮血（最近の出血），コーヒー様残渣（古い出血）
- ・嘔吐物のにおい：便臭（イレウス）
- ・嘔吐物の量
- ・内服薬が混入していないか：再内服の必要性を確認

2 悪心・嘔吐の経過を評価する

- ・発症と，そのときの状況および経過
- ・持続性の嘔気か，突発性の嘔吐か
- ・食事との関連（時間や内容）
- ・悪心・嘔吐に対する患者本人の苦痛や不安の程度
- ・薬物療法の効果と希望
- ・睡眠，食事，排泄，移動，清潔など生活行動の変化

C. 看護の実際

- ・予防法
  - ・刺激となる食べ物（香辛料，コーヒー，炭酸飲料，塩気の強い食べ物）を避ける．
  - ・予防的な制吐薬の投与．
  - ・悪心・嘔吐に注意が集中しないようにする．移植後は嗅覚障害もあり食べ物のにおい

で誘発される場合もあるため，室温程度に冷やしてから配膳するとよい場合もある．

・消化器官での停滞時間が短く，形態が軟らかいもの，味が濃くないものを摂取する（お粥，パン，ビスケット，プリン，ヨーグルトなど）．

- **胃の機能的安静**
  - ・刺激の少ない消化のよいものを少量摂取してもらうようにする．3食規則的に摂れなくても，食べられそうなときに少量ずつでよい．
  - ・胃内容物や胃液が逆流しやすくなるため，食直後はギャッジアップして過ごす．

- **薬物投与**

  患者の生活パターンに合わせて制吐薬（メトクロプラミド：プリンペラン®）やヒドロキシジン（アタラックス-P®）の使用タイミングを調整する．ただし，プリンペラン®の頻用により錐体外路症状（落ち着かない感じ，不随意運動，持続的な筋肉収縮など）を起こすことがあるので注意が必要．

- **精神的苦痛の緩和**
  - ・原因がわかる場合は患者に説明することが不安の軽減につながる．
  - ・患者は生着と血球回復に強い希望をもつため，生着後も嘔気が持続する場合は「この吐き気は一生続くのではないか」と不安をもつことが多い．将来的な改善が期待できること，そのおおよその時期など，今後の展望を伝えることで不要な不安は可能な限り取り除く．
  - ・不安の強い患者は，予測性の嘔気も起きやすい．悪心・嘔吐のことばかり考えなくてよいように，何か集中できることを見つける．必要であれば，抗不安薬を取り入れることも考慮する．

- **嘔吐時の対応**
  - ・体位：鼻腔や気道内に吐物を誤嚥しないように顔を横に向け注意するとともに，できるだけ患者に楽な体位を取らせ，枕やクッションなどを用いて疲労を防ぐ．胃部を曲げて頭を低くする体位や，腹臥位，側臥位で腹部を軽く曲げた体位を取ってもらう．移植後の嘔気の多くは嘔吐では改善せず，繰り返しの嘔吐は食道胃接合部付近（食道下部から胃の入り口）の粘膜に裂傷を起こして消化管出血の原因となる（マロリー・ワイス症候群）．自分の指を入れたり腹部を圧迫したりなど，無理矢理嘔吐を誘発するような行為は行わないように指導する．
  - ・すみやかに吐物を取り除く：吐物のにおいによって嘔吐を誘発するため，すぐに片づける．吐物の観察と処理がすぐにできるように，ガーグルベースンにビニール袋を敷いておくとよい．
  - ・口腔内の清潔：胃酸残留による粘膜障害の助長を予防する．不快感を取り除くために含嗽（うがい）を行うが，含嗽水に氷水，緑茶，レモン水を用いると爽快感が得られる．嘔気があっても，可能な限り口腔ケアをおこたらないよう指導する．
  - ・栄養管理：嘔吐のある場合，無理はせずようすをみながら電解質バランス飲料，栄養バランス飲料，ジュースなどで水分をできるだけ摂るよう指導する．状態によっては絶食になり，高カロリー輸液が必要になる．
  - ・嘔吐後の内服薬の扱い：内服後に嘔吐した場合，再内服するかの判断が必要になる．

内服からの時間経過，吐物の内容をもとに，主治医と相談して決定する．当院では内服後 30 分以内の嘔吐の場合は再内服を検討している．

嘔吐編 〔移植看護あるある〕

患者：歯磨きを少しするだけで，おえってなるから怖くてできません．

看護師：そうなのですね，おつらいですね．歯磨きは大切ですが吐き気のきっかけになります．歯磨きの方法や使っている物も影響するので，一度見せてもらってもいいですか？

※歯磨きの方法，タイミング，物品で嘔吐の誘発が助長されている可能性がある．そのため，一度歯磨きを確認させてもらい，一緒にブラッシングについて検討する．嘔気がある際は，歯ブラシはヘッドが小さめで毛が軟らかいものを選ぶ．歯磨剤の香料や味が刺激になることがあるため，刺激の強いもの，香りの強いものの使用を控える．

文 献
1) 日本癌治療学会：がん診療ガイドライン，制吐療法．www.jsco-cpg.jp/guideline/29.html（最終アクセス 2024 年 10 月 31 日）

3 下痢

A. 移植後の時期による下痢の原因と対策

移植後は前処置による粘膜障害，感染症，急性および慢性GVHD，血栓性微小血管症（TMA）などさまざまな要因から下痢を起こす（**図4-3-1**）．下痢は脱水，電解質異常，低タンパク血症，肛門周囲の炎症など二次的なトラブルの原因につながるため，原因に応じた適切な対応が必要である．

1 前処置〜骨髄抑制期

前処置として使用されるメルファラン（MEL：アルケラン®），ブスルファン（BU：ブスルフェクス®），シクロホスファミド（CY：エンドキサン®）やTBIは粘膜障害を介して下痢の原因となる．感染症による下痢では，腸内細菌が血中へ侵入し敗血症に至ることがあるので（バクテリアル・トランスロケーション），すみやかに適切な抗菌薬を使用する．クロストリジオイデス（クロストリジウム）・ディフィシルによる偽膜性腸炎には通常の抗菌薬は無効なので，バンコマイシンやメトロニダゾール（フラジール®）を内服する．この時期は肛門にも粘膜障害があり，頻回の下痢があるとさらに悪化する．下痢自体よりも肛門感染が重篤化して問題となる例も多く，日々の観察とセルフケア維持が重要になる．

2 生着後早期

この時期にもっとも注意すべき下痢の原因は急性GVHDで，典型例では発熱や皮膚

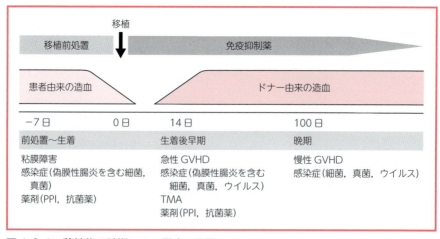

図4-3-1 移植後の時期による下痢の原因
PPI：プロトンポンプ阻害薬，TMA：血栓性微小血管症

GVHDに続いて緑色〜緑茶色の水様便を認める．多い場合は下痢が1日4〜5Lまで急速に増加するため，ただちに便量の測定を行いステロイドや補液の必要性を主治医と相談する．感染性の下痢が引き続き起こることもある．TMAによる下痢はGVHDより少し遅い時期（移植後30〜40日頃）に好発し，血小板減少や下血を伴いやすい．サイトメガロウイルス（CMV）腸炎はレテルモビル（プレバイミス®）の予防を行えば減少する．この時期は幅広い原因が考えられるため，下痢の際には大腸内視鏡検査が検討される．

3 退院後の下痢

退院後は改めて感染症による下痢に注意が必要で，敗血症のため緊急入院を要する場合もある．食事からの感染も起こりうるため，退院に際しては十分な患者指導を行う．慢性GVHDでも下痢を伴うことがある．

> **看護POINT！　下痢のケアの重要性と患者指導**
> - 下痢による肛門周囲トラブルが起きる可能性は高いうえに，いったんトラブルが起きると進行が速い．日々の観察とセルフケア維持，迅速な皮膚ケアや処置が重要である．
> - 患者が下痢であることを早めに医療者に知らせるように日頃から指導する（羞恥心から知らせない患者もいるため）．

B. 下痢でアセスメントすべき症状と所見

下痢にはさまざまな症状が伴うため，適切なケアの選択のためにもアセスメントが重要である（図4-3-2）．

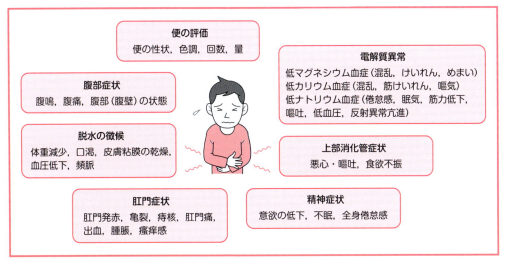

図4-3-2　症状観察とアセスメント

> **看護POINT！** **下痢症状のアセスメント**
> - in/out バランスの管理を十分に行う.
> - 下痢によって体力が低下するため, パフォーマンス・ステータス（PS）や日常生活活動（ADL）の評価によって全身状態を把握しておくことが大切である.

C. 看護の実際

- **予防法**
  - ・移植前から排便状況をチェックする.
  - ・消化管の刺激を避け, 温罨法（ホットパックや腹巻, 電気あんかなど）をする.
- **薬物療法**
  - ・下痢が悪化した場合は補液やステロイドが必要になる可能性があるため, 量や性状を主治医に報告する.
  - ・下痢に発熱が合併したときは便培養と血液培養を行って, すみやかに抗菌薬を投与する.
  - ・感染性の下痢に対する止痢薬（ロペミン®）の使用は, 感染症を悪化させることがある.
- **食事療法**
  - ・腸粘膜を刺激しないよう温かく消化吸収がよく, 繊維質の少ない食品を数回に分けて少量ずつ摂取するよう指導・調整する.
  - ・激しい下痢の場合, 腸管の安静を保つため絶食にする場合もある. 食事許可が出たら消化のよいものを少しずつ摂取してもらい, 下痢の状態で段階的に摂取量を増やす（**表4-3-1**）.
- **輸液療法**
  - ・下痢で脱水傾向になると口渇が出現する. 下痢の悪化を恐れて経口の水分摂取に消極的な患者もいるが, 口渇は「体が水分を求めているサイン」であり, 原則的に経口摂取をうながす.
  - ・大量の下痢では経口摂取のみでは追いつかないため補液が不可欠になる. 便量, 尿量, 体重を正確に測定し, 電解質データに注意しながら補液の量と種類を調整する.

表4-3-1 消化管 GVHD 時の食事再開ステップ

ステップ	食事の内容
1	絶飲食とし, 消化管を休息させる
2	等張で乳酸やカフェインを含まない低残渣の液体を 2〜3 時間ごとに 60 mL 程度ずつ摂取する. 下痢や痛みが再燃もしくは持続する場合, 再度消化管の休息に戻る
3	固形物を摂取する. 繊維質や乳酸, 脂肪の少ないとろみのついたものを試す. 砂糖もこの時期に試す（ただし少量のみ）. 酸味の少ないものとする. 肉や肉製品は避ける. カフェインのような胃に刺激のあるものは避ける. 追加する食品は 1 食に 1 食品のみとし, 下痢や腹痛が出現したらそのとき追加した食品は中止する. 症状が持続するときは腸管休息に戻る
4	食事内容はステップ 3 と同様であるが, 脂肪を少しずつ加えていく
5	定期的に 1 日 1 つ新しい食品を追加していき, 下痢が起きないことを確認する

- **環境の調整**
  - 脱水症状とともに疲労感が強くなり，頻回のトイレ移動が心身を消耗させる．ベッドとトイレまでの距離を短くするなどの工夫を行う．
  - 便失禁に備えてオムツや尿取りパッドを使用するなど，患者が安心できる環境を整える．
- **肛門病変の管理**
  - 頻回の排便による肛門周囲の皮膚・粘膜障害（発赤，びらん，潰瘍など）や感染予防のため，肛門周囲の清潔を保つ．
  - 温水洗浄便座の使用や陰部洗浄の方法を患者へ指導する．排便後には肛門周囲の皮膚を強くこすらず，軟らかい布や洗浄綿などを使用し，押さえ拭きするよう指導する．
  - 肛門病変を認めた場合，主治医に報告するとともに必要時は皮膚・排泄ケア認定看護師（WOC）の介入や皮膚科受診を勧める．
  - 排泄物に含まれる消化酵素による皮膚への悪影響を避けるため，肛門周囲に油性製剤（ワセリンなど）を塗布し皮膚を保護する．
  - 肛門周囲病変があり座位で疼痛があるときは，円座やクッションなどを使用し疼痛緩和を図る．

コラム　重篤な下痢のある患者の対処の例

4〜5L/日の水様便が持続する場合は排便による苦痛が強く，皮膚トラブルが起こるリスクも高い．そのため短期間に限り，便失禁管理システム（当院では「フレキシシール®SIGNAL」：図）を使用することがある．正確な便量測定や肛門周囲トラブルの回避のため必要な処置だが，患者にとっての苦痛はかえって大きくなることもあるため，便の性状や量を観察しながら早期抜去を目指す．専門的な処置と管理が必要なため，主治医や皮膚・排泄ケア認定看護師（WOC）などと協働して安全に取り扱う必要がある．

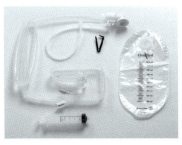

図　フレキシシール® SIGNAL
（コンバテック ジャパン株式会社）

4 便　秘

A. 移植時の便秘とは

1 一般的な便秘の分類

便秘の原因となる一般的な原因を**表 4-4-1**にあげる．血液疾患では，入院による環境変化や抗がん薬（ビンクリスチン：オンコビン®）による便秘が多い．

2 移植患者の便秘

移植経過中は下痢に傾く場合がほとんどだが，便秘が問題となることもある．前処置開始前は緊張状態と生活習慣の変化による便秘が多い．この時期に硬便による肛門裂傷が起こると，前処置後の血球減少や粘膜障害に伴い大きな肛門トラブルにつながる可能性があるため，軟便傾向に保つよう酸化マグネシウムなどで調整する．

一般に，麻薬性鎮痛薬（モルヒネやフェンタニルなど）を使用すると便秘になるため，酸化マグネシウムや緩下剤での調整が推奨されている．移植では粘膜障害の影響で全例が便秘になるわけではないため，実際の排便状況をみながらコントロールする．消化管の感染症や GVHD が重症化するとイレウスに至る可能性があるため，麻薬性鎮痛薬併用中はとくに注意が必要である．退院後は移植前と比べて食生活や生活習慣，運動量が変化しているため便秘になることはまれではない．

表 4-4-1　便秘の分類と原因

大分類		原　因
器質的要因		腸管内外の腫瘍による腸管狭窄や閉塞 がん性腹膜炎による麻痺性イレウス 脳腫瘍や脊椎損傷など中枢神経障害 高カリウム血症，高カルシウム血症，脱水
機能的要因	弛緩性便秘	食事摂取量の低下，嘔吐，発熱，脱水，長期臥床による筋力低下，意識的な便意の抑制 排便習慣，環境の変化
	けいれん性便秘	動揺・緊張などの精神的・心理的ストレス，うつ病
	直腸性便秘	緩下薬・浣腸の乱用 腹圧低下
	医原性便秘	薬剤によるもの（抗がん薬，モルヒネ，抗コリン薬，麻酔薬，利尿薬，$5-HT_3$ 受容体拮抗薬などの制吐薬） 手術侵襲

B. 症状観察とアセスメント

便秘の症状として，消化器症状としては腹部の不快感や腹痛，膨満感などがあり，全身症状には不安，不眠，集中力の低下などがある．移植後に便秘をきたす疾患として麻痺性イレウスは重篤で，便秘に加えて急激に悪心・嘔吐，腹痛，腹部膨満が悪化する場合に注意が必要である．

免疫力が低下しているときは，便秘によって腸内細菌が増加し腸内環境が悪化すると，感染症を引き起こしやすくなる．便秘のコントロールには，どこまでが経過観察でよく，どこから積極的な介入が必要かという視点をもつことが必要で，患者それぞれの使用薬剤や全身状態，考え方などによって判断基準が大きく異なる．そのため患者ごとのアセスメントが重要になる（表4-4-2）．

C. 看護の実際

- **予防法**
  - ・水分摂取をうながす（移植時はこまめな飲水を忘れてしまいがちになる）
  - ・患者の排便習慣を把握しておく（移植前から排便コントロールをできるようにする）
  - ・環境や習慣の変化を最小限にできるよう心がけ，生活リズムを整えるよう指導する．
- **薬物療法**
  - ・緩下薬の確実な内服を行う．浣腸や摘便は感染や出血の原因となるので行わず，過度な怒責も避ける．
- **患者教育**
  - ・患者自身が排便状況を把握し，セルフケアを行えるように知識や情報を提供する．
  - ・便通に関する患者からの情報提供は，医療者との相談時に「早めに対策を考えるために重要である」との認識をうながすことも必要である．

表4-4-2 便秘のアセスメントのポイント

抗がん薬のアセスメント	使用している抗がん薬の便秘のリスク 抗がん薬の排泄経路と時期
生活習慣のアセスメント	治療前の排便習慣・排便状態・排便の性状・量 排便の知識
便秘を起こしている患者のアセスメント	排便状態・排便の性状・量 便秘による随伴症状の有無 食事摂取内容と量 水分出納量 生活リズムや運動量 抗がん薬以外の薬剤（5-HT$_3$受容体拮抗薬の使用） 腹部の状態（蠕動や膨満，緊満など） 腹部検診結果 精神的いらだち，不安，不眠 頭痛，集中力の低下

> **看護POINT！　便秘における患者指導**
> - 排便パターンや便の性状を患者自身が知る（便の量・色・硬さ，排便時に怒責が必要か，不快感（腹部が張った感じ・残便感など）がないかなど）．
> - 使用している抗がん薬と便秘のリスクに関する説明する．
> - 排便状況に合わせた緩下薬の使用方法や排便コントロール方法に関する情報提供をする．
> - イレウス症状（間欠的腹痛，悪心・嘔吐，便秘など）についての情報提供をする．

移植看護あるある　便秘編

患者：もともと便秘がちなのですが，移植後は下痢になると聞いたから気にしなくて大丈夫ですよね？

看護師：移植がはじまると血小板の数値が下がるので，便は軟らかめに保つほうがよいです．便を出そうと力むことで脳出血を起こしたり，硬い便で肛門が傷つき，そこから感染を引き起こします．便秘も移植のときにはよくありません．お水を日頃から気をつけて飲んでいただき，お薬でコントロールするので，便が硬くなってきたなと思ったらすぐに相談して下さい．

5 皮膚障害（皮疹，びらん，潰瘍など）

A. 皮膚障害とは

　皮疹とは皮膚表面に現れる発疹のことをいい，びらんや潰瘍は皮膚や粘膜の上層の細胞が剥がれ落ち，内層が露出する状態を指す．浅い欠損で真皮に達さないものをびらん，深い欠損で真皮に達するものを潰瘍という．移植では，前処置やGVHDなどにより皮膚障害のリスクは非常に高い状態になる．移植看護の中でもっとも目にすることが多い症状であり，目に見える症状は患者のQOLや治療意欲の維持にも影響してくるため，あらゆる場面でアセスメントやケアとセルフケアへの支援が必要となる．また，皮膚障害がある状況では固定用のテープでも皮膚障害を悪化させるリスクがあり，適切な物品を正しく使用する必要がある．

　本項では移植後の皮膚障害について概説するが，「第6章2.E.皮膚・排泄ケア認定看護師（WOC）」も参照いただきたい．

B. 症状観察とアセスメント

1 皮　疹

　移植後早期に皮疹の原因となるのは急性GVHD（**図4-5-1**），生着症候群や生着前免疫反応などGVHD以外の免疫反応（**図4-5-2**），薬疹，ウイルス感染（ヒトヘルペスウイルス6（HHV-6）など）などである．いずれも早期より全身に皮疹が拡大してかゆみを伴うことが多く，皮膚生検を行っても原因を特定することが困難なことも多い．

　急性GVHDでは皮疹が初発症状となることが多く，体のどこの部位にも出現する．手掌，足底，四肢，顔面などはGVHDに比較的特徴的で，左右両側に出現することが多い．はじめは瘙痒感を伴う発赤からはじまり，のちに膨隆を伴った皮疹となる．皮疹の範囲と水疱形成の有無が急性GVHDの重症度と治療に直結するため，日々もっとも長時間患者と接している看護師による観察が重要である．とくに，水疱形成や表皮剥離は最重症（グレードIV）の急性GVHDの可能性があるため，ただちに主治医に報告する．

　移植後3ヵ月以上経過した晩期では，皮疹の原因として慢性GVHD，ウイルス感染（帯状疱疹など），薬疹などがある．慢性GVHDで認められる皮疹は多様だが，ほとんどの症例で皮膚乾燥を伴い，かゆみを伴う発赤や丘疹として出現することが多い．扁平苔癬様皮疹や多形皮膚萎縮症などの特徴的な皮疹を認めれば診断が確定する．長期的には色素沈着や色素脱失を伴う皮膚萎縮，さらには真皮の線維化から強皮症様の状態へ移行する．紫外線や外的刺激の後に悪化しやすいため，直射日光を避けるよう指導する．

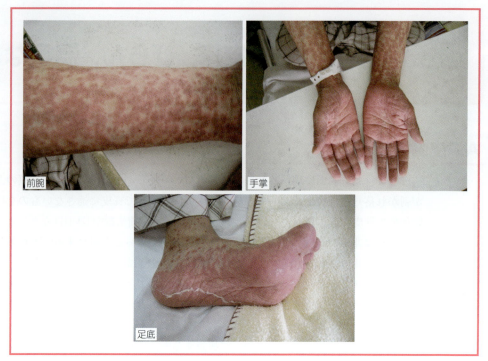

図 4-5-1 急性 GVHD の皮膚病変(移植後 45 日目)
手掌および足底にかゆみを伴う紅斑性丘疹が出現し前腕に広がっている.

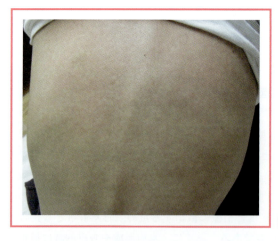

図 4-5-2 生着時期に出現した淡い皮疹(背部)

　皮疹の出現部位や色調,範囲,移植時期,使用薬剤,アレルギーなど,その都度観察とアセスメントが必要である.皮疹の特徴を細かく看護記録に残し,できれば画像で情報共有すると,いち早く日々の変化に気づき正確な情報を主治医へ報告することができる.

> **観察POINT！ 皮疹**
> ・皮疹の形態（色調，凹凸の有無，水疱，びらん，潰瘍）
> ・皮疹出現時期・部位・範囲，時間的変化
> ・瘙痒感，疼痛の有無
> ・乾燥，皮膚硬化の有無

2 びらん・潰瘍

　化学療法やTBIを受けた皮膚は，皮膚の再生に必要な基底細胞がダメージを受けており，傷つきやすい状態になっている．GVHDやステロイドが皮膚の脆弱化をさらに悪化させる．そのような中で，カテーテルやルートの皮膚へのテープ固定部では，皮膚にかかる緊張（緊張性水疱），粘着剤を剥がすことによる剥離刺激，テープの素材による化学的刺激などによって皮膚障害が悪化しやすい．また，皮膚に何かを貼ること自体が，水分の蒸散を防ぎ皮膚を浸軟（"ふやけ"）させることになる．浸軟した皮膚は，正常な皮膚に比べて摩擦が上がり，外的刺激により容易に創傷を形成する．そのため，皮膚の状態をアセスメントしながら，適切な物品を正しく使用しなければならない．

　移植後は，軽い擦過や皮下出血の痕だけでも表皮剥離し，びらん・潰瘍，水疱形成へ移行することも少なくない．（**図4-5-3**）．一度できてしまったびらん・潰瘍は，なかなか上皮形成せず，あらゆる感染症の温床となりうることを理解し，早急に対応する．

> **観察POINT！ びらん・潰瘍**
> ・中心静脈カテーテル（CVC）などルート類のテープ固定部の皮膚の状態
> ・日常生活で荷重がかかる部分（下着や頸部，肘部など）の皮膚の状態
> ・陰部・肛門皮膚の状態（皮膚の色調，疼痛の有無）
> ・皮膚の保清や正しい処置ができているか
> ・潰瘍の広さ，深さ，出血や感染の有無

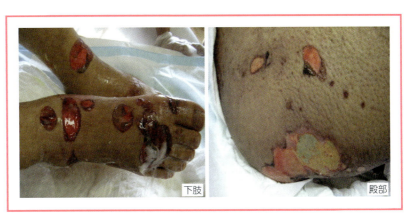

図4-5-3　水疱形成し破綻したびらん・潰瘍

C. 看護の実際

- **予防的スキンケア**
  - 剥離した表皮に汗が加わって垢が溜まると，そこから細菌・真菌の繁殖が起こるため，可能な限りシャワー浴を勧め，保清をうながす．
  - 皮脂分泌量低下による乾燥，抗がん薬やTBIにより皮膚が脆弱化するため，保湿クリームで保湿・保護する．
  - CVCのドレッシング材による皮膚トラブルに対して，適切なドレッシング材を選び，ドレッシング材を貼付した上からテープ固定したり，服の上に固定するなど，肌への直接的な摩擦や刺激を減らす工夫をする．（詳細は「第2章1. A. 8 中心静脈カテーテル管理」を参照）

- **皮膚GVHDに対する局所的治療とケア**

皮膚GVHDに対しては，ステロイド外用薬で皮膚症状を抑える場合がある．ステロイド外用薬は抗炎症効果によって5段階（weak, mild, strong, very strong, strongest）に分けられており，炎症が強い皮疹にはstrongestやvery strongを用いるが，顔面は皮膚が弱いためmild以下を用いる．軟膏の効果を発揮するため塗布する皮膚を清潔にし，指示回数を守り薄く塗布する．セルフケアでどの程度行うことが可能なのかアセスメントして患者指導を行い，必要時は援助を行う．強力なステロイドを長期的に使用することで表皮の菲薄化が進むことも多いため，症状が落ち着いた後は保湿剤単独の処置に切り替えていく．また皮膚が敏感になり傷をつくりやすいため，皮膚の清潔に努め刺激の少ない石鹸やタオルを使用するようにする．水疱が破綻したり，潰瘍を形成する場合は，泡石けんや微温湯等による洗浄（図4-5-4）を行い，適切な軟膏やドレッシング材を貼付する．

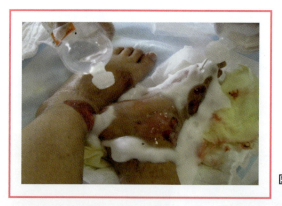

図4-5-4　ひとはだ程度に温めた生理食塩水による泡洗浄

> **看護POINT!** スキンケア
> - 前回塗布した軟膏は泡石けんやオリーブ油で優しく落とす．
> - 感染状況や滲出液などに合わせた軟膏や被覆材の選択．
> - 疼痛があれば充分に鎮痛したうえで処置を行い，毎日継続できるようにする．
> - 洗浄に痛みを伴う場合は，微温湯や生理食塩水による洗浄をする．
> - 改善や悪化の変化がわかるように，詳細な看護記録や画像共有をする．

6 脱　毛

A. 移植における脱毛

　移植では，大量抗がん薬やTBIを用いた前処置によりほぼ全例で脱毛が起こる．移植前に化学療法が行われなかった例や脱毛を伴わない前治療が用いられた例では，移植で初めての脱毛を経験することになる．患者からの質問で，まずはじめに脱毛のことを聞かれることも多く，もっとも印象深い移植後の合併症の1つともいえる．

　移植後の毛髪や体毛の脱毛のピークは移植前処置開始より10〜14日頃だが，その程度には個人差がある．通常の化学療法では治療後に頭髪が再生するため，脱毛によるボディイメージの変容も一時的ですむことが多い．しかし，移植ではブスルファン（ブスルフェクス®）などの前処置や皮膚慢性GVHDのため頭髪がもと通りには再生してこないことがある．脱毛から回復しても髪質が変化することが多く，移植後数年は縮毛になる傾向が強い．単純に必ず回復するとは言い切れないため，患者には慎重に説明する必要がある．

B. 症状観察とアセスメント

　脱毛は致命的な合併症ではないが，洗髪時など髪に手が触れたときに一気に抜けてしまうなど，目に見える症状が突然急速に進行する．急激なボディイメージの変容は，ある程度予測していたとしても，患者にとって大きな精神的な苦痛を伴う．看護師は患者の脱毛に慣れてしまいがちだが，当たり前のことと思わずに観察をして，患者をサポートする気持ちをもちたい．

観察POINT！ 脱　毛
- 頭皮の違和感や痛み
- 患者の脱毛への考え方や対処状況
- 使用薬剤と脱毛出現時期
- 脱毛状況（ベット上，ベットサイド，水回りなど）

C. 看護の実際

●脱毛についての患者教育

　脱毛を軽視せず，患者にとっての苦痛が大きいことを理解し，患者が必要としている情報提供を行うとともに，脱毛に対する患者の訴えをしっかりと聞くことが重要である．抗

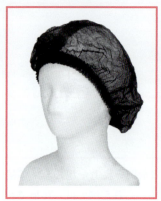

図4-6-1 不織布キャップ

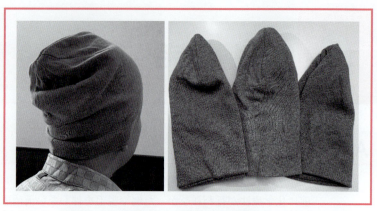

図4-6-2 肌触りがよく通気性・吸湿性のある帽子

がん薬が細胞の増殖が活発な組織にダメージを与えやすいことを説明し，脱毛についてあらかじめよく理解してもらう．

- **頭皮の状態の観察**
  - ・頭皮の瘙痒感や疼痛の有無
  - ・皮膚の発赤
  - ・脱毛の範囲
  - ・洗髪の状況
- **容姿の補正・頭皮の保護**
  - ・帽子，バンダナ，不織布製のキャップ（**図4-6-1**）などで頭部を覆う．素材は，頭皮を刺激せず，通気性・吸湿性のあるもの，頭部にフィットしやすいもの，ガーゼやタオル生地のような軟らかい素材がよい（**図4-6-2**）．
  - ・男女ともにあらかじめ短髪にしておくなど，脱毛した毛髪を回収しやすい長さにしておくようアドバイスする．
  - ・当院では，使い捨て刃のバリカンで患者のタイミングに合わせてカットすることも対応している．許可があれば訪問理容の活用もよい．また，ボランティア（化学療法経験者）によるタオル生地で帽子の作成を行っており，その場は血液疾患罹患の経験者同士のコミュニケーションの場となっている．
  - ・病棟内にヘアウィッグやキャップのパンフレットを配置している．
- **精神的ケアと環境整備**
  - ・抜けてベッドや床に落下したり，衣服・寝衣に付着した毛髪は，ガムテープなどの粘着テープで収集し，こまめに処理する．脱毛の時期は骨髄抑制期真っただ中であり，発熱や倦怠感により患者自身で掃除を頻回に行えないことを考慮し，看護師も環境整備を行う．
  - ・頭皮にかゆみや痛みを伴うことがあり，頭髪・頭皮の保清に努める．
  - ・外出時のウィッグ着用についても情報提供する．
  - ・頭髪は一般的には移植後3～6ヵ月すれば次第に回復することを説明する．併せて，脱毛から回復しても髪質の変化や，回復経過の個人差があることも説明する．

7 疼　痛

　血液疾患の発症から移植にかけて，多くの患者は身体的痛みに加えて精神的な痛み（不安，いらだち，うつ状態など），社会的な痛み（仕事復帰，経済的問題，家庭問題など），スピリチュアルな痛み（死への恐怖など）を経験することになる[1]．移植看護において，患者ごとの苦痛を評価しながらそれぞれに対する適切なアプローチを検討し，可能な限り苦痛を緩和することはきわめて重要である．ここでは主に身体的な疼痛について述べる．

A. 移植時の疼痛とは

　移植ではさまざまな原因で身体の痛みが出現し，入院生活を送る移植患者のQOLに与える影響は大きい（図4-7-1）．合併症によって引き起こされる不必要な苦痛を予防，緩和することで患者のQOLを維持できるよう看護を行う必要がある．移植患者の痛みでもっとも多いのが，口腔粘膜障害による舌，口腔内，咽頭の痛みである．そのほかには肛門痛，胃痛，前処置や皮膚GVHDによる手掌と足底の痛み，腸管GVHDによる腹痛，出血性膀胱炎による膀胱痛などがある．口腔粘膜障害の痛みと肛門痛は骨髄抑制期に好発し，白血球の回復によって改善することが多い．また，慢性GVHDの口腔粘膜障害によっても痛みが起こる．痛みのマネジメントは患者の日常性を保つとともに，口腔ケアや清潔ケアができるかどうかを左右し，感染症の対策にも影響を与える．

B. 症状観察とアセスメント

　痛みは主観的な症状であり，閾値（どのレベルで「痛み」として感じて訴えるか）の個人差が大きいため，症状の傾聴と看護師の観察が重要となる．痛みの原因を明らかにす

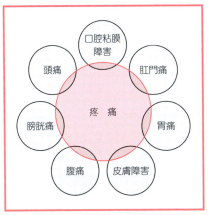

図4-7-1　移植に関連するさまざまな疼痛

ることは治療の選択に不可欠であり，看護師は患者の痛みの体験を客観的に評価するよう心がける．

> **観察POINT！ 疼痛**
> ・痛みの部位（実際に示してもらう）
> ・痛みの強さ（共通のスケールを用いる．数値評価スケール（numeric rating scale：NRS）またはフェイススケールを使用）
> ・痛みの性質（侵害受容性疼痛の体性痛では「ズキズキ」「うずくような」，神経因性疼痛では「刺すような」「びりびり電気が走ったような」）
> ・痛みの持続時間，1日の変化（当院では痛みの経過表に記載している）
> ・痛みの増悪因子と緩和因子（痛くなるときや軽減するときはどのようなときか）
> ・疼痛コントロールに対する理解度や満足度
> ・患者の疼痛マネジメントへの積極性
> ・痛みによる精神的な変化（不機嫌，抑うつ，感情的，不安）

C. 看護の実際

● 薬物療法

　世界保健機関（WHO）のガイドラインでは，「経口的に」「時間を決めて」「患者ごとに」「細かい配慮をもって」投薬するとされている[1, 2]．しかし，移植では前処置による悪心・嘔吐や口腔粘膜の痛みのために内服が困難になり，点滴静注が主な鎮痛薬の投与ルートになることが多い．坐薬は感染，出血傾向の面から使用しない．軽度の疼痛に対しては非オピオイド系鎮痛薬であるアセトアミノフェン（カロナール®，アセリオ®）を使用する．移植後は出血や腎障害，胃粘膜障害のリスクが高く，ロキソプロフェン®やロピオン®などの非ステロイド性抗炎症薬（NSAIDs）は原則的に使用しない．痛みに対して定期的に使用するとアセトアミノフェンの解熱効果により発熱が抑えられてしまう．発熱性好中球減少症や敗血症など，きわめて重要な感染症を早期に発見する機会を逃すおそれがあることを念頭におき，熱型や感染症状の観察を注意深く行う．

　オピオイドはペンタゾシン（ペンタジン®，ソセゴン®）などの麻薬拮抗性鎮痛薬と，モルヒネやフェンタニルなどの麻薬性鎮痛薬に大別される．移植後の疼痛コントロールにおいてオピオイドの適切な使用は欠かせないが，使用に際してはそのデメリットも理解しておく必要がある．麻薬拮抗性鎮痛薬は即効性があり大きな副作用を生じにくいが，疼痛が改善してからも予防的に投与すると習慣性が問題となる．麻薬性鎮痛薬は，免疫抑制薬やGVHDによる腎障害を契機に血中濃度が上昇する可能性がある．過剰投与による意識障害はセルフケア不足や誤嚥につながり，腸蠕動低下は下痢を抑えて消化管GVHDの発見の遅れにつながる．患者に痛みを我慢させることは好ましくないものの，移植という精神的苦痛が強い状況では患者の主観のみで痛みを評価することがむずかしい場合もあり，オピオイドの開始と調整の判断には看護師による痛みの客観的評価も重要になる．痛みの部位やレベル，出現時期，回復予測を考慮しながら，がん終末期とは異なる移植としてのオピオ

イドの適切な使用に習熟する必要がある.

- ・突出痛への対応とオピオイドの増量：突出痛に対するオピオイドレスキューには持続静脈点滴の1時間流量のフラッシュ（早送り）が対応しやすい．予測できる突出痛の誘因がある場合は，誘因の30分〜1時間前にレスキューを使用することが有用である．たとえば，口腔粘膜障害例での含嗽（うがい）や，肛門痛例での排泄など，痛みを伴うイベントの前にレスキューを使用することで，口腔ケア，食事，保清といったセルフケアや日常生活の行動が行えるようになる．ただし，レスキューの使用に積極的な患者と消極的な患者の差が大きいため，痛みの客観的評価も用いながら必要量を判断する必要がある．フラッシュ回数が増加しているときには医師へ相談し，直近24時間のレスキュー使用量をもとに増量を検討する[1]．その際には新たな副作用出現の有無を観察する.
- ・オピオイドの減量：状態が改善して痛みが軽減傾向となった場合は，すみやかにオピオイドの減量を検討していく．一般には医師の指示のもと，10〜20％の割合で減量を進める[1]．ただし，移植では血球回復とともに急激に痛みが消失することも多く，症例に応じた調整が重要となる．減量後の痛みの増強がないか確認し，突出痛に対してレスキューで対応するが，レスキュー回数が増えるようならば減量はいったん中止する．急速に減量すると退薬症状（倦怠感，意欲減退，いらいら感）が出現するリスクがあるが，移植急性期程度の使用期間ではまれである.

患者・家族のセルフケア能力を高めるための教育

疼痛マネジメントの患者教育により患者の疼痛が軽減するといわれており，あらかじめわかっている痛みは訴えが少なく，経験したことのない痛みは恐れや不安を増強させる．患者・家族に対して，移植に関連してどのような原因で痛みが現れ，どのような症状でどのくらい続くのかを事前に説明する．そして，痛みへの対応についても説明しておき，患者自身が痛みへの対処を身につけることができるように援助する．オピオイドに対する患者・家族の認識についても情報収集しておき，オピオイドに対する誤解があれば解決しておく必要がある．さらに，移植前オリエンテーションや入院時にいままでの治療におけるオピオイドの使用歴の確認を行う．その内容や体験，疼痛マネジメントへの希望についても聞いておく.

- ・痛みを伝える方法：痛みは患者の主観的なものであり，まわりの者には見えない．だからこそ痛みのマネジメントのために患者の痛みを把握していきたいということを伝える．そのために，評価スケールという患者・スタッフ共通のツールを使ったり，「タイミングをみて痛みについて看護師がお聞きしますので，適切に痛みをマネジメントするためにも協力して欲しい」と説明しておく．当院では，痛みの経過表をカルテ内に記載して，疼痛スコアを経時的に確認できるようにしている.
- ・非薬物療法：病衣や清潔ケアの工夫，マットレスの種類，ベッドの位置，食事内容の工夫，冷罨法と温罨法，患者なりに痛みに対し工夫している点を知り一緒に考える.
- ・セルフマネジメント：痛みのセルフケア能力の状態を観察し，それに応じた看護介入を行う．患者がセルフマネジメントできる実感をもち，高められるように支援する.

178　第4章　よくみられる症状と看護

▌文　献

1) 日本緩和医療学会緩和医療ガイドライン統括委員会：がん疼痛の薬物療法に関するガイドライン 2020 年版，金原出版，2020

2) World Health Organization：WHO guidelines for the pharmacological and radiotherapeutic management of cancer pain in adults and adolescents. WHO, 2018

8 貧 血

A. 移植における貧血

　　貧血とは，赤血球数あるいは血色素量（ヘモグロビン値）が基準値以下に減少した状態をいう．移植においては，血液疾患そのものや，抗がん薬や TBI による骨髄抑制，出血，TMA による溶血，移植後の造血回復遅延などが原因となる．

1 移植後の赤芽球癆

　　移植の患者とドナーの組み合わせによっては，赤血球の造血が回復せず赤芽球癆（PRCA）と呼ばれる病態となって長期間の輸血を要する場合がある．ドナーの赤血球抗原（A 型，B 型）を患者側の 抗体（抗 A 抗体，抗 B 抗体）が攻撃することが原因であり，数ヵ月〜数年の経過で回復する．

> ● PRCA を起こしうる血液型の組み合わせ
> 　患者が A 型または AB 型：ドナーが O 型または B 型
> 　患者が B 型または AB 型：ドナーが O 型または A 型

B. 症状観察とアセスメント

　　血液疾患による慢性的な貧血では，自覚症状を伴わない場合が多い．症状出現時には重篤な貧血や出血などによる急激な貧血の進行を伴っている場合が多く，患者自身や看護師による症状観察は重要である．また，移植前の化学療法や前処置などで心機能に負担がかかっているため軽度の貧血進行でも心不全症状が出現する場合もあり，注意を要する．

　　移植看護師としては，主治医の指示通りに輸血療法を行うだけでなく，ヘモグロビン値が低下するタイミングや原因を予測し，輸血前後の血液データの推移をみながら，急激な低下がないか，出血部位はないかなどのアセスメントを行う．

> **観** 察POINT！ **貧 血**
> ・血液データ（赤血球数，ヘモグロビン値など）
> ・爪甲部や眼瞼結膜の色調，顔面蒼白
> ・頭痛，頭重感，めまい
> ・易疲労感，倦怠感，労作時息切れ，思考力や食欲の低下
> ・出血症状（黒色便，新鮮血便，血尿）
> ・心不全症状（動悸，頻脈，心肥大，不整脈），労作時呼吸困難，SpO_2低下

C. 看護の実際

● 安静の保持

貧血症状が強い場合，疲労を避けなるべく安静を保つ．また，出血などによって循環が不良で末梢に冷感がある場合はチアノーゼが出現することがある．チアノーゼは緊急を要する所見なので，安静を保ってバイタル所見を確認し，主治医に報告する．

● 輸血療法

患者の貧血状況に合わせて医師の指示のもと，確実で安全な赤血球輸血を実施する．輸血の合併症や効果に注意する．（詳細は「第1章9.輸血」を参照）

● 患者指導

めまいやふらつきなどの貧血に伴う自覚症状は事前に説明しておく．これらの症状により転倒リスクが高まるため，トイレ時などで離床する際は必ず看護師へ知らせるように指導する．PRCAなどによって退院後まで長期的に貧血が持続する例では，採血データの異常のみで自覚症状がないことが多い．「階段を休まないと上れなくなったら貧血が進んでいます」など，日常生活の行動に結びつけながら長期の貧血症状を見越した説明を行う．また，「せっかく移植したのにずっと輸血をしなければならない」という不安と不満を抱えることも多いため，移植後LTFU外来などの際に，個人差があるものの改善することを説明しながら，不安と寄り添うよう心がけたい．

9 出 血

A. 移植後の出血

　移植後は血液疾患や前処置後の骨髄抑制によって血小板数が減少し，出血しやすく止血しにくい状態となる．生着症候群，急性GVHD，類洞閉鎖症候群/肝中心静脈閉塞症（SOS/VOD），TMAなどでは血小板輸血の反応性が低下して十分な効果が期待できず，輸血を行っても血小板数を安全域で維持するのが困難になる．また，さまざまな合併症による凝固異常や播種性血管内凝固症候群（DIC），SOS/VOD予防のためのヘパリン・低分子ヘパリンも出血傾向につながる．出血は移植の全過程で起こりうる合併症であり，命に直結するリスクがあるため緊急対応が必要になる．

> **看護POINT！ 出血予防における患者指導**
> - 出血部位（図）と程度の把握
> - 確実な止血
> - 転倒や外傷の予防

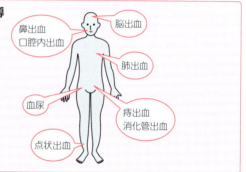

B. 症状観察とアセスメント

　具体的な出血症状を以下にあげる．

- 点状出血（直径3mm以下）：外的刺激や下肢など血液のうっ滞で起こる．出血傾向の目安となる．
- 斑状出血（直径3mm以上）：長時間の圧迫で起こる．
- 皮下出血：打撲や採血後に多い．
- 血腫：移植後は粘膜障害を背景に口腔粘膜や舌に多い．
- 血尿：肉眼的血尿，試験紙による潜血反応，排尿時痛などの自覚症状．
- 鼻出血，歯肉出血：歯磨き後や鼻を触ったあとに多い．
- 眼球結膜出血：患者の不安が強いが視力への影響はないことを説明する．
- 肛門出血：粘膜障害を背景に排泄後に多い．
- 消化管出血（吐血，下血）：出血性ショックの原因となりうるため緊急対応．

- 肺出血（喀血）：致命的な呼吸不全に至りやすい．緊急対応．
- 脳出血：打撲や怒責時，高血圧時に多い．緊急対応．

C. 看護の実際

予防法

- 長時間の同一体位による圧迫や血液循環のうっ滞，摩擦や機械的刺激を避ける．
- 歯肉出血や口腔内血腫の防止：歯ブラシは軟らかいものや，スポンジブラシを使用する．口腔内の変化（浮腫や潰瘍）によって口腔粘膜を噛みやすくなることを説明しておく．就寝時は義歯を外す．
- 鼻出血の防止：鼻を触ったり，強く噛まないようにする．
- 外傷予防：打撲や裂傷，転倒などによる受傷を避ける．とくに，転倒による頭部打撲から脳出血を併発すると救命困難な場合も多い（詳細は「第2章1. D. 5 リハビリテーション」を参照）．若年者移植では患者本人が転倒リスクを過小評価して十分な予防行為をとらないこと，高齢者移植では転倒リスク自体が高いことが問題になる．日々患者ごとに転倒リスクを評価しながら，トイレへの付き添いや繰り返しの患者指導によって可能な限り転倒を予防できるように，病棟全体で取り組む必要がある．外傷リスクを考えた私物管理や環境チェックを行う．当院では鋭利なものや危険物（ハサミ，カッターなど）の持ち込みを制限している．
- 過度の興奮や排便時の怒責，激しい咳嗽を避ける（脳出血や肺出血，肛門出血リスク）．
- 頻回な穿刺行為（採血，筋肉・皮下注射）を避ける．頻回に採血する場合や強度の出血傾向の場合は，カテーテル採血も考慮する．
- 安静の保持：血小板1万/μL以下で血小板輸血が予定されている場合は，リハビリテーションやシャワー浴などは輸血後に行う．

輸血療法

ガイドラインでは血小板1万/μL以下で血小板輸血を考慮するとされている[1]．ただし，移植後は血小板の消費が速くなり輸血の反応性が低下することが多いため，この基準より高値でも輸血を行う場合がある．活動性の出血がある場合には3～5万/μLを維持することが推奨されている（詳細は「第1章9. 輸血」を参照）．

薬物療法

血圧コントロールや止血薬の投与が行われる．移植時にはとくに厳密な血圧コントロールが行われ，目標血圧の範囲内を維持できるように降圧薬を使用し血圧コントロールを行う．

感染防止

下血や血尿，穿刺部からの出血などを伴う場合は，陰部や肛門，刺入部が血液などにより不潔になり感染しやすくなるので，洗浄を行い清潔の保持に努める．鼻出血や口腔内出血時は創傷から感染しやすくなるので鼻腔内や口腔内の清潔を保つ．

確実な止血

基本的に圧迫止血をする．それでも止血困難な症例については以下の症状別看護を参照．

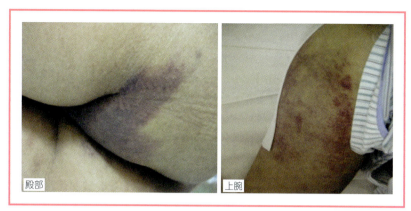

図 4-9-1　転倒や圧迫による皮下出血

● 症状別看護

- 皮下出血・紫斑（図 4-9-1）：採血や処置などで穿刺後の止血確認．止血困難な場合は圧迫帯（止血バンド）を使用することもあるが，長時間に及ばないように 20〜30 分程度で除去する．長時間の駆血や圧迫をしない．
- 鼻出血：安静をうながし，鼻を刺激しないように指導する．鼻の外側から中隔部にかけて圧迫し鼻根部に冷罨法を行う．止血困難な場合はキシロカイン®，ボスミン®，生理食塩水*に浸した綿球や軟膏塗布した単ガーゼを挿入する．鼻出血により口腔内に血液が流れ込むと嘔気を誘発するため口腔ケアを実施する．とくに鼻出血は視覚的に患者に不安を与えるため，素早い対応と確実な止血を行い，声をかけながら不安や恐怖感の軽減に努める．それでも止血が得られない場合，耳鼻科医に相談する．
- 口腔内出血：出血部位の確認，出血状況に合わせて綿球やガーゼで圧迫する．必要時に，綿棒やスポンジブラシへ口腔ケア方法を変え，食事形態を工夫する．止血困難な場合は，歯科医や歯科衛生士へ相談する．当院では，歯科医や歯科衛生士による看護記録チェックやタイムリーな歯科相談が行えるようにしている．
- 消化管出血：出血源や出血量を把握する．絶食し消化管を安静に保ち止血薬や抗潰瘍薬の投与を行う．可能な限り上下部の内視鏡検査を実施し，止血処置を行う．
- 血尿：水分摂取をうながし経口摂取困難な場合は補液を検討し，尿閉傾向にあれば尿道留置カテーテル挿入や膀胱洗浄を行う．症状に合わせて採尿し血尿スコアや尿検査試験紙による潜血反応の確認をする（詳細は「第 3 章 7．出血性膀胱炎」を参照）．
- 肛門出血：肛門部を観察し清潔を保持する．摩擦や刺激を控え，軟膏を塗布し被膜・保湿する．やや軟らかめの便を維持するように緩下薬や水分摂取で排便コントロールを行う．
- 眼球結膜出血：眼の回りの摩擦や圧迫，頭部に血流が増えるよう行為などをしないようにする．眼症状のため患者が不安を感じることが多いが，「白眼のあざ」であり視力への影響はないことを説明する．

---

*配合例：4％キシロカイン® 10 mL＋0.1％ボスミン®液 4 mL＋生理食塩水 6 mL（5：2：3）

・CVC 挿入部などからの出血：ガーゼや枕子による圧迫止血と無菌管理をする．止血状態がわるい場合は，スポンゼル®やカルトスタット®（ゼラチン貼付剤/吸収材）の使用や追加縫合などを要することもある．刺入部位に付着する血液塊を放置するとカテーテル感染の温床となりうるため，適宜保護材を交換する．
・脳出血：移植時に頭蓋内出血した場合に外科的処置の適応となることはまれで，致命的となる可能性が高い．バイタルサインや自覚症状・他覚症状に注意し，意識障害や神経症状が出現した場合はただちに医師へ報告，絶対安静とし止血薬や輸血療法を行う．
・肺出血：肺炎を背景として出血をきたす場合が多い．すみやかに止血薬，輸血療法，人工呼吸管理を行うが，1〜2日の経過で急激に酸素化が低下して死に至る例が多い．

患者教育

患者自身は「出血しやすい」という状況を理解しにくいため，出血症状と予防法や止血方法についてわかりやすく具体的に指導をする．具体的な出血事例を写真などで提示することも有効である．また，転倒防止に関しても移植前から繰り返しリスクと必要性を説明しておく．

不安軽減

実際に目に見えて起こる出血は患者や家族の目に触れやすい症状であり，恐怖感や不安を生じやすい．出血部位と症状に合わせて処置をしながらも，同時に環境整備や声かけなどを行い不安の軽減に努める．

文　献

1) 高見昭良，松下　良 ほか：科学的根拠に基づいた血小板製剤の使用ガイドライン：2019年改訂版．日本輸血細胞治療学会誌65巻3号，2019

10 浮腫・体重増加

A. 移植時の浮腫・体重増加の原因

　移植では，さまざまな要因で浮腫や体重増加を呈することがある．原因を把握してそれぞれの病態に応じた治療を行う必要があるため，浮腫・体重増加以外の身体所見，検査・画像データや臨床経過をもとに方針を検討する．体重増加の原因が浮腫のみによるか，胸水，腹水，心嚢液，肺水腫などその他の部位にも水貯留があるかは重要な情報となる．それによって「足がむくんだ」という浮腫の症状以外に，胸水貯留や心不全による「息苦しい」，心嚢液や心不全による「動悸がする」などの訴えが出現する．

1 腎機能障害

　免疫抑制薬や抗菌薬などによる薬剤性腎障害，生着症候群などの免疫反応による腎障害，TMA など，移植後はさまざまな原因で腎機能が低下する．

2 心機能障害

　貧血や薬剤性（とくにシクロホスファミド：エンドキサン®）によって心不全を合併することがある．

3 肝機能障害

　移植後肝障害と同時に浮腫をきたす場合は SOS/VOD を疑う必要がある．腹水，肝腫大，右季肋部痛の評価が必要．

4 免疫反応

　生着症候群や生着前免疫反応では発熱や皮疹に加えて，しばしば浮腫が合併する．急性GVHD でも浮腫を伴う例は多い．

5 腫瘍崩壊症候群

　非寛解期移植では前処置開始に伴って大量の腫瘍が崩壊し，発熱や腎障害とともに浮腫が出現することがある．

6 低アルブミン血症

　消化器症状や味覚異常により，経口摂取困難となって中心静脈栄養（TPN）に頼らざるをえない場合が多く，低栄養による低アルブミン血症を呈しやすい．感染症や GVHD で炎症が持続すると消耗によりアルブミンが低下する．下痢が持続することでも消化管からの

喪失で低アルブミン血症を呈することが多く，その結果浮腫を生じる．

B. 症状観察とアセスメント

体重増加や浮腫が生じると以下のような症状を呈する．
- 自覚症状：浮腫，尿が少ない，息苦しい，足がむくむ，動悸がする，お腹が張る
- 他覚所見：呼吸器症状（頻呼吸，肺雑音，SpO_2低下）→心不全，胸水貯留，心囊液貯留の可能性
- 循環器症状：経静脈怒張，不整脈→心不全，心囊液貯留の可能性
- 消化器・腹部症状：食欲不振，嘔吐，腹部膨満→腹水貯留の可能性
- 神経症状：倦怠感，脱力感→電解質異常の可能性
- 検査データ：血清 BUN，Cr，ナトリウム，カリウムおよび薬物血中濃度，尿タンパク，尿沈渣等の所見，貧血の有無，胸部 X 線や CT

C. 看護の実際

● 患者教育

移植前からオリエンテーションを通して，患者へ食事摂取や体重・尿量測定の必要性を説明し，患者教育を行う．

● 水分の出納（in/out バランス）の調節

患者の状態に応じた飲水量や補液量で尿量を保ちながら過剰補液にならないように調整を行う．移植中は，TPN や抗菌薬，輸血などを同時に投与することが多くなるが，一時的であっても総輸液量や総流量が心負荷を与えていないか確認する必要がある．

● 主治医へのタイムリーな報告

腫瘍崩壊症候群，生着症候群，TMA，SOS/VOD などのさまざまな影響で浮腫や体重増加をきたすことがあるため，尿量低下や呼吸状態など医師と密に連携を図る必要がある．

● 浮腫ケア

浮腫部分は感覚が鈍くなり皮膚が傷ついても気づきにくく，皮膚脆弱になっていることがある．軽度の刺激でも大きな水疱を形成することがあるため，可能な限り愛護的な日常動作とスキンケアが求められる．

● 転倒予防のための環境調整

浮腫による体の重さや可動制限によって転倒リスクが上昇するうえに，輸液や利尿薬の使用によりトイレ移動が頻回になる．あらかじめ移動方法や尿量測定に対する介助方法を検討する．浮腫が出現することを見越してサイズ調整可能なスリッパや靴を準備しておくとよい．また，履物の向きや室内の障害物の有無，医療機器のコード類や点滴ルートの整理などベッド周囲の環境にも留意する．患者の状態に合わせて尿器やオムツ，膀胱留置カテーテル挿入の使用を検討する．

移植看護あるある　利尿薬編

若手看護師: 利尿薬を注射したら，患者さんに"トイレばっかり行って食事もゆっくり摂れない"と言われてしまいました．医師の指示なので打つしかなかったのですが….

先輩看護師: 利尿薬投与は医師の指示ですが，優先度をどう考えるかですね．緊急性がなければ食事の後でもよいのでは？利尿薬の効果が長いから早めに打って欲しい患者さんもいるし，逆に効果が出るのが早いから食事やシャワーの後にして欲しい患者さんもいますよ．患者さんによって効き方や生活リズムや大事にしていることが違うから，看護師が患者さんと話し合って決めていいことですね．タイミングを合わせることで，患者さんのストレス軽減だけでなく，トイレ移動であわてないですむから転倒リスクも減りますよ．

11 腎臓の障害

A. 移植時の腎機能障害

1 腎臓の機能

腎臓の機能は以下の働きをもつ.
① 血液中から不要な老廃物や水分を排泄する（尿をつくる）
② 体内環境を整える（電解質，酸塩基平衡を保つ）
③ 血圧を調整する（レニン-アンギオテンシン系）
④ 赤血球をつくる働きかけをする（エリスロポエチンの産生）
⑤ 強い骨をつくる（ビタミンDの活性化）

2 移植時の腎機能障害の原因

移植では，薬剤，感染症，GVHD，下痢・嘔吐による脱水などさまざまな原因で腎臓が障害される. 急激に腎機能が低下し，血液透析（HD）や持続血液濾過透析（CHDF）が必要となることもある. 移植後に腎障害を合併すると，腎不全自体の影響に加えて，使用可能な薬剤が限定されることにより移植の予後に大きな影響を与える. 看護師としては，患者の腎機能の変化に注意してアセスメントし，CHDFなど緊急時の対応がスムーズにできるように想定しておくのが理想である. 以下に移植後の腎障害の原因をあげる.

a. 薬 剤

カルシニューリン阻害薬（シクロスポリン，タクロリムス）の代表的な副作用は腎障害である. そのほか，抗菌薬（バンコマイシン，アミノグリコシド系など），抗真菌薬（リポソーマルアムホテリシンB：アムビゾーム®），抗ウイルス薬（ホスカルネット：ホスカビル®）なども原因薬剤となる.

b. 感 染

敗血症などの重症感染症は腎機能を含む多臓器不全の原因となる. またBKウイルスやアデノウイルスによる出血性膀胱炎は，凝血塊による尿閉や尿管狭窄から腎不全を併発する.

c. 脱 水

消化管急性GVHDによる大量下痢や嘔吐は，脱水による腎障害を起こす. また，外来移行後の早期は，発汗が増加して水分摂取が減少することでしばしば脱水による腎機能悪化に至る.

d. 各種免疫反応

生着症候群や生着前免疫反応は重度になると腎機能障害をきたす. 急性GVHDでも腎障害が起こりうる. 慢性GVHDでは膜性腎症などさまざまなタイプの腎障害をきたすことが

ある.

e. 類洞閉塞症候群/肝中心静脈閉塞症（SOS/VOD），血栓性微小血管症（TMA）

SOS/VOD では重症化すると腎不全も併発する．TMA の代表的な臓器障害に腎障害がある.

f. その他

非寛解期移植では前処置後に腫瘍崩壊症候群から腎不全に至ることもある．心不全も重症化すると腎機能障害をきたす.

B. 症状観察とアセスメント

腎臓が障害されると以下のような症状を呈する.
- ・自覚症状：尿が少ない，体重増加，浮腫，息苦しい，だるい，血尿
- ・他覚所見

　　呼吸症状：頻呼吸，肺雑音，SpO_2 低下→肺うっ血や胸水の可能性
　　循環器症状：不整脈→電解質異常の可能性
　　　　　　　：頸動脈怒張，浮腫，血圧変化→水貯留，心不全の可能性
　　全身所見：発熱，局所症状，皮疹→感染症や GVHD の可能性
　　　　　　：口腔乾燥，皮膚ツルゴール低下→脱水の可能性

C. 看護の実際

● 腎毒性薬剤を把握する

腎障害をきたしうる薬剤使用の有無を把握する．カルシニューリン阻害薬（シクロスポリン，タクロリムス）やバンコマイシン，テイコプラニンなど血中濃度が測定可能な薬剤では，血中濃度が適正かどうか評価する.

● 体重測定と尿量測定を行う

体重測定は2回/日実施する．1日尿量を測定する．下痢や嘔吐，飲水量を把握し in/out バランスを観察する.

尿量は移植においてとても重要な治療の指標となる．しかし，しばしばさまざまな理由で尿量測定ができない患者に出会うことが多い．ただ単に面倒なのか，必要性をよく理解していないのか，採取し忘れてしまうのか，採尿器が合っていないのか，など患者の状況を確認し，できるだけ測定が継続できるように支援していく必要がある.

● 血圧管理

腎機能の目安になるため，最低1日4回の血圧測定を行い，低血圧や高血圧の予防・管理を行う．免疫抑制薬使用中はとくに高血圧になりやすいためモニタリングを行う.

● 定期的な血液検査や尿検査

腎機能の状態は常に意識して検査データを確認し，腎臓に影響しうることがないかをアセスメントする.

移植看護あるある　尿量測定編

患者：下痢で尿の量が測れないです．便と尿が一緒に出るから測定はむずかしいです….

看護師：下痢の症状がつらいですね….尿を測るのが大変だと思いますが，尿が少ないと腎臓の機能が悪化している可能性もありますので，できるだけ尿は測定してください．どうしても困難なときは排尿の回数だけでも数えてみてくださいね．どのように尿量を測定されていますか？下痢であわてなくてよいように，尿取りパッドを使うのもよいと思います．

12 肝臓の障害

A. 移植後の肝障害

　肝臓は一般的に予備能力と再生能力が高い臓器であるが，移植後は前処置や抗菌薬などによる肝障害，SOS/VOD，GVHD，ウイルス肝炎などさまざまな原因で肝障害をきたし，一度障害を起こすと致命的な病状に陥りやすい．高度な黄疸が持続すると腎機能障害も出現し，多臓器不全に至る．また肝障害自体だけでなく，肝臓の負担を抑えるため使用できる薬剤の選択肢が狭まることも，移植予後を低下させる原因になる．

1 類洞閉塞症候群/肝中心静脈閉塞症（SOS/VOD）

　移植後早期（多くは21日以内）に出現し，有痛性肝腫大，黄疸，体重増加，腹水貯留を呈する．重症化すると呼吸不全，腎障害，意識障害などから多臓器不全に陥り死に至ることもある（「第3章5.類洞閉塞症候群（肝中心静脈閉塞症）」を参照）．

2 急性GVHD

　急性GVHDでは肝単独のGVHDはまれで，皮膚・消化管GVHDを合併している場合が多い．胆道系酵素（ALP，γ-GTP）上昇が主体であるが，肝細胞障害によるAST，ALTの上昇も認める．血清総ビリルビンの値により重症度が決められる（「第3章2.急性GVHD」を参照）．

3 前処置を含む薬剤性肝障害

　すべての薬剤が肝障害をきたしうる．ブスルファン（ブスルフェクス®）はSOS/VODの原因の1つとされているが，薬剤自体も肝機能障害の原因となりうる．抗真菌薬はアゾール系（イトラコナゾール：イトリゾール®，ボリコナゾール：ブイフェンド®，ポサコナゾール：ノクサフィル®，フルコナゾール），キャンディン系（ミカファンギン：ファンガード®，カスポファンギン：カンサイダス®）が肝障害の原因となる．とくにアゾール系は他薬剤との相互作用も強く注意が必要である．

4 ウイルス肝炎

　HBV，HCVに注意が必要である．HBV既感染者（HBsまたはHBc抗体陽性）では移植後再活性化のリスクがあり，定期的なウイルスモニタリングが必須である．HCV陽性者はSOS/VODのリスク因子になる．

5 慢性GVHD

慢性GVHDで黄疸をきたすことがあり，治療に苦慮する．

B. 症状観察とアセスメント

肝臓が障害されると以下のような症状を呈する．
- 自覚症状：腹部膨満感，体重・腹囲の増加，尿量の減少，皮膚黄染，皮膚瘙痒感，倦怠感
- 他覚所見
    皮膚と眼球結膜黄染の有無→黄疸の有無
    右上腹部痛，浮腫，体重増加，腹囲増加の有無→SOS/VODの可能性
    皮疹，下痢の有無→急性GVHDの可能性
    意識障害の有無→肝性脳症の可能性
    薬物血中濃度の確認→薬剤性肝障害の可能性

C. 看護の実際

- **確実な薬物投与と服薬管理**
  肝機能に影響する薬物を把握したうえで，薬物投与や内服管理を行う．
- **アセスメントと報告**
  自覚症状の有無，体重や尿量の変化，浮腫出現の有無を観察し，異常があればすみやかに主治医へ報告を行う．
- **精神的ケア**
  黄疸や浮腫が悪化すると見た目の変化が起こり，倦怠感も増悪するため，患者は不安を感じることが多い．病状に応じて改善の可能性があることを説明していく必要がある．
- **転倒予防**
  重篤化すると血小板の低下や意識障害を併発することも多いため，転倒には十分に注意する．

> **移植看護あるある　苦い薬（ウルソデオキシコール酸など）が飲めない患者編**
>
>
> 患者
>
> 吐き気がつらくて薬が飲めないです．どうしてもこの苦い薬(ウルソデオキシコール酸)を飲まないとだめですか？
>
> 吐き気がつらい時期ですね．吐き気止めを使用しながら内服できるようにしていきましょう．この薬には点滴に変更できない肝臓を守る大切な役割があります．今あきらめてしまうと，この先もっときつい状況になって後悔するかもしれません．薬を飲む時間の調整や制吐薬を使用しながら飲める工夫を一緒に考えてみましょう．服薬ゼリーやオブラートを使うと苦みは感じにくいかもしれません．
>
>
> 看護師

　移植において大切な薬はウルソデオキシコール酸だけではないが，少しでも SOS/VOD を予防するためには内服を継続できるようにかかわる必要がある．痛みがある，吐き気がある，苦みがあるなどという理由で対策をとらずに安易に内服中止を後押ししてしまうようなかかわりは，結果的に患者の治療へよい影響とならないため，看護師の声かけや工夫で乗り越えたいところである．

13 心臓の障害

A. 移植後の心臓の障害

移植後の心臓の障害として，心筋障害による心不全や不整脈，心臓の外側の膜に液体（心嚢液）が貯留する心タンポナーデ，心臓の感染症などがあげられる．頻度が高いわけではないが，いったん発症すると命にかかわるため，移植前に心エコーや BNP 値などで評価を行ったうえで移植前処置などを検討しなければならない．以下に移植後心不全の原因をあげる．

1 移植前のリスク因子

移植後に心合併症を併発するリスク因子として，年齢（55 歳以上），高血圧，不整脈，糖尿病，心疾患既往（冠動脈疾患，心不全，心筋梗塞，心駆出率（EF）≦ 50％）があげられている[1]．移植前に使用された抗がん薬（アントラサイクリン系）の量によっては，移植後に心不全が出現しやすくなる．移植前の赤血球輸血量が多いと，鉄沈着などで心不全になりやすい．

2 前処置

シクロホスファミド（CY：エンドキサン®）はまれに心不全や不整脈を併発し，重症例では救命困難となる．移植後 CY（PTCY）が高齢者に頻用される時代になっており，改めて注意する必要が高まっている．TBI も心不全のリスクになる．

3 電解質異常

薬剤，腎障害，下痢など種々の原因でカリウム，マグネシウム，カルシウムなどの電解質異常を呈する場合は不整脈に注意が必要．

4 貧 血

貧血傾向が続くため，出血などでさらに貧血が進行すると心不全など心合併症に直結する．

5 その他の原因

心嚢液貯留は慢性 GVHD の症状の 1 つである．TMA では心嚢液や胸水貯留を合併することがある．再発予防目的でチロシンキナーゼ阻害薬（アイクルシグ®など）投与時には，心筋梗塞や高血圧に注意が必要．

B. 症状観察とアセスメント

心臓の合併症はさまざまな原因，さまざまなタイミングで起こるので，退院までの経過中は胸痛，動悸，咳，呼吸困難などの自覚症状および体重増加，血圧変動，酸素化低下，脈の異常などに注意する．とくにCY投与に際しては，心毒性や大量輸液による心負荷，電解質異常のため上室性整脈，期外収縮，頻脈などの出現の可能性があり，致死的不整脈の出現の危険性もある．移植前検査ですでに心機能低下がある患者は，長期輸液投与や全身状態の増悪から移植後に心機能が悪化する可能性が高い．

C. 看護の実際

移植時は，ほとんどの患者にさまざまな原因で心負荷がかかる．移植前の既往歴や心機能状態，移植前の化学療法による心機能障害など，何かしらの問題を抱えていることがあることを念頭にケアにあたる必要がある．

•前処置開始前

移植前検査時の心機能評価，循環器受診結果，心毒性のある抗がん薬使用歴を確認する．心機能低下（心駆出率：EF値50％以下）のある場合，心毒性のある抗がん薬使用歴がある場合，長期の赤血球輸血歴がある場合などは，とくに注意して観察を行っていく．心毒性を有する各薬剤の効能・副作用を理解する．

•前処置でCY投与時

輸液ポンプを使用し，指示通りの確実な投与（量，時間）を行う．自覚症状の有無と，心電図モニターによる異常（不整脈，頻脈，心不全症状）がないか確認する．

•前処置開始後

前処置開始日より体重測定と尿量測定を行い，体重増加，尿量減少，心不全症状出現に注意する．生着前後に生着症候群や生着前免疫反応により一時的な体重増加がみられることがあるため，鑑別に注意する．

•骨髄抑制期

急性心筋炎による心筋壊死や感染による心外膜炎などの出現の危険性もあるため，移植期間を通して検査データ，バイタルサイン，自覚症状のモニタリングを行う．

▌文　献
1) Yea J, Whited L et al：Cardiac toxicity after matched allogeneic hematopoietic cell transplant in the posttransplant cyclophosphamide era. Blood Advances **5**(24)：5599-5607, 2021

196　第4章　よくみられる症状と看護

14 脳・神経の障害

A. 移植後の脳・神経障害

　　移植後の脳・神経障害は早期から晩期まで起こりうる（**表4-14-1**）．ヒトヘルペスウイルス6（HHV-6）脳炎などの感染症，頭蓋内出血やTMAによる脳血管障害，免疫抑制薬による脳症など，さまざまな病態や症状がある（**表4-14-2**）．いずれの原因でも急激に進行してけいれん，呼吸停止，人工呼吸管理が必要となる場合がある．

1 頭蓋内出血（脳出血）

　　移植後は血小板低値や輸血不応性，凝固異常など出血をきたしやすい．発熱や迷走神経反射などで転倒のリスクも高まる．突然の意識レベル変化や麻痺，けいれんでは常に最初にCTで脳出血を鑑別する必要がある．

表4-14-1　移植の各時期にみられる脳・神経症状の主な原因

	前処置期	血球減少期	免疫抑制・GVHD期	晩　期
感染性		頭蓋内感染症 敗血症	HHV-6脳炎 その他の頭蓋内感染症	頭蓋内感染症
脳血管性		頭蓋内出血 TMA	頭蓋内出血 TMA	
薬剤性	BU，Ara-C	免疫抑制薬による脳症 （PRES）	免疫抑制薬による脳症 （PRES）	治療関連白質脳症
代謝性	電解質異常 （低Na血症など） 血糖異常	電解質異常 （低ナトリウム血症など） 血糖異常，肝性脳症	電解質異常 （低ナトリウム血症など） 血糖異常，肝性脳症	電解質異常 （低ナトリウム血症など） 血糖異常
基礎疾患				中枢神経再発

略号は本文ならびに略語一覧を参照.

表4-14-2　脳神経障害と治療法

疾患名	症　状	治療法
頭蓋内出血	すべての神経障害（出血部位次第）	血小板輸血，凝固因子補充（FFP輸血），ヘパリン・低分子ヘパリン中止
HHV-6脳炎	短期記憶障害，意識障害，失見当識，けいれん，呼吸停止	ホスカルネット，ガンシクロビル
PRES	頭痛，意識障害，視覚異常，けいれん	免疫抑制薬の減量・中止，血圧コントロール，電解質補正
TMA	頭痛，視覚障害，精神状態の変化，けいれん	免疫抑制薬の減量・中止

略号は本文または略語一覧を参照.

2 HHV-6 脳炎

HHV-6（とくに HHV-6B）による脳炎で，意識障害，失見当識，記憶障害などで発症し，進行するとけいれん，感覚障害，自律神経症状をきたす（「第3章1.感染症」を参照）．長期後遺症を残すことがある．

3 可逆性後頭葉白質脳症（PRES）

移植後は主にカルシニューリン阻害薬（シクロスポリン，タクロリムス）によって起こる．高血圧が先行する例が多く，頭痛，けいれん，意識障害，視覚異常などが出現する．カルシニューリン阻害薬中止や血圧コントロールなどでこれらの症状・所見は消失するが，カルシニューリン阻害薬再投与で再燃することもある．

4 血栓性微小血管症（TMA）

TMA はカルシニューリン阻害薬や前処置などの影響で発症し，意識障害の原因となる（「第3章6.血栓性微小血管症」を参照）．

5 前処置抗がん薬による毒性

ブスルファン（BU：ブスルフェクス®）は中枢移行しやすいため，けいれん，錯乱，傾眠をきたすことがある．予防のため抗けいれん薬（バルプロ酸ナトリウムなど）を内服する．

6 代謝異常

低血糖・高血糖などの血糖異常や電解質異常（低ナトリウム血症など）は移植のどの時期でも意識障害の原因となりうる．シクロホスファミド（CY：エンドキサン®）後は低ナトリウム血症などの電解質異常が出現しやすく，意識障害に至る場合もある．

7 治療関連白質脳症

移植前にメトトレキサートや頭部への放射線照射があると，長期間経過して発症する．初期には注意力の低下，性格変化が起こり，進行すると意識障害や記憶障害，構音障害，失調，麻痺，不随意運動，けいれんなどが出現する．

8 基礎疾患

悪性疾患に対する移植では頭蓋内再発が起こりうる．意識障害，麻痺などさまざまな神経症状を呈する．

9 精神症状との鑑別

移植後はさまざまな精神症状が出現する可能性があり，せん妄やうつ症状と鑑別困難なことも多い（「第4章17.精神症状」を参照）．

B. 症状観察とアセスメント

1 記憶障害

新たに覚えられない，覚えたものを思い出せない状態で，移植後はHHV-6脳炎の初発症状として重要である（図4-14-1）．患者のいつもと違う言動や，「最近すぐにものを忘れる」といった発言があるときはとくに注意して観察し，早急に主治医へ報告する．

2 意識障害

一般的に3-3-9度方式あるいはGlasgow Coma Scale（GCS）で意識レベルの評価を行う．ただし，移植では看護師や主治医が長時間患者と接しているため，「何となくいつもと違っておかしい」という感覚的な異常が先に気づかれることも多い．この感覚を大切にしながら早期に異常を発見して，対応につなげることが理想的である．意識障害に対しては，血糖や電解質異常などの有無を採血で確認し，器質的疾患の確認目的で画像検査を行う．

3 末梢神経障害・感覚異常

急性リンパ性白血病などに対して，移植前にビンクリスチン（オンコビン®）などを使用した際によくみられ，移植後に悪化する場合が多い．ADL低下の原因となり，痛みを伴う場合はガバペンチン（ガバペン®）やプレガバリン（リリカ®）が有用な場合がある．

4 振　戦

カルシニューリン阻害薬（シクロスポリン，タクロリムス）を使用するとしばしば認められる．軽度では経過観察するが，増強する場合や，頭痛や混乱が伴うときは脳炎や脳症，

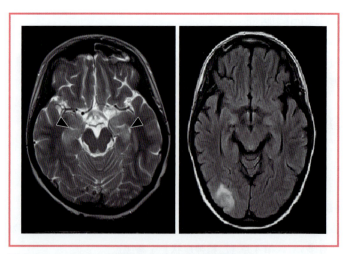

図4-14-1　HHV-6脳炎およびPRESの頭部MRI
左：HHV-6脳炎のMRI T2強調画像，両側海馬に高信号域がみられる（▶）．
右：シクロスポリンによるPRESのMRI T2 FLAIR画像，後頭部に高信号域がみられる．

けいれんの前駆症状であることがあるので注意が必要である．低マグネシウム血症を伴う場合はマグネシウムを投与する．

5 けいれん

脳出血，前処置に使用する BU，免疫抑制薬による PRES，HHV-6 を含む脳炎，頭蓋内再発など，さまざまな原因で重症化するとけいれんを起こす．原因となっている病態の治療とともに，抗けいれん薬（フェニトイン，バルプロ酸ナトリウムなど）を使用する．

C. 看護の実際

☞看護 POINT! 神経症状出現時

- 全身管理
- 症状の評価
- 日常生活援助や危険防止
- 疼痛，苦痛の緩和

以下にポイントに沿って，症状に応じた看護についてまとめる．

- **全身管理**
  - ・意識障害やけいれんを認める例は短時間で症状が進行することが多い．脳・神経の症状が新たに出現した場合は，早急に主治医に報告する．
  - ・呼吸停止など急変のリスクが高いことを十分に意識し，心電図や SpO_2 などモニター管理しながら厳重に観察する．
- **症状の評価**
  - ・意識障害がいつからどの程度出現したか，けいれんの持続時間や場所はどうか，など神経症状を詳細に把握する．
  - ・熱や血圧変化など，その他の全身状態や全身症状を評価する．
- **日常生活援助や危険防止**
  - ・意識障害やけいれんがあると，転倒や頭部打撲など次の合併症につながりやすい．
  - ・歩行時の観察や保持，必要に応じて体動センサーなどを含めて危険防止に努める．
- **疼痛，苦痛の緩和**
  - ・頭痛や神経痛などの痛みに対して可能な限り除去する．
  - ・末梢神経障害・感覚異常に対しては手袋，靴下の装着が有用である．日常生活援助として薬をシートから出す，ペットボトルの蓋をあけるなどを行う．

コラム　HHV-6脳炎による短期記憶障害に対する対応例

- メッセージを書いた紙を目に入る場所（ベッド周囲）に貼り，注意を喚起する．「トイレに行くときはナースコールで教えてください」「ここは〇〇病院で，△△さんのベッドです」など，患者に合わせて作成する（図）．
- 体温や排便状況，内服チェックなど1日の出来事をメモするように声をかけ，状態を振り返る．
- とくに間近の出来事が覚えられないため，そのつど記録し振り返る．アラームを設定し時間管理をする．
- 言語聴覚士と連携：病棟の状態やリハビリテーションの状況などを情報交換する．必要時は高次脳機能障害として脳リハビリテーションを検討する．
- 患者に不安を与えないように，家族へ状況説明し，普段通りに接するように伝える．

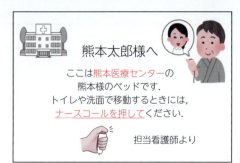

図　ベッドサイドの張り紙の例

■文　献

1) 日本造血・免疫細胞療法学会（編）：造血細胞移植看護基礎テキスト，p.159-162，南江堂，2021
2) 日本造血・免疫細胞療法学会：造血細胞移植ガイドライン（第1巻），HHV-6，第2版，p.1，日本造血・免疫細胞療法学会，2022
3) 日本造血細胞移植学会（編）：同種造血細胞移植後フォローアップ看護，第2版，p.56-58，南江堂，2019

15 代謝・内分泌異常

A. 移植後の代謝・内分泌異常

移植後は高血糖，糖尿病をはじめとして，さまざまな代謝・内分泌異常を合併する．以下にその具体例をあげる．

1 高血糖・糖尿病

移植時は高カロリー輸液，ステロイドや免疫抑制薬（タクロリムスなど）によって高血糖を起こす例が多い．同種移植自体が糖尿病のリスクになるとする報告もある．血糖コントロールをどの程度厳格に行うべきかに関してはっきりとした基準はないが，少なくとも極端な高血糖や低血糖は避ける必要がある．長期的には糖尿病関連の合併症を予防するため厳格な管理に移行する．なお，血球回復が不十分な例や赤血球輸血を行っている例では，長期血糖評価に頻用される HbA1c よりも，グリコアルブミンが有用である．

2 低血糖

インスリンや経口血糖降下薬の使用例では，低血糖も起こりうる．意識障害を認めたら，まずは低血糖を否定する．

3 甲状腺機能異常

移植後の甲状腺機能異常は 10～47％と高率に認められるとされている[1]．甲状腺機能低下症が多く移植後半年～数年程度での発症が多い．外来採血で定期的な甲状腺機能評価を行い，全身倦怠感，体重増加，便秘，皮膚乾燥，月経異常などの症状に注意する．

4 脂質代謝異常

移植後晩期には，しばしば血中コレステロールや中性脂肪が上昇する．糖尿病や高血圧とともに動脈硬化，心筋梗塞，脳梗塞のリスクとなるため定期的に採血で評価し必要に応じて薬物治療を行う．

5 性腺機能障害

男女とも性ホルモンの分泌が低下する．不妊，性交障害をきたす．（不妊については「第2章1. A. 移植準備期」を参照）

6 成長障害

小児の移植では身体発育不良が起こることがある．

B. 症状観察とアセスメント

代謝異常をアセスメントするために確認しておきたい検査値と症状を以下に示す．

・検査データ

　　高血糖，糖尿病：空腹時血糖，HbA1c，グリコアルブミン，尿糖

　　甲状腺：TSH，遊離 T3，遊離 T4

　　脂質代謝異常：総コレステロール，LDH コレステロール，HDL コレステロール，中性脂肪

・症状

　　高血糖，糖尿病：口渇，多尿

　　低血糖：動悸，強い空腹感，発汗，頭痛，手指の振戦

　　甲状腺機能低下：全身倦怠感，体重増加，便秘，皮膚乾燥，月経異常

C. 看護の実際

ステロイド投与時や高カロリー輸液開始時に高血糖が出現しやすいため，糖尿病の既往がある患者ではとくに注意する．

● 高血糖の食事療法

医師の指示に応じてエネルギーコントロール食になる場合がある．ただし，移植後は食事摂取量が低下することが多いため，食欲や血糖値の経過を観察していきながら患者の希望に合わせ，臨機応変に対応できるようにする．

● 高血糖の薬物療法

高血糖に対してはインスリンによる血糖管理が行われることが多い．ステロイドと高カロリー輸液を併用する場合は血糖の変動が激しく，高血糖に加えて低血糖症状にも注意し，対処の方法を確認しておく．食事量や食後の嘔吐によるインスリン投与量の調整に関しても事前に相談しておいたほうがよい．患者にも低血糖症状も指導し，症状の発現時には知らせるように伝える．

● その他の内分泌異常

退院後に外来での管理になることが多い．移植後の外来で症状を問診し，必要に応じて検査の追加などを主治医と相談する．

┃ 文　献

1) 秋山めぐみ，稲本恭子 ほか：成人日本人における同種造血幹細胞移植後の甲状腺機能異常の臨床的特徴．臨床血液 **63**(8)：876-879, 2022

16 眼の障害

A. 眼の障害とは

1 眼の構造と機能（図4-16-1，図4-16-2）

a. 角　膜
- 眼球のもっとも外側を覆う直径約 11 mm の透明な膜である．
- 働き：外からの光線を通過させて眼球内に送る役目．眼球のうちでもっとも大きな屈折力をもつレンズとしての役割．

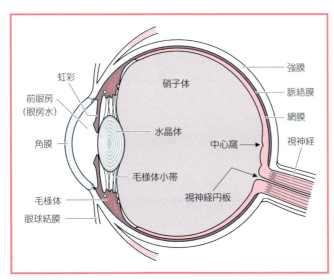

図4-16-1　眼球の断面図

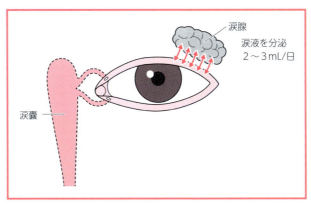

図4-16-2　涙　器

b. 水晶体
- 直径約 10 mm の透明な凸レンズである．
- 働き：角膜とともに光線を透過・屈曲させる．毛様体筋によって厚さが変わり，このため屈折力が変化し眼底の映像が調節される．

c. ぶどう膜
- 外壁の中間に位置する膜で，虹彩・毛様体・脈絡膜に分けられる．
- 働き：眼球内に入る光の量を加減する．水晶体の厚さを変える．瞳孔以外からの余分な光線を遮る．角膜・水晶体・眼球内の栄養補給．

d. 網膜
- 網膜には2種類の神経細胞（桿状体細胞と錐状体細胞）がある．
- 働き：光・色・形を感知する．

e. 涙器
- 涙を分泌する涙腺と，涙を鼻腔へ排出する涙道からなる．
- 働き：涙腺は涙を出して異物を洗い流す．眼球の表面を潤し角膜を透明にする．涙道は涙を鼻腔へ流す．

2 移植後の眼の障害

　視機能は，外界の状況を認識し，行動するうえでもっとも重要な感覚器の1つである．移植後は眼にさまざまな障害が起こるため，移植前から眼科医との連携が必要になる．以下に原因をあげる．

a. 眼底出血
　出血傾向から眼底出血をきたすと，突然の視力障害をきたす．

b. 感染症
　サイトメガロウイルス（CMV）は網膜炎（**図 4-16-3**），真菌（とくにカンジダ）は眼内炎を起こすことがある．CMV やカンジダ感染がある場合は，眼症状がなくても一度眼

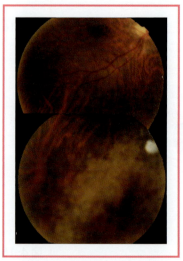

図 4-16-3　サイトメガロウイルス網膜炎

科を受診することが望ましい.

c. 薬剤性

前処置にシタラビン（キロサイド®）を用いると角膜炎を併発し，結膜充血や疼痛をきたす場合がある．ボリコナゾール（ブイフェンド®）投与後は黄色く見える，まぶしい（羞明）などの症状が出やすい.

d. 脳障害

後頭葉の脳出血や可逆性後頭葉白質脳症（PRES）では視力・視野障害が初発症状となることがある（「第4章14. 脳・神経の障害」を参照）.

e. GVHD

眼は慢性GVHDの代表的な標的臓器である．涙の分泌が低下するドライアイにはじまり，高度になると乾燥性角結膜炎による疼痛，視力障害などが出現する．急性GVHDでも重症例では角膜の充血偽膜形成が起こる.

f. 白内障

TBI，とくに12 Gyを前処置で用いた例では，数年後に白内障による視力障害や羞明が起こる．ステロイド長期投与も白内障の原因になる.

g. 緑内障

ステロイドなどで眼圧が上昇する可能性がある．突発的な視力障害をきたす緑内障発作に注意が必要.

B. 症状観察とアセスメント

「ものが見えにくい」「赤いもの（黒いものなど）が見えるようになった」など視力の異常が突然出現した場合は緊急性が高く，網膜の出血，感染症，脳の異常などの可能性がある．すみやかに主治医に報告し，眼科受診や頭蓋内の画像評価を検討する．移植後慢性期に起こる乾燥感，異物感の原因としては慢性GVHDが多く難治性となりやすい．TBIによる白内障は手術により改善が期待できるため，事前の説明やフォローアップ外来での症状確認を行う.

C. 看護の実際

慢性GVHDでは涙液の分泌低下により角膜上皮が障害され強い異物感を感じるため，つい眼をこすってしまいがちになる．眼をこすると，乾燥しうるおいの少ない眼球をさらに傷つけやすくするだけでなく，手指からの感染を起こしやすくする．眼をこすらないように指導し，手指清潔保持の指導を行う.

日常生活においては，コンタクトレンズの使用は眼科医の指示に従い，直接風が当たらないようにドライアイ保護用眼鏡を使用し，羞明を予防するためサングラスの着用を行う．人工涙液やヒアルロン酸ナトリウム点眼の頻回な点眼による保湿を行う．症状が悪化する場合はステロイド点眼が有用なので，定期的に眼科受診するよう勧める．自己血清点眼の使用，涙点プラグ挿入などが有用な場合もある.

206 第4章 よくみられる症状と看護

> **☞ 看護POINT!** **眼の障害**
>
> - 白内障やGVHDなど予想される症状をあらかじめ説明しておく.
> - 適切な点眼や人工涙液使用の指導を行う.
> - 眼をこすり,眼球を傷つけない.眼脂は無理に取らずに湿らせたコットンで軟らかくしてから除去する.
> - 眼の感染予防するために,手指衛生の継続をうながす.
> - 退院後は定期的に眼科受診を行う.

▌文　献

1) 日本造血細胞移植学会(編):同種造血細胞移植後フォローアップ看護,第2版,p.49-50, 91-92, 南江堂, 2019

17 精神症状

A. 精神症状とは （表4-17-1）

　精神機能（意識，気分・感情，知覚，記憶，知能，意欲，思考）の変調によって発現するさまざまな症状である．移植では，疾患や治療への不安，クリーンルームでの長期的な治療による身体的・精神的ストレス，合併症の苦痛や不安，ステロイド投与などによって，さまざまな精神症状をきたす．血液疾患や移植で不安や不眠を訴えるのは正常な反応であり，むしろ不安がまったくなければ患者の理解が十分でないことが多い．一方で，精神症状が悪化すると内服やセルフケアなどの治療行為への患者の協力が得られなくなり，予後に重大な影響を与える．単に精神科に相談するのではなく，根底にある身体症状や精神的な不安を移植チーム全体で解消するという意識を共有することが重要となる．

B. 症状観察とアセスメント

a. 不 眠

　不眠の原因となりうる身体症状（疼痛，発熱，夜間頻尿など），薬剤性要因（ステロイドなど）の有無の評価を行い，対応可能な症状へ対処する．入眠障害・早期覚醒などのパターンを把握し，それに応じた作用時間の睡眠導入薬の選択を行う．

b. 不 安

　不安軽減のために，移植の経過でよく生じる有害事象などについてパンフレットを用いて説明しておくことは有効である．また日々の不安を持ち越さずにその場で解決していくことも大事なアプローチになる．「抗がん薬が怖い」「再発するかもしれない」など具体的な不安に対しては，訴えを傾聴して一緒に考えることで改善されることがある．しかし，

表4-17-1　移植後の精神症状の種類

精神症状	症　状	原　因
不眠	寝つけない（入眠障害），すぐ覚醒してしまう（早期覚醒），熟眠感がない（熟眠障害）	身体症状（痛み，熱，倦怠感），不安，抑うつ，焦燥
不安	心配や恐怖の感情，前処置や再発などに対する具体的な不安と漠然とした不安がある	疾患や移植予後の告知，痛みや発熱などの自覚症状
抑うつ	気分が落ち込み，生きるエネルギーが低下し，その結果活動性が低下し身体の不調が現れる状態	身体症状（痛み，熱，倦怠感），クリーンルームでの長期の治療，不眠や不安の長期化
焦燥	いらいらすること，あせることが，看護師への強い言動につながることがある	身体症状（痛み，熱，倦怠感），クリーンルームでの長期の治療，不眠や不安の長期化
せん妄	そわそわ，不眠，幻視，幻聴，妄想，不穏	環境変化，身体症状，不安，焦燥

「何となく全部が心配」という漠然とした不安は解消がむずかしく，薬物的な対応が必要になることも多い．

c. 抑うつ

移植後の抑うつは，身体症状とそれに伴う不安や不眠が原因となっていることが多いため，身体症状が改善すればほとんどの例で抑うつも改善する．可能な限り症状を緩和する，日々の病状をていねいに説明する，「最終的にはよくなる」など長期的な展望を伝える，などの対応を行いながら，身体症状の改善までの期間に精神的な限界を超えないよう，ていねいに支えていくことがもっとも重要である．気持ちのつらさが強く，セルフケアにも影響を及ぼすようであれば精神科などのへのコンサルトが必要となる．

d. 焦 燥

抑うつと同様に身体症状，不安，不眠が原因となる．同様の背景であっても，患者の基本性格によって抑うつに向かう場合と，焦燥に向かう場合がある．焦燥感が高まると，主治医の治療方針や看護師の看護に対する不安や不信，強い言葉での医療スタッフへの怒りにつながることがある．抑うつ同様に身体症状の改善とともに消失するが，若手の看護師や医師にとっては言葉の暴力と感じる場面もあるため，医師，看護師，精神科医，心理療法士などチーム全体で対応を検討する必要がある．

e. せん妄

せん妄は身体的異常による意識障害との区別が困難ため，まずは採血，画像検査を行い電解質異常や血糖値，臓器障害，頭蓋内病変の検索を行う．クリーンルームから出られないなどの環境変化，熱や疼痛などの身体症状が原因となって出現するため，治療としては原因を除去することが必要になる．しかし実際には原因の早急な除去は困難であり，治療継続に支障をきたしたり転倒などのリスクが高ければ早めに精神科コンサルトを考慮する．

C. 看護の実際

移植は患者に身体的ストレスだけでなく，不安などの精神的ストレスももたらす．患者をはじめ周囲の家族は，病状告知のときからさまざまな精神的不安が生じており，移植を決めるまで，移植を受けるまで，移植治療中から退院後まで，次から次へと身体的・精神的問題が生じる．そのため看護師は，患者の現在の治療の状況を把握するのはもちろん，患者の生活背景や社会背景についても情報収集し，どういう身体的・精神的問題が生じるかアセスメントすることが重要になる．また，病棟として看護師・医療スタッフ自身の心理的サポートを行える体制も必要になる．

精神症状のポイントを以下に示す．

●**症状観察と対処**

・症状出現時は原因をアセスメントし，医師にすみやかに報告し，指示を仰ぐ．

・抑うつやせん妄が現れている場合は，可能な限り誘因を除去する．照明の調整（昼夜のめりはりをつける），カレンダー，時計を置く，障害物や危険物（はさみ，ナイフなど）の除去などの環境調整を行う．

・点滴ルートの工夫（患者が不快にならないように点滴ラインを固定し，輸液ポンプの

光が直接目に入らないようにする）．
- 転倒の危険がある場合などは，離床センサーの設置．
- 辻褄の合わない言動は無理に修正しようとせず，話題を変える方法などを推奨する．
- 家族に対して，認知症とは異なり，身体疾患や薬剤が原因であること，原因が除去されれば回復可能であることを説明する．また，家族のつらさを理解し，話を聞く．

● 移植中の一般的な精神面のサポート
- 移植前～移植後のオリエンテーションを実施し，移植後どのような症状が出やすいのかをあらかじめ説明しておく．
- 心配なこと，不安に思っていることはないか常に確認し，ある場合は何が不安なのか聞き明らかにして，解決策を一緒に考えていく．
- 患者と医療者間の信頼関係の構築．
- 臨床心理士との協働：当院では，移植患者の精神症状の早期発見のため，日々の看護師の観察だけでなく，前処置前，その後2週間おきに臨床心理士による「気持ちと記憶のスクリーニング」を実施している（詳細は「第6章2. F. 臨床心理士・公認心理師」を参照）．

移植看護あるある

精神症状がある患者編

若手看護師

患者Aさんが今日は元気がなくて落ち込んでいるようすでした．なんて声をかけたらいいかわかりません…．移植はきつい治療だから仕方ないとは思うのですが，担当するのがつらくなります．

まず看護師として「Aさんの元気がなくて心配です．体がきつい時期だとは思いますが，何か力になれませんか？」と自分の気持ちを伝えてみましょう．移植の最中に元気で明るい状況を保てる患者さんは少ないですが，だからといって放っておくのはだめですよ．Aさんがどうして元気がないのかを知ることが大事だと思いますよ．きちんと眠れているか，何かつらい症状はないかなど，解決できることがあるのなら，まずはそれをサポートする必要がありますね．もしかしたら自分のことではなく，家族のことが心配なのかもしれませんよ．まずは，Aさんが落ち込んでいると，あなたが感じた原因を見つけ出すことが一番ですよ．

先輩看護師

第5章
退院支援, LTFU 外来

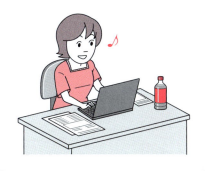

1 退院支援

退院支援の流れは**図 5-1-1** のようになる.

> **看護POINT！　退院支援**
> - わかりやすく，生活スタイルに合わせて具体的かつ段階的に支援する．
> - 早めに退院後の生活をイメージできるよう計画し，家族の協力を十分に得られるように取り計らう．
> - 定期的な外来受診と病状評価の必要性について十分に理解してもらう．
> - 移植後の経過や状態を把握し，患者には長期的なセルフケアや症状観察ができるようになってもらう．

A. 退院の準備と指導のタイミング

　移植後に血球が安定し，移植片対宿主病（GVHD）や感染症がコントロールされ，薬剤が内服へ移行となり，経口的に食事が摂取できるようになると，退院が可能となる．退院時期の見込みを医師と共有しながら，早めに退院準備を開始していく．この時期には血球はある程度回復しているが，ドナー由来の造血や免疫力が完全に安定するには年単位を要するので，必ずしも安心はできない（晩期感染症については「第3章1. 感染症」を参照）．一方で，退院が近づくと，早く退院したいという気持ちと退院後の生活への不安とで，患者の心理は複雑となる．看護師は患者と家族が安心して退院できるように，計画的にかかわる必要がある．そのためには，移植前から日常生活活動（ADL）や生活状況，家族サポートなど，患者の退院後の生活についての情報を得て，あらかじめ退院後の生活についての患者・家族の理解を助ける援助を行う．慢性GVHDや感染症は早期発見が重要であり，患者・家族による症状観察や定期的な外来受診についても理解してもらう．

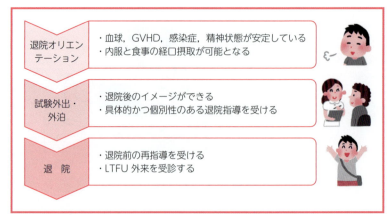

図 5-1-1　退院支援

2 退院前パンフレット

当院では，退院前パンフレット（**図 5-2-1**）ならびに移植ロングパス（次頁のコラム参照）を用いて以下の内容の退院指導を行っている．また，定期的にカンファレンスを行い，早期より退院に向けての援助を行い，患者・家族が安心して退院日を迎えられるように心がけている．指導内容を医師に確認し，患者と家族が同席のもと説明できるように日程調整を行う．一度にすべてを指導するのではなく，数回に分けて段階的に指導する．日常生活についての具体的な説明内容を以下にまとめる．

同種造血幹細胞移植を
受けた患者様へ

退院後の生活について

国立病院機構熊本医療センター
6南病棟

目次

1　免疫力低下による感染症について…1
2　日常生活の感染予防について…6
3　食事について…8
4　GVHDについて…11
5　日常生活について…16
6　免疫抑制剤について…20
7　外来受診について…22
8　造血幹細胞移植後看護外来について…24
9　造血幹細胞移植
　　コーディネーターについて…27

お家で

▶食生活
毎食に主食、主菜、野菜のあるバランスの取れた食事を摂りましょう。

▶睡眠
睡眠、休息を十分とり、規則正しい生活を心がけましょう。
移植後の不安やストレスなどにより眠れないなどの症状がある場合は家族や医療者に相談するようにしましょう。必要であれば眠剤や精神科の受診も可能です。

▶家事
炊事や洗濯、買い物などは体力的に問題なければ少しずつ始めてみましょう。

▶衣服
圧迫を避けるため、きつすぎず、肌触りの良いものを選びましょう。

▶排泄
腸や肛門など消化管出血しないようにこまめな水分摂取や酸化マグネシウムなどのお薬を使用し便秘をしないようにしましょう。

▶お肌のケア
●肌への強い刺激は避け、髭剃りは電気カミソリを使用しましょう。
●お風呂はぬるめの温度（38〜39度が理想）で、低刺激の石鹸（無香料のもので弱酸性）の使用をお勧めします。
●直射日光はGVHDや皮膚がんの原因となるため、帽子・長袖・裾の長い衣服を着用しましょう。
●外出時は子供用・敏感肌用の低刺激の日焼けクリームを使用し、こまめに塗り直しましょう。
●GVHDの眼症状がある場合はコンタクトの使用は避けましょう。

外出時

出来るだけ混雑していない場所、時間帯を選び外出しましょう。

▶運動
退院後の急激な運動は避けましょう。自分の体力・筋力を考え、翌日に疲れを残さない程度とし、少しずつ活動範囲を拡大することが大切です。

▶車の運転
日常生活に慣れ、体調に自信が持てた時期から、同乗者がいるときに始めましょう。

▶旅行
主治医と相談しましょう。1人で行かれることは避け、氏名、住所、骨髄移植後であること、内服している薬、緊急連絡先などを記入した移植手帳を持参されることをお勧めします。

復学・復職

時間については医師と相談しましょう。
治療、体調、仕事の内容などで個人差はありますが、おおよそ移植後 6カ月〜1年後に復学復職される方が多いです。

性生活

▶免疫抑制剤ステロイド使用中は性交渉を控える
▶性交渉は特定のパートナーと
不特定多数の相手との性交渉を持つことは避けましょう。

図 5-2-1　退院前パンフレット（一部抜粋）

> **コラム　当院の移植ロングパス**（巻末の「付録」も参照のこと）
>
> **1. 移植ロングパス作成に至るまでの背景**
> 　当院では，2000年以降よりクリティカルパスの作成と運用に力を入れており，患者参画型パス（付録1）やオーバービュー形式パス（付録2）など，化学療法だけでなく移植においても積極的にクリティカルパスを取り入れてきた．看護師の移植経験年数が短く，看護師間の連携が不十分であり，オリエンテーション内容が統一されていないことが，患者の移植に対する認識不足につながっていた．近年，移植患者の高齢化やハプロ移植によるドナー適応範囲の拡大によって，スピーディーかつより視覚的にわかりやすい説明媒体が必要となった．また，他院紹介の移植患者も多く，指導や説明の時間が限られており，退院後の自己管理と長期フォローの必要性についての理解をうながすことがむずかしい場面があった．そこで，移植過程をとくに不安定な時期である1年間にまとめて表示し，LTFU外来患者から多かった質問と医療スタッフからの意見を取り入れ，患者も医療者も共有できるようなものをと考え，移植ロングパス（付録3）を作成した．
>
> **2. 移植ロングパスの効果**
> 　移植ロングパスは，オリエンテーションを行う病棟看護師だけでなくLTFU看護師や移植患者の共通ツールとなり，図のような効果が得られている．
>
> **オリエンテーション担当看護師**
> 「退院したら移植治療は終わりだと思っている患者が多くて困っていた」
> 「移植から退院して自宅療養までの流れが一連していて活用しやすかった」
> 「LTFU外来を行わない看護師でも，退院前の患者へスムーズに説明できた」
> 「長期にわたる経過が漏れなく説明できた」
>
>
>
> 統一した説明ツールとなった
> （オリエンテーションの標準化）
>
> **LTFU外来担当看護師**
> 「病棟と統一した内容で説明を行うことができ，活用しやすかった」
> 「移植後慢性期におけるセルフケアが大事であることが理解してもらえる」
> 「外来で患者・家族と一緒に確認できる」
>
> **移植患者**
> 「退院後の療養のイメージができた」
> 「家族の理解が得られた」
> 「退院後の生活範囲はどこまで許可されるのかがわかった」
> 「移植治療は退院してからも続くんだね」
> 「わからないことが見えてきた」
>
>
>
> 長期的な移植のイメージができ，移植後慢性期患者用ロングパスをもとに患者からの質問が増えた
> （セルフケア意義の向上へつながった）
>
> **図　移植ロングパスの効果**

A. 感染予防

1 食　事

　感染予防の観点だけでなく，退院時の内服薬（ステロイドや免疫抑制薬）に合わせた食事指導を行う．入院中からの食事制限に加え，退院後も食事制限があることにストレスや

不満を感じる患者も多いため，退院後も食事由来の感染症にかかりやすいだけでなく，嘔吐や下痢などによって腎機能障害やGVHDの悪化などを引き起こすこと，永続的ではなく一時的な食事制限であることを伝えることが大事である．

① 生水，生肉，生卵，刺身などは免疫抑制薬の終了までは避ける．
② 脱水と腎機能障害を予防するため，こまめな飲水をする．
③ 野菜は新鮮なものを水道水で洗って摂取する．
④ 一般的な食中毒に注意する．とくに梅雨や夏季は食物が腐敗しやすいため，加熱したものを摂取する．
⑤ 免疫抑制薬の内服中は，飲食物やサプリメントなど（例：グレープフルーツ）による血中濃度上昇に注意する．
⑥ アルコールは基本的に控えるほうがよい．肝機能や消化器症状に合わせて，外来フォロー中に医師の許可を得る．

2 含嗽（うがい），手洗い，マスク着用

ほとんどの患者は移植前から感染予防行動に対する意識が高いが，退院後も継続する必要性については再度確認と指導が必要である．退院すれば感染予防は必要なくなると思っている患者も少なくない．

① 食前と外出後は石けんと流水による手洗いと含嗽を行う．
② 口腔ケア（ブラッシングと口腔内・口唇の保湿）は，最低でも毎食後・睡眠前には行う．
③ 外出時以外でも，乾燥が強い時期や家族がインフルエンザなどの感染症に罹患中はマスクを装着する．

3 外 出

外出するときはなるべく人混みを避けて，感染症が流行している時期は外出を控える．徐々に活動範囲を拡大し，急な症状にも対応できるようになるべく単独行動は控える．さまざまな不安から引きこもりがちになる患者もいるため，必要以上の外出制限は不要であることを伝える．

4 清潔ケア

シャワーや入浴，肛門ケア，皮膚ケアなどを入院中と同様に継続する．過度な清潔保持は不要であることを伝える．

5 その他

① 麻疹，水痘，流行性耳下腺炎などの罹患者が身近にいる場合は，直接的な接触を避ける．
② ペット（犬，猫，鳥）との接触は，咬まれたり引っ掻かれたりする可能性があるためなるべく避ける．
③ 温泉は，皮膚トラブルや感染症の危険があるため避ける．移植後の経過をみて，大

衆浴場ではなく源泉かけ流しの家族湯などを勧める.
④ 喫煙は肺の合併症をまねく可能性があるため，禁煙を指導する.
⑤ 予防接種については「第3章1.感染症」を参照.

B. 出血予防

　退院時には，ある程度血小板が回復していることが多いが，十分に回復していない，あるいは退院後に再低下する例もある．移植後の患者は皮膚や粘膜も薄弱で容易に出血する状態にあり，病院から自宅へと生活環境や活動範囲も拡大するため，出血予防の指導も必要になる．趣味や仕事などにおいての活動内容についても確認しておく．皮膚・筋肉・骨も健康時ほど回復していないため外傷や打撲に注意が必要であり，外傷リスクのある行為（刃物や火気を扱うなど）や激しい運動（ランニング，ボクシング，格闘技など）は避ける.

C. 慢性 GVHD （詳細は「第3章9.慢性GVHD」を参照）

　慢性GVHDは，時期的に医療スタッフの観察下にない外来治療中に起こりやすい．そのため，患者自身による早期発見と早期治療がいかに重要かを理解してもらい，同居する家族へも症状観察を依頼しておくとよい．とくに頻発する症状を以下にまとめる.
　・皮膚症状：皮疹，乾燥，落屑，色素沈着・脱失，爪の脱落
　・口腔粘膜障害：口腔粘膜発赤，潰瘍形成，疼痛
　・眼症状：ドライアイ，眼脂，視力異常
　・呼吸器症状：労作時呼吸困難，息切れ
　・消化器症状：下痢，腹痛，嘔吐

D. 性生活

　性生活については，患者や家族から医療者へ質問をしにくい事柄であり，看護師側も苦手意識から，"そんなに気にしていないだろう．移植後に性行為なんてしないだろう"と安易に決めつけてしまうことがある．性別や年齢に関係なく，とても重要なことであり，センシティブな内容だからこそ看護師としてどのように考え支援できるのかを検討していきたい．
　看護師は，患者ができるだけリラックスして話しやすい環境で声をかけ，性生活に対する考えや問題を聞き，適切な指導を行う必要がある．性については「恥ずかしいことではないこと，生活の中でとても大切なことであること」を移植前から伝え，性に対する考えを引き出し，不妊や性機能障害などの情報を与え理解を得る．移植後も症状を聞きながら，必要があれば医師と相談して産婦人科や泌尿器科への受診を勧める．性行為については，感染や出血のリスクをふまえ，血液データやGVHD症状に合わせて，症例に応じた指導を行う．免疫抑制薬など胎児に影響を与える可能性（催奇形性）がある薬剤が継続されている場合は，確実な避妊が必要となる.

E. 日常生活

入院前の生活習慣や行動範囲などの情報を把握したうえで，患者や家族に合わせた指導を行う．

1 活　動

退院後1週間程度は無理をせずに入院生活と同じように過ごすことを心がけ，その後は徐々にもとの生活に戻していく．はじめは軽い家事や30分程度の散歩など緩やかな活動から開始し，少しずつ活動量や活動範囲を広げる．激しい運動（ランニングやボクシング，格闘技など）や長時間の直射日光は避ける．

2 睡　眠

移植後は日によって体調の変化が大きいため，夜間の睡眠は十分にとり，体調に合わせて無理をせずに日中も休息や午睡をとるようにする．とくに，入院中から不眠がある患者については十分に睡眠アセスメントを行い，睡眠導入薬や抗不安薬などの使用を検討しておく．

3 社会復帰（復職・復学）

社会復帰には，合併症が比較的落ち着いて日常生活に余裕が生まれることが必要である．その時期は仕事内容や年齢，体調によって個人差が大きく，外来治療中に医師と患者が相談しながら決定する．発病後に休職や休学・退職などをしている患者が多く，退院後の社会復帰に不安を抱えていることを念頭におき，移植前から職務内容や休職期間，復帰目標時期などについての情報を得て，あらかじめ医療ソーシャルワーカー（MSW）へ相談や介入を依頼しておくとよい．

4 体調管理

移植後は日々体調の変化があり，慢性GVHDや感染症などによりさまざまな症状が出現する可能性がある．これらの合併症は，早期発見と早期治療が重要になるため，患者・家族には「体調の変化に気をつけ，症状出現時は我慢したり隠したりせず早めに病院を受診するか，電話相談をする」ということを説明し，理解してもらうことが重要である．当院では24時間救急外来が対応できるため，受診が必要なタイミングや受診方法などの情報提供を患者に行っている．

5 受診と服薬管理の継続

移植前に十分な説明やオリエンテーションを受けていても，移植を受けてしまえば"血液疾患は完治したから，もう大丈夫"と思い込んでしまう患者も少なくない．内服薬を自己判断で止めたりせず，必ず定期受診を行うことを必要性を含めて説明する．健康食品や他の疾患での治療を希望する際は医師に相談し，なんらかの理由で他院を受診する際は，「移植後である」ことや内服している薬剤名を先方に伝えるよう指導する．

3 LTFU 外来

A. LTFU 外来活動とその効果

　移植後患者は長期的に身体的サポートや精神的サポートが必要になる．外来通院時に，医師だけではなく看護師も日常生活の問題に対する助言や精神的支援を実施することが求められる．平成24年度診療報酬改定により「造血幹細胞移植後患者指導管理料」が新設され，当院でも造血細胞移植後患者の生活の質（QOL）向上を目指した「造血細胞移植後長期フォローアップ外来（long term follow-up（LTFU）外来）」を開設している．退院後に起こりうる合併症について説明されて不安になったりするような場合でも，LTFU 外来というサポート体制があることで，患者が前向きな気持ちになるにきっかけとなる．

　当院の LTFU 外来は病棟看護師が担当している．病棟から同じ看護師が連続的に患者とかかわり続けることで，看護の力を大いに発揮する場となっている．同時に，患者が日常生活へ戻りながら根治する過程を直接共有することで，移植看護師としての強いやりがいを感じるきっかけの場ともなっている．看護師はスムーズな外来運営の工夫や若手看護師の育成，患者への LTFU 外来の広報活動にも力を注いで欲しい．

　当院での LTFU 外来活動について以下にまとめる．

B. LTFU 外来の目的

- 移植後の感染症や合併症などを最小限にし，療養生活の充実や QOL の向上を図る．
- 患者と家族の退院後の精神的ケアの充実を図る．
- 移植医療の充実を図り，移植医療における課題を明らかにし解決する．

C. LTFU 外来活動

1 方　法

　当院では以下のように実施している．

① 時間：9：00〜17：00（完全予約制），患者1人当たり（一枠）30分程度

② 担当者：研修を修了した病棟看護師

③ 対象患者：移植後経過期間が以下の節目を迎える患者とその家族

　1）退院後初回外来

　2）移植後3ヵ月（100日前後）

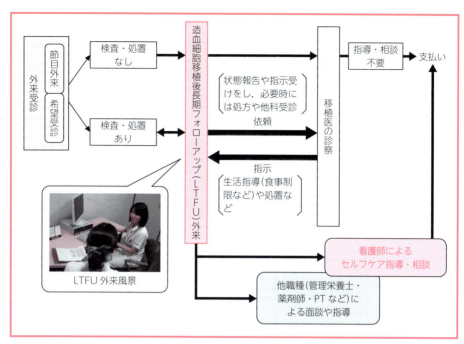

図 5-3-1　LTFU 外来の流れ

3) 移植後 6 ヵ月（免疫抑制薬の内服終了時）
4) 移植後約 1 年
5) 以降 1 年ごと．症状に合わせて移植後 5 年間を目処に終了

2　外来の流れ（図 5-3-1）

　LTFU 外来運用マニュアルを作成し，約 10 名の LTFU 看護師が実施している．

3　患者の反応や意見

　図 5-3-2 のように，LTFU 外来受診により前向きになれたとの声が患者から寄せられている．

4　外来記録

　LTFU 外来は LTFU 外来記録（図 5-3-3）という共通のテンプレートを使用して記録をしている．LTFU 外来開設から数年間で得た知識と経験をもとに，病棟の看護師と一緒に必要な記載項目を選抜したものである．移植後の外来経過の確認がしやすく，複数の LTFU 外来担当看護師でそのつど外来担当が変わっても，対応が統一できることをねらっている．また，記録上で主治医への伝言ができ，外来時間の効率化や情報共有もスムーズとなる．

5　移植を予定している患者とのかかわり

　化学療法と移植には大きな差があり，そのギャップに"移植をしなければよかった，こん

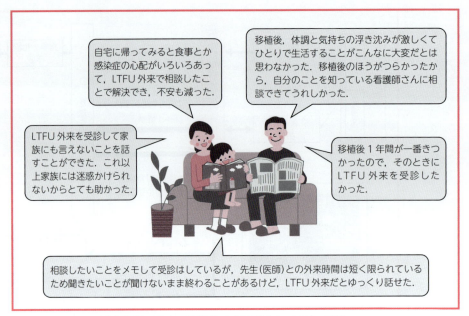

図 5-3-2　LTFU 外来患者の反応（移植後の生活者としての生の声）

なはずじゃなかった"という発言が患者からみられることもある．移植前から，移植後に予想されることを患者・家族に理解してもらったうえで，移植後の診療・サポート体制を構築しておかねばならない．当院では，以下の点に留意しながら，移植前より LTFU 外来との連携を含めた退院後の支援を開始している．

①退院後の生活についての情報を十分に把握し，退院後の家族サポート体制を整える．
②医師外来，看護師 LTFU 外来，救急外来など，退院後の医療体制を説明する．

LTFU 外来編

若手看護師：移植して退院した患者さんはどうしているのでしょう？　移植して入院中に亡くなる患者さんばかりで…．移植して元気にしている人はいるのだろうかと思います．

先輩看護師：移植後に退院して，復学や社会復帰をし，慢性 GVHD など問題を抱えながらも元気に外来通院されている患者さんはたくさんいますよ．LTFU 外来ではそのような移植後の患者さんの退院後の生活のサポートをしています．LTFU 外来の記録を見たり，見学したりもできますよ．

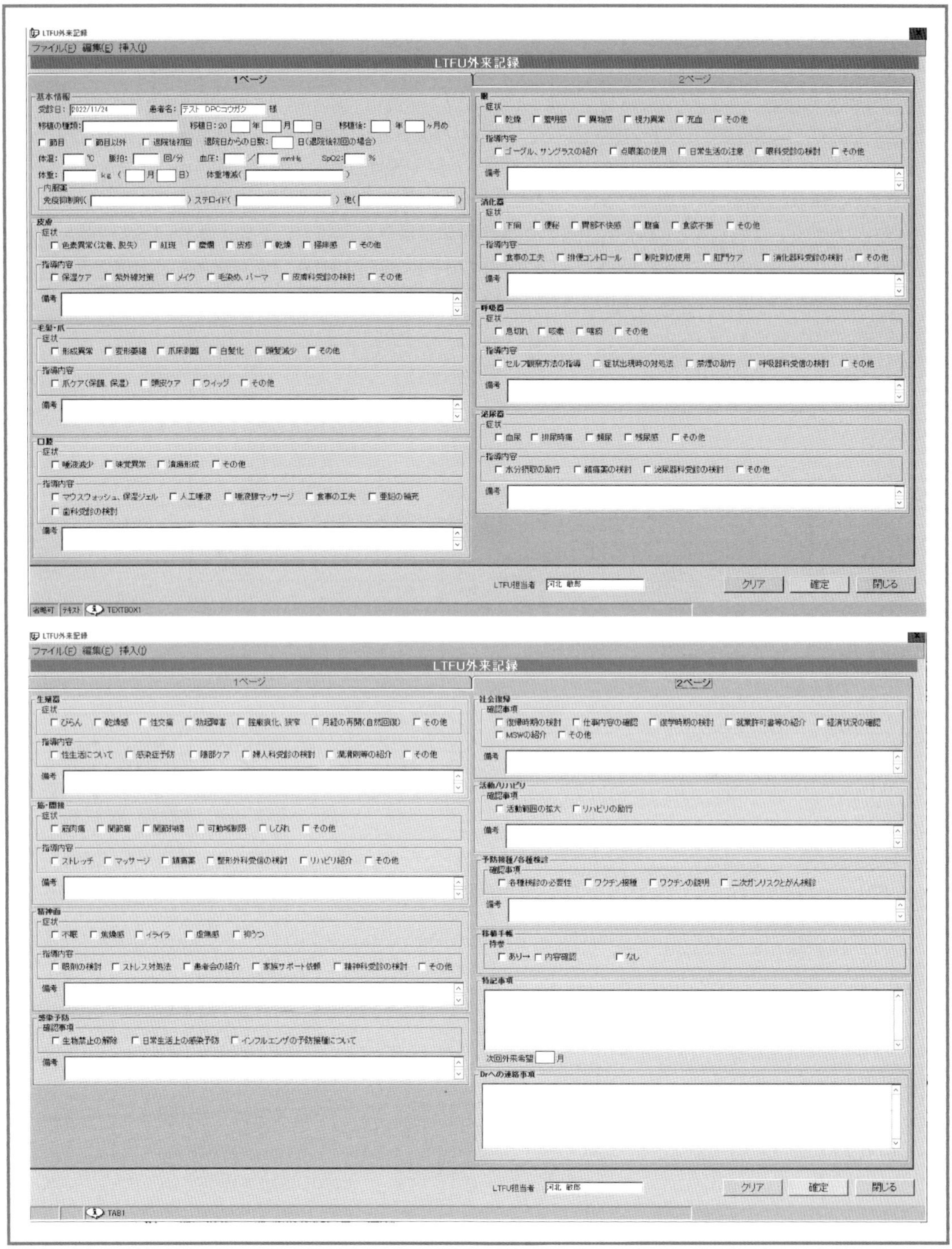

図 5-3-3　LTFU 外来記録（1〜2頁）

コラム　造血幹細胞移植後のワクチン接種

造血細胞移植前に得られた種々の細菌やウイルスに対する免疫力（抗体価）は，移植後徐々に低下〜消失する．そのため，移植後にワクチン接種を行うことにより再度免疫を獲得することが考慮される．インフルエンザワクチンや肺炎球菌ワクチンは，移植後6〜12ヵ月以降で慢性GVHDの増悪がない場合に考慮される．また麻疹，風疹，流行性耳下腺炎，水痘などの生ワクチンは移植後24ヵ月以降で免疫抑制薬の服用がなく，慢性GVHDがない場合に考慮される．当院では『造血細胞移植ガイドライン―予防接種（第4版）』https://www.jstct.or.jp/uploads/files/guideline/01_05_vaccination_ver04.pdf に準じたワクチン接種一覧スケジュール表（図）を作成し，適宜患者に渡しながらワクチン接種を推奨している．

図　造血細胞移植後のワクチン接種スケジュールの例
ピンク色のセルに初回接種日を代入するとそれ以降の接種予定日が灰色のセルに自動入力される．
［日本造血・免疫細胞移植学会：造血細胞移植ガイドライン（第1巻），予防接種，第4版，2023に掲載のテンプレートより筆者作成］

第6章
移植看護における
チーム医療

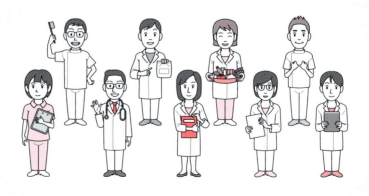

1 移植におけるチーム医療とは

　専門的な知識をもつ多職種がチームとしてそれぞれの専門性を発揮することで，多方面から患者をサポートしながら安全で効果的な医療を提供し，患者の満足度をより高めることができる．移植では，各職種が対等な立場で意見を出し合い，そこで得られたコンセンサスに基づいて移植チーム全体として同じ目標をもつ必要がある．統一された「チーム医療」を提供することによって，生存率の改善，合併症管理の最適化，生活の質（QOL）の改善などさまざまな効果が期待できる．

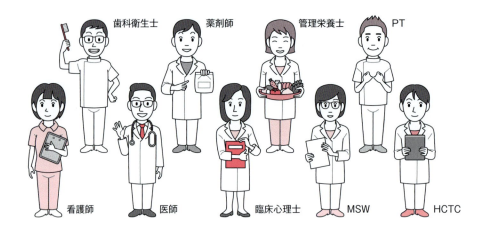

2 移植にかかわる医療スタッフ

移植は，患者の抱える複雑な状況や多岐にわたる症状を把握して，長期的に治療を継続しなければならない．医師や看護師だけで成り立つものではなく，専門的知識をもった医療スタッフの存在はきわめて重要である．看護師はチームの中心的存在として積極的に医療スタッフとコミュニケーションをとり，患者の状況に応じてタイムリーに報告・相談しながらケアを継続していかなければならない．当院では，血液内科の看護師と医師に加えて以下の職種も移植医療にかかわり，チーム医療を実践している．

各科医師（歯科口腔外科，皮膚科，眼科，放射線科，循環器科など），臨床検査技師，歯科衛生士，薬剤師，管理栄養士，理学療法士（PT），臨床心理士，医療ソーシャルワーカー（MSW），皮膚・排泄ケア認定看護師（WOC），造血細胞移植コーディネーター（HCTC），その他の認定・専門看護師

移植にかかわる医療スタッフには，それぞれに移植患者を担当するうえで培った考えや思いがあり，移植看護師に求めるものや期待することがある．それを知り，意識しながら実践することによって，より高いレベルの移植看護師に成長することができるだろう．以下，それぞれの医療スタッフによる，専門職としての移植患者へのかかわり方のポイントと，それぞれの専門職が移植看護師に求めることを概説する．

A. 歯科衛生士

移植時には，医師や看護師のみならず複数の医療スタッフによる専門的なかかわりも多い．歯科医療従事者（歯科衛生士）も，移植前の歯科スクリーニング時から介入を開始し，移植後さらには退院後も介入を継続するため，移植患者とかかわる期間は長期にわたる．そのため，患者との良好な関係性を築くことも大切な点と考えている．

移植において，口腔有害事象の発生頻度は高く，予防や症状軽減のためにもセルフケアが重要となる．当科ではリーフレット（図6-2-1）を使用し，移植前からの口腔ケアの必要性と口腔内への関心を高めてもらうことを説明している．セルフケアの指導では基本となるブラッシングに加え，保湿と含嗽の重要性やその方法，粘膜ケアの指導を重点的に行っており，使用する口腔ケア物品名をカルテに明記し医療従事者間で情報共有を行っている．また，口腔有害事象の程度は個人差が大きく，体調や口腔内状況によっては患者本人のみでは口腔ケアが困難な場合もある．その場合には看護師による口腔ケアの実施も必要となるため，移植看護師には口腔ケア手技の習得を期待したい．

退院後の口腔内状況が安定し維持できているようであれば，かかりつけ歯科医院やがん患者医科歯科医療連携歯科医院への口腔管理を依頼し，継続的に連携をとることが大切で

ある．歯科衛生士として，口腔有害事象による心理的・身体的な苦痛軽減や，移植治療前後におけるQOL維持に貢献していきたい．

～移植・化学療法を受ける方の口腔ケア～

移植や化学療法の治療を始めると、その副作用としていくつかは口の中にも現れます。口の中はとても敏感なため痛みを生じてしまう事があります。口の中の副作用として下記のようなトラブルが発生しやすくなります。

- ●口腔粘膜炎
- ●歯肉の腫れ・出血
- ●口腔カンジダ症
- ●口腔乾燥
- ●舌の違和感・味覚の異常　　　　　　など

ただし、この様なトラブルの起こり方にはかなり個人差があり、すべての方に起こるわけではありません。これらの症状ができるだけ現れないよう、あるいは、症状が軽くて済むようにお手伝いをさせていただきます。しかし、そのためには 歯科治療とセルフケア の両方が大変重要になります。治療開始前に口腔環境を整えておくと上記のような症状を軽くすることができます。

【歯科治療】
☆虫歯治療や抜歯、義歯の調整などが必要な場合には、移植・化学療法が始まる前に出来るところまで済ませておきましょう！
☆歯石がついている場合は除去しておきましょう！
　・・歯石がついていることで歯肉の腫れや出血を誘発してしまいます。
☆歯磨きの仕方やスポンジブラシの使い方などを指導します！
　・・セルフケアを行う上でのポイントをお教えします。

【セルフケア】
★食後は必ず歯磨きを行い、清潔にしましょう！（絶食中でも起床時と就寝前には行いましょう）
　・・歯が無い方、総義歯の方も口腔清掃と義歯清掃は必要です。
　・・歯ブラシは、ナイロン製でなるべくヘッドが小さいものがよいでしょう。
　　　毛の硬さはトラブルがなければ「ふつう」、トラブル時には「やわらかめ」と使い分けると
　　　良いでしょう。　（当歯科でも販売しております）

　　　ただし、スーパーソフトなどの柔らかすぎる歯ブラシでは十分に汚れが除去できない
　　　場合があります。口腔粘膜炎などトラブル時のみ使用するなど、状況に応じて使い分け
　　　ましょう。汚れを除去するにはある程度のコシが必要です。
　　　また、歯ブラシは良く乾燥したものを使いましょう。朝・昼・夜用と3本用意される事をお
　　　勧めします。

　・・舌苔（ぜったい）が付かないように舌も清掃しましょう。
　・・口腔内全体をスポンジブラシで清掃しましょう。
★うがいとマウスウォッシュによる保湿を心がけましょう！
　　・・1日最低8回（起床時・毎食前後・就寝前）行いましょう。
　　　マウスウォッシュはアルコールが含まれていない低刺激のもので頻回に行いましょう。
【その他】
＊ご自分でも口腔内を1日1回は観察しましょう。
　　トラブルなどが生じた場合には主治医や看護師にお知らせください。

熊本医療センター　歯科口腔外科

図6-2-1　口腔ケア説明リーフレット

B. 薬剤師（病棟薬剤師としての活動）

　病棟薬剤師は，移植患者が安心して治療に望めるように，移植前処置から移植後まで患者ごとのスケジュール表や薬剤情報提供文書を作成し直接指導を行っている．具体的な活動を下記にまとめる．

① スケジュール表（図6-2-2）に注射剤を中心に使用する薬剤名や予想される副作用症状と発現時期を記載しており，患者が移植前後の流れを視覚的にとらえることができるようになっている．

② 副作用の発現時期は患者ごとに異なるため，気になる症状などがある場合には医療スタッフへすぐに相談するよう伝えている．

③ 移植に伴い追加される内服薬はそのほとんどが予防目的であり，毎日継続して服用する必要がある．移植前から服用理由を理解してもらえるよう説明するだけでなく，退院後の自己管理が可能かアセスメントを行い，看護師との情報共有や家族への服薬指導も行っている．

④ 移植合併症の状況次第では薬剤説明がむずかしい場合もあるため，指導前に介入可能か担当看護師と情報共有を行う必要がある．

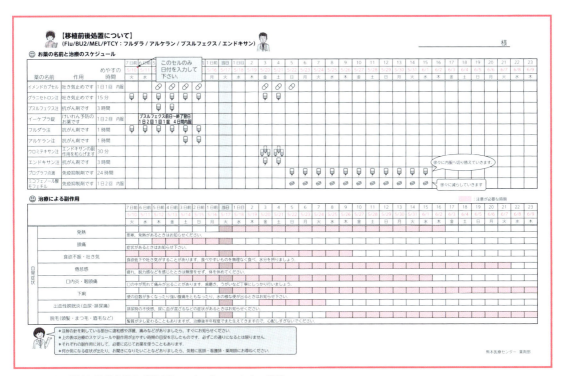

図 6-2-2　移植前後処置（薬剤）スケジュール表（例）

［池末裕明ほか（編）：付録5 ワークシート131．がん化学療法ワークシート，第5版．じほう，2020 を参考に熊本医療センター薬剤部作成］

患者が内服困難なとき

移植では粘膜障害による嚥下時の疼痛により，錠剤・カプセルでの内服継続が困難になるケースが多い．そのような場合，経口摂取が必要な薬剤に関しては，内服薬の粉砕や簡易懸濁を検討する場合がある．内服薬には製剤の特性上，「粉砕・懸濁ができないもの」があり，粉砕などをすることで薬の効果が下がってしまうことがあるため，内服方法などを変更する際には薬剤師に確認をする．移植時に用いる主な内服薬と特徴について（表）まとめた．

表 移植時に用いる主な内服薬（例）

一般名（商品名）	粉砕	簡易懸濁	代替薬など	備考
ニフェジピン除放剤（ニフェジピンL®）	×	×	セパミット-R細粒®など	徐放性製剤
ミコフェノール酸モフェチル（セルセプトカプセル®）	×	△		催奇形性があるため妊婦には禁忌
ポサコナゾール（ノクサフィル®）	×	―	注射製剤	腸溶性製剤
レテルモビル（プレバイミス®）	×	―	注射製剤	溶解後の安定性・有効性データなし
ウルソデオキシコール酸	○	○		
アシクロビル	○	○		顆粒製剤あり

○：可，△：条件つき可，×：不可，―：データなし

C. 管理栄養士

移植では，前処置によって起こる食欲不振や下痢など，腸管での合併症や移植片対宿主病（GVHD）に対する栄養管理が重要となる．さらに，感染症の合併や病態，重症度を考慮する必要がある．治療期間中に口腔粘膜障害を引き起こすと経口摂取困難となり，さらには消化管粘膜障害は口腔内から全消化管に至るため，低栄養のリスクとなる．以下，管理栄養士として，移植治療中の衛生管理から栄養・食事管理を含めた内容について述べる．

1 腸管を使用することの意義

経口摂取や経腸栄養といった経腸的栄養管理は，感染症発症率や死亡率の低下，急性GVHD発症率低下，抗菌薬使用頻度や発熱頻度の低下などの報告があり，治療支援としてのメリットは大きい．前処置から移植後においては，悪心・嘔吐や粘膜炎，味覚異常など経口摂取に関連するさまざまな副作用があり，管理栄養士をはじめとする多職種での栄養管理が重要である．また，味覚異常により経口摂取不良も起こるが，味覚異常は治療の影響であることや改善までに時間がかかることを移植チームで共有することも大切である．

> **看護POINT！ 移植における栄養管理**
> - 一口でも食べることが，感染症発症予防（腸粘膜維持・バクテリアル・トランスロケーション予防）につながることを患者に情報提供し，腸管を使用する必要性の説明を行う．
> - 苦痛の中にも努力摂取されていることへの受容と共感を行う．
> - 食べられる食物形態への調整，ゼリーや飲料などの調整を行う．

コラム　TDM，ピーク値，トラフ値

　薬物の血中濃度を測定・解析し，個々の患者に適した用法・用量を設計することがTDM（therapeutic drug monitoring）である．移植後は免疫抑制薬をはじめ，テイコプラニンなどの抗菌薬の血中濃度測定を行っており，正確な投与設計のため，薬剤ごとに適切なタイミングで採血を行うことが推奨される（表）．

　持続点滴では薬剤は一定の濃度で維持されるが，それ以外の投与法（内服や1時間投与など）では，薬剤を反復投与すると血中濃度は増減しながら上昇し，最終的に一定の範囲内で増減を繰り返すようになる．これを定常状態といい，定常状態での最高値をピーク値，最低値をトラフ値という（図）．一般にトラフ値は投与直前，ピーク値は投与終了直後〜2時間程度の採血が推奨される．持続点滴以外の投与法では，必ず指示されたタイミングで採血を行うことが重要である．

表　TDMを行う薬剤（例）

薬品名	血中濃度測定ポイント	理　由
シクロスポリン	トラフ値・C2（投与後2時間値）	臓器障害などの指標となる
タクロリムス	トラフ値	臓器障害などの指標となる
バンコマイシン	トラフ値	腎機能障害出現の指標となる
テイコプラニン	トラフ値	腎機能障害出現の指標となる

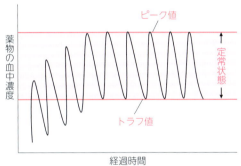

図　ピーク値とトラフ値

2　栄養評価

　BMI（body mass index）や体重減少，体組成，血液生化学検査値，窒素平衡の評価が栄養指標として用いられるが，腎機能障害や電解質異常，体液の変動により栄養評価がむずかしい場合もある．栄養ルートを検討する必要がある場合は，①移植前処置開始時と比較し10％以上の体重減少，②低BMI（18.5 kg/m² 未満），③経口摂取困難やエネルギー必要量の60〜70％とされている[1]．

> **看護POINT！　栄養評価**
> - 経口摂取困難や体重減少がみられる場合，悪心・嘔吐や下痢，便秘など原因を観察し，対策（食事，薬剤，運動などの影響がないか）を検討し，さらに上記症状と血液生化学データなどの栄養状態，電解質が関連していることを考慮しながら観察を行う．
> - 低栄養を有する患者や低栄養リスク患者へは，主治医や担当管理栄養士，栄養サポートチーム（NST）など多職種と協働し早期栄養介入を行う．

3 栄養投与量の設定

　同種造血幹細胞移植後早期のエネルギー設定は BEE（basal energy expenditure）の 1.3〜1.5 倍が推奨されている．至適エネルギー投与量の検討を行った研究によると，BEE 未満の投与患者で在院日数が長いという報告がある[2]．さらに，食事調整手順書の活用が栄養管理に有用との報告もある[3]．

> **☞看護POINT！　栄養投与量**
> - 経腸的栄養管理および経静脈的栄養管理が行われている場合，総合して栄養投与量が適正かを評価する．
> - 退院のめどが立てば，完全な経口摂取や水分摂取を目指し，経口摂取の妨げになっている要因がないか観察を行う（悪心・嘔吐，味覚異常，排便状況などの身体所見に加え，静脈栄養併用による空腹感が現れにくいなど）．

4 衛生管理

　概要を示す．詳細は，日本造血・免疫細胞療法学会ホームページの衛生管理の項を確認いただきたい[4]．

- ・手指衛生管理（調理前の手洗い）を徹底する．
- ・調理器具や食器は衛生的に管理されたものを使用する．
- ・調理後2時間以内に喫食する（2時間以上常温保管された食品は食べない）．
- ・外食や調理済み食品を選択する場合は，調理製造過程と保管状態の安全性が確認できるものを選ぶ．
- ・賞味期限や消費期限を守る（適正に保管する，缶・ペットボトルなどの飲み物はコップなどにうつして飲む．開封後24時間経過したものは破棄する）．
- ・生食や食品汚染の可能性があるものを避ける．
- ・アイスやゼリー，プリンは，個別包装されているものを選ぶ．

> **☞看護POINT！　衛生管理**
> - 手指衛生や食器の取り扱い方法について，患者の認識を確認する．
> - もち込みや食品保管の確認を行う（個包装になっているか，開封後に長期間放置されていないか）．

5 副作用に対する食事・栄養管理

　表6-2-1 にまとめた[5]．

> **☞看護POINT！　経口摂取量低下**
> - 経口摂取量低下の患者においては，食欲の低下や悪心・嘔吐，腹部症状などを観察する．
> - 上記について，悪心・嘔吐のサインをとらえ，嘔吐物の観察，嘔吐状況，排便状況について確認し，原因を評価する．

表 6-2-1　食事・栄養管理の工夫

食欲不振，悪心・嘔吐	口内炎
・少量ずつ盛りつける ・のど越しのよい料理を選ぶ ・不快なにおいを避けた料理を選ぶ	・のど越しのよい料理を選ぶ ・刺激の少ない料理を選ぶ（香辛料や酸味など刺激の少ない料理）

［公益財団法人がん研究振興財団：がん治療前の食事のヒント（改訂版）を参考に筆者作成］

6　管理栄養士として移植看護師に求めるもの，ケアのポイント

患者に日々かかわる看護師の食事にかかわるアセスメントやケアが，栄養療法を検討するうえで重要である．経口摂取量低下や低栄養・低栄養リスクの背景や要因は，「味覚異常」「嗅覚異常」「口腔粘膜炎」「悪心・嘔吐」のほか，便秘や下痢などの「腹部症状」，「食欲不振」や「倦怠感」，気持ちや認知機能などの「精神症状」など多岐にわたる．当院では看護師より，その背景や要因を日々のかかわりと関連づけ「患者に何が起きているのか」を理解・予測し，管理栄養士へ相談があるため，食事調整や栄養療法の検討が行いやすいと実感している．以下に，一部ではあるが当院の看護師による共有内容を示す．

a. 口腔内環境

患者の味覚異常や嗅覚異常，口腔粘膜炎の詳細（たとえば甘さを強く感じる，塩味を感じにくい，苦味を強く感じる，刺激を感じる食材など）がアセスメントされることで，それらの対処法（調味料の調整を行う，味のはっきりした料理を選ぶ，酸味や香りを活かす，においの出にくい料理の選択や冷配膳を行う，食物形態の調整を行うなど）がすぐに検討できる．これらに加えて，治療や経口摂取量低下を要因とした亜鉛欠乏の評価および補充が必要な場合や，口腔ケアを専門とする職種（歯科医師，歯科衛生士など）との連携が必要な場合もある．

b. 悪心・嘔吐

悪心・嘔吐においては，その原因が食事か食事以外（体動や時間帯など食事以外での出現頻度）の影響かを評価することも重要である．食事が影響している場合は，嘔気を誘発する料理の調整を行い，食事以外では姿勢や制吐薬，腸管蠕動促進薬などの使用の有無や，これら薬剤の使用時間帯を検討することで，経口摂取量が向上することもある．

c. 腹部症状

消化吸収能力の変化によって，食物繊維不足や脂質過剰などの食事内容が排便状況に影響する可能性があり，便秘や下痢についても，排便頻度やブリストルスケールなどを用いた便性状の共有は重要である．また，下痢は腹部不快感や電解質異常による倦怠感につながり，便秘は腹部膨満感や嘔気誘発につながる．排便状況や腹部症状，それらに関連した血液検査データや身体所見を評価し対策をすることで，経口摂取量改善につながる場合もある．

d. 栄養ルートの検討

経口摂取および経静脈栄養，もち込み食などの詳細について，経過記録表への記載などから投与栄養量を評価することは重要である．経口摂取量低下時や下痢などの腹部症状がある場合には，脱水や電解質異常へとつながる．また，経腸・経静脈栄養などルートが多い

232　第6章　移植看護におけるチーム医療

場合は活動量低下へつながり，食欲が低下する場合がある．さらに，持続する糖質輸液など
は，空腹感の減少につながる場合があるため，経口摂取移行期には評価のポイントとなる．
　　以上，看護師より直接相談を受け，管理栄養士が栄養療法を検討する際に活用している
貴重な情報を一部紹介した．患者の経口摂取量向上には，日々の観察や患者への声がけや
説明が重要となることを重ねて強調したい．

D. 理学療法士（PT）

1 移植におけるリハビリテーション

　　移植患者は前処置の大量抗がん薬投与や免疫抑制薬の投与，放射線照射を受けることで
身体機能の低下が起こる．また，悪心・嘔吐，全身倦怠感，発熱などの苦痛の大きい症状
やクリーンベッド・クリーンルームの使用により活動範囲が限られる．人間は寝たきりの
状態が続くと1日で3～6％の筋肉が失われるといわれている．つまり，1週間で10～15％，
1ヵ月で身体の約半分の筋力が失われることになる．移植では長期間の入院治療が必要と
なり，ほぼすべての患者で筋力・体力が低下する．
　　リハビリテーションプログラムはストレッチングや筋力トレーニング，有酸素運動が推
奨されている．血液所見や身体所見，バイタルサインに応じてプログラムを変更する．移
植直後はストレッチングや基本動作練習，離床を目的としたリハビリテーションを実施す
る．血球回復期には徐々に運動負荷量を調整しエルゴメーターなどの有酸素運動，筋力ト
レーニングを実施していく．
　　一般的にがん患者におけるリハビリテーションの中止基準は**表6-2-2**が用いられ，安
全にリハビリテーションが行えるかどうかの基準とされる．しかし，移植患者でこの基準
を厳密に遵守すると，まったくリハビリテーションが実施できなくなるので，該当項目が
あっても必要かつ実施可能な範囲の運動は継続して行う必要がある．リハビリテーション
介入時は，医師に運動の種類や負荷量の詳細な指示と注意事項を確認する必要がある．
　　当院では，週1回の多職種カンファレンスで医師や看護師と移植患者の情報を共有し，
パフォーマンス・ステータス（PS）が低下している患者や今後低下していきそうな患者の
リハビリテーションを検討している．また，パンフレットを用いながら，病室内で可能な

表6-2-2　がん患者のリハビリテーション中止基準

①血液所見：ヘモグロビン 7.5 g/dL 以下，血小板 50,000/μL 以下，白血球 3,000/μL 以下
②骨皮質の 50％以上の浸潤，骨中心部に向かう骨びらん，大腿骨の 3 cm 以上の病変などを有する長管
　骨の転移所見
③有腔内臓，血管，脊髄の圧迫
④疼痛，呼吸困難，運動制限を伴う胸膜，心嚢，後腹膜への滲出液貯留
⑤中枢神経系の機能低下，意識障害，頭蓋内圧亢進
⑥低・高カリウム血症，低ナトリウム血症，低・高カルシウム血症
⑦起立性低血圧，160/100 mmHg 以上の高血圧
⑧110/分以上の頻脈，心室性不整脈

[Gerber LH, Valgo M: Rehabilitation for patients with cancer diagnoses. Rehabilitation Medicine: Principles and Practice, DeLisa
JA, Gance BM, eds, 3rd Ed, p.1293-1317, Lippincott-Raven Publishers, 1998 より引用]

移植後のリハビリについて

人間は寝たきりの状態が続くと1日で **3-6%** の筋肉が失われるといわれています。1週間で **10-15%**、1ヶ月で身体の約**半分**の筋力が失われることになります。筋力低下は**下肢**筋力に多く見られます。また長期間臥床状態だと**肺炎**のリスクが高くなります。無理のない範囲で運動をしていきましょう。

【ベッドの上で出来る運動】

❶
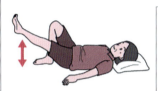
①あおむけに寝て片方の膝を立てる
②反対側の膝は伸ばしたままゆっくり持ち上げ、ゆっくり下ろす

❷
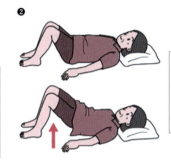
①仰向けに寝て両膝を立てる
②ベッドからお尻が浮くように持ち上げる

❸
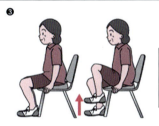
ベッドや椅子に腰かけ足踏みをするように左右交互に足を持ち上げる。

※運動はすべてゆっくり呼吸をしながら行ってください。
息を止めると血圧が上がることがあります。

❹
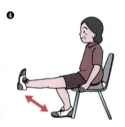
片脚ずつ交互にゆっくり膝を伸ばす。しっかり伸びたら3-5秒とめ、ゆっくり下ろす。

【リハビリのリスクについて】

血小板数 Plt

10万以下	通常無症状だが止血に時間がかかる
5万以下	出血傾向が出現する
2万以下	重大な出血リスクが上昇する
1万以下	重篤な出血リスクが大きい

特に2万以下は出血リスク高いため運動は歩行や普段の生活で行っている動作のみが推奨されています。

ヘモグロビン量 Hb

10.0以上	症状が見られないことも多い
<9	皮膚・口唇・頭健結膜が蒼白
<8	心拍数・呼吸数の増加、動悸、息切れ
<7	耳鳴り、めまい、倦怠感、頭痛、思考力低下
<6	食欲低下、悪心、口内炎

貧血状態での運動は持久力や心臓への負担が大きくなるため自覚症状を見ながら十分注意して実施してください。また、ふらつきや転倒のリスクも高くなるため無理な運動は避けるようにしてください

図6-2-3　リハビリテーションパンフレット

自主訓練を指導している（**図6-2-3**）．継続的な自主訓練には病棟看護師の協力が不可欠となるため，可能な限り筋力低下を防ぐことができるよう，症例ごとに負荷の強度を看護師と相談する必要がある．

2 移植患者とかかわるうえで理学療法士として意識していること

　　治療自体が長期に及ぶため，リハビリテーションも長期化することが多い．そのため，「血球回復まで」などのショートタームゴール，1～2ヵ月で達成できそうなロングタームゴール，退院するためのファイナルゴールを患者の生活状況や身体状態に応じて設定している．治療途中でゴール内容の変更・見直しが必要であり，場合によっては福祉機器の導入や介護保険の申請なども視野に入れながら，ゴール設定を行っている．

E. 皮膚・排泄ケア認定看護師（WOC）

1 予防的スキンケアの重要性

　　移植は前処置から生着前後，移植後期と，一連の治療に通常数年かかる．その中で，さまざまな副作用が出現するが，皮膚は治療期間中のすべてにおいてなんらかの症状が発生しやすい状態である．急性 GVHD の好発臓器は，皮膚，肝臓，腸管であり，皮膚に関連した症状が好発する．肝臓の GVHD では，肝機能低下により黄疸が生じ，血清ビリルビン値が上昇することで中枢性のかゆみを引き起こす．当然，かゆいと掻くことになるが，移植により脆弱化した皮膚は掻くことで容易に損傷する．脆弱化した皮膚は，ドライスキンの状態でもあり耐久性の低下に加え，外部からのアレルゲンや細菌が侵入しやすい環境となり，皮膚細菌感染症を引き起こす．黄疸とドライスキンが同時に起こるとさらなる瘙痒感につながるため，保湿を主体とした予防的スキンケアが重要である．

　　腸管の GVHD では，多量の下痢を発生する．患者は頻回な下痢により安楽障害を引き起こし，身体的・精神的なダメージ受けることになる．下痢などの排泄物の刺激や頻回な拭き取りなどが原因で起こる皮膚障害を失禁関連皮膚障害（IAD：incontinence associated dermatitis）という．IAD は，殿部や肛門周囲に発赤・びらん，重症化すると潰瘍を形成し激しい疼痛や感染症を引き起こす．下痢による皮膚障害は，場合によっては下痢がはじまったその日のうちに発生することもあるため，排泄物に対しての皮膚保護を主体とした予防的スキンケアが重要である．

2 疼痛軽減のスキンケア（便失禁管理システム）

　　予防的スキンケアを行いながら，皮膚症状の出現時はスキンケアを継続しつつ，疼痛などがあれば，外用剤や創傷被覆材を使用するなどの苦痛の軽減を意識した介入が必要である．びらんや潰瘍を形成している状態で多量の水様便がある場合は，外用剤や創傷被覆材を頻回に交換する必要がある．この状態が慢性的に続くと判断された場合には，便失禁管理システム（詳細は「第4章 3. 下痢」を参照）が有効である．もちろん，患者への説明を十分に行う必要はあるが，便失禁管理システムにより水様便がびらん部に触れることなく回収されることで，疼痛は軽減する．また，頻回なトイレ移動も減少する．便失禁管理システムは，無菌治療室管理加算を算定していれば，持続的難治性下痢便ドレナージ加算が算定可能である．使用によるメリット，デメリットもあるが，最終的に下痢による潰瘍形成や創からの感染症を予防できるため，苦痛の軽減につながるケースもある．

移植看護で看護師が実践するスキンケアについては，「第4章5.皮膚障害（皮疹，びらん，潰瘍など）」で述べているので参照されたい．

3 患者自身が行う予防的スキンケア

　①項で，移植により発生する皮膚障害について説明したが，そのすべてに当てはまる基本的なケアはスキンケアであり，とくに予防的スキンケアが非常に重要である．または患者自身が実施する予防的スキンケアも大切である．保湿は，皮膚の生理的機能を保持するために重要であり，移植を受けた患者は，治療により障害された皮膚を予防的スキンケアにより正常な生理機能に近づけることができる．予防的スキンケアは入院前から自宅で実践してもらい，治療中も継続する必要がある．発疹や瘙痒感などが出現した際も，皮膚障害の治療も行いながら，同様の予防的スキンケアを継続することになる．看護師は，患者のスキンケアに対するセルフケア能力をアセスメントして，スキンケアのタイミングの声かけや，背部などの届かない部分の介助にとどめ，手を出しすぎず支援することが重要である．

☞看護POINT! 皮膚障害発生後

- 皮膚障害により患者に生じている苦痛を把握する．
- 苦痛をすべて取り除くより，もっとも問題となっている苦痛をケアする．
- 皮膚障害が短期的か長期的かをアセスメントし，ケア方法を考える．とくに長期的に皮膚障害が続く場合は，皮膚の状態によりケア方法を評価，変更することが重要．

F. 臨床心理士・公認心理師

1 移植にかかわる臨床心理士・公認心理師の専門性

　移植患者は治療の苦痛や入院の長期化から心理的不調をきたすことがあり，心と体を専門とする臨床心理士・公認心理師が心理面接を中心に心理支援を実施する．実際には気分の落ち込みやさまざまな不安，治療への抵抗，睡眠や意欲の低下に関する問題が多く，疾患や治療経過のほか患者の特性や家族背景を把握したうえで計画立案して支援を展開していく．

　また場合によっては，心理学的アセスメントの一環として心理検査を実施することもある．臨床心理士・公認心理師はさまざまなカンファレンスに出て意見を述べたり提案をしたりすることも求められ，専門的な知識と経験とセンスをもち合わせていることが必要である．

コラム　移植患者の精神症状と精神疾患の違いとは

　基本的に移植患者が示す心理的問題は，不安や恐怖，気分変調，意欲低下などの精神症状であり，過酷な治療経過や入院環境などが起点となっていることが多い．一方，精神科を主科とする患者の同様な症状は，うつ病や統合失調症といった疾患を起点としており，根本的な発生機序が大きく異なる．このことを理解しておくと，治療や看護へのアプローチ，精神症状の経過の予測がスムーズになるだろう．

2 臨床心理士・公認心理師として移植看護師に期待すること

a. 体調だけでなく心理的な不調を察知する

　コミュニケーションにおいて，言葉よりも非言語表現の比重が大きいことは既知の事実である．ときに患者は，医療者に対して「遠慮する」「気づかう」という機制が働くこともあり，心理的な不調の表出を後回しにする傾向が生じる．不安があってもいつもの調子で"大丈夫です"と気持ちを引っ込めてしまう．しかし，この気持ちのゆれは，普段と異なる口調や表情，体の動きといった言葉ではない形で表現されることが多くある．また，検査上の異常を伴わない身体症状（頭痛，腹痛，倦怠感など）に心理的な問題が隠れていることもある．このような非言語的メッセージを察知することができるのは，日々病室を訪れている看護師である．忙しさの中にも観察という視点をもって言葉には現れない日々の変化に気を配り，普段から心理的不調に対応できるよう備えておくことが早期発見・適切な対処に不可欠である．

b. 心理的苦痛をアセスメントする

　病気と治療の説明を受け，入院して日常生活から離れると多くの人は不安を抱える．患者が訴える心理的不調が治療の中での通常の反応なのか，そこから逸しているのかを複合的にとらえていく．たとえば"治療が怖いです"と不安・恐怖を訴える患者に対して，どのようなインフォームド・コンセントがなされているか，移植治療が初回か否か，家族歴や性格傾向と自己対処能力などから「今，もってしかるべき不安・恐怖かどうか」など，心理的苦痛の内容と大きさが現状において妥当かどうかをアセスメントする．

c. 家族を支援する

　家族支援は2つの視点から述べることができる．1つ目は家族に生じる心理的問題を解決することである．予期しない疾患の発病，再発，予後に対してどの程度の理解と受け入れができているか，混乱と戸惑いはどうか，悲嘆や不安などの感情を表出できているかは確認すべきポイントである．これには患者のアセスメントと同様に正常な心理的反応かどうかのみきわめが大切である．そして，これらの問題への適応力や家族間の凝集性をどのくらい有しているかを把握することが，支援の必要性と継続の判断には欠かせない．

　2つ目は，家族支援によって患者が治療に集中できる環境をつくることである．家族の心理的安定は患者の治療に好影響を及ぼすとされている．家族の支えは私たち医療者には担うことができないほど大きなものである．家族支援は家族だけではなく，患者自身の安定にもつながることを知っておいて欲しい．

d. つなぐ・協働する

　移植医療においても多職種連携は重要である．先に述べたように心理的不調を察知し，それが通常に考えられる程度ではない場合は専門知識を有する医療スタッフへコンサルテーションを行い，協働して治療とケアに取り組むことが，よりよい医療を提供できることにつながる．心理的不調に通常の反応とは異なる要素があれば，心理的支援の専門家につなぐことで患者の苦痛軽減と心理的成長だけでなく，医師や看護師の心理的負担軽減にもつながる．

> **☞看護POINT！**　**心理面**
> - 言葉の背後にあるもの，非言語要素を観察する．
> - 心理的苦痛の妥当性をアセスメントする．
> - 家族を支えることは患者の治療を円滑にする．
> - 専門職種への積極的なコンサルテーション．

③ 心理面の支援のポイント

a. 心理社会的側面を意識して声にならない思いを汲み取る

　人間のコミュニケーションは言葉が約1割，話し方などが約4割，表情や態度が約5割といわれている．換言すれば，患者が苦痛を感じていても，それを明確な言葉で表出することは少ないともいえる．「声が小さくなる」「口調が厳しくなる」「活気がなくなる」「落ち着かずいらいらしている」などは一例だが，このような細かな変化を観察から受け取ること，看護記録に残すことが大切である．また，患者にとって治療や入院は生活の一部分であり，私たち医療者は症状や治療だけにとらわれず，患者の生活背景（生育史，家族，仕事，趣味など）の情報を得て「その人」を知ることでさまざまな思いを汲み取ることができる．

b. 何かをすることだけではなく，一緒に「そこ」にいること

　不安や恐怖などの心理的な不調をきたしたとき，誰かと一緒にいることで気持ちが穏やかになる．対人援助職としての私たち医療者は困っている人に何かできることはないかと常に思っている．とくに経験の浅い医療者は患者の部屋へ入ると「何かをしなければ，話さなければ」という思いが湧きやすい．適切な言葉かけは効果的であるが，一般的に話しすぎは自分の自信のなさや不安を解消しようとしている行為であることが多い．一緒にその空間に身を置き，言葉を介さず患者が感じているであろう気持ちに添うことは，会話以上の関係性を育むことがある．コミュニケーションスキルに「沈黙」を加えて，かかわりの幅を広げて欲しい．

c. 動機づけを行う

　「今，ここで」起きていることに焦点を当てて「はげまし」をうまく使うことが動機づけにつながる．たとえば，患者が看護師に明日の治療が心配であることを話してきた場合，受容・共感的態度で傾聴することに加えて，「心配という気持ちをよく話してくれた」ことを伝える．患者はこれにより看護師が理解してくれたことだけではなく，話をしてよかっ

たと自分自身への肯定的評価を得ることになる．自己肯定感の積み重ねは治療への動機づけに不可欠である．

d．機会をつくってかかわりをみんなでふり返る

多忙な日々の業務の中で，ケースカンファレンスの空き時間を「みつける」ことはむずかしく，先のばしとなることが多い．しかし，このケースカンファレンスは患者からさまざまなことを学ばせてもらうことができる．とても即効性のある学習機会であるため，個々のスキルアップに加えて学習環境が整った成熟した集団構造を形成するためにも，この時間を「みつける」のではなく「設定する」ことがポイントである．

e．自らのストレスを感知できる

患者の心身の状態に合わせたり良好な関係性を構築したりする質の高い看護を提供するには知識と経験が必要であり，その看護の提供を継続するにはストレスをセルフモニタリングできることが大切である．今の自分の心身の状態を知ることは，適切な患者との関係を基盤とした看護の維持や業務の遂行に不可欠である．これには普段から自分の心身の状態を知っておくこと，まわりの仲間とコミュニケーションをとること，喜びや疲弊・傷つきを受容すること，適切な相談が受けられることが求められる．

f．当院での臨床心理士の取り組み

1）うつ状態や認知機能のスクリーニング（気持ちと記憶のスクリーニング）

当院では，病棟において移植患者の認知機能（65歳以上）と心理状態・精神症状のアセスメントを定期的に実施している．移植治療前から理解力・認知機能やせん妄，抑うつのリスクを評価し，移植治療中にも同様に評定して情報を共有する多職種が連携した取り組みである．基本的に65歳以上の患者にはMMSEやMoCA-J，65歳以下にはCES-Dやハミルトンうつ病評価尺度を使用している．

せん妄/抑うつと自殺企図

せん妄は，順調な治療の妨げとなったり在院日数が延びる要因になったりすることがわかっている．せん妄のリスクは多岐にわたるが予防も可能である．

抑うつを考えるときには「自殺企図のリスク」も一緒に考えることがある．あまりなじみがなく扱いにくいテーマであるが，救急医療や重症疾患に携わる医療者には患者の「死にたい」「もう生きることを終わりにしたい」という言葉に対峙する場面が訪れたり，自殺企図の場面に遭遇したりするかもしれない．そういった場面での患者への対応や自殺企図の初期対応，医療者のダメージケアについての理解は予防にも危機対応にも役に立つ．

G．医療ソーシャルワーカー（MSW）

1 医療ソーシャルワーカーの役割と業務内容

MSWは病気によって起こる経済的・心理的・社会的な問題に対して，社会福祉の立場から相談援助を行う職種である．患者・家族と共に考え，整理し，さまざまな社会福祉・社会保障制度などの活用を通して，問題解決の支援や社会復帰の促進を図る支援を行う．

その業務内容は以下の通りである.

- 療養中の心理的・社会的問題の解決調整援助
- 退院援助
- 社会復帰援助
- 受診・受療援助
- 経済的問題の解決調整援助
- 地域活動

(厚生労働省健康局長通知,平成14年11月29日健康発第1129001号)

2 医療ソーシャルワーカーへの相談内容

移植患者が抱える具体的な相談内容を以下にまとめた.

- ・医療費が高額であるため支払いが不安
- ・治療のため入退院の繰り返しが必要となるため経済的に不安定
- ・仕事や学校のことが心配
- ・退院後の生活環境が不安
- ・治療について相談できる身寄りがいない
- ・治療中の育児や介護が心配

このように,相談内容は多様化かつ複雑化している.とくに,昨今増加している身寄りのない患者に対しては,治療の意思決定支援など倫理的問題にもかかわってくる.そのために多職種協働によるチームアプローチが必要となってくる.

3 患者相談支援の流れ

① 面談前の情報収集とアセスメント:患者支援を行うにあたって,まずはアセスメントを行う.看護師との共通項目とMSWが確認する項目を**表6-2-3**にまとめた.看護師からMSWへ,患者からの相談を依頼をする場合には,共通項目についてアセスメントを行いMSWへ情報提供すると相談内容についての共通認識・情報共有が図れ,円滑な相談支援介入が可能となる.**表6-2-3**のアセスメント項目に沿って看護師とMSWが情報収集し,支援課題の明確化が重要である.アセスメント内容は,

表6-2-3 患者支援におけるアセスメント項目

共通項目（看護師のアセスメント）	MSWのアセスメント
・病名 ・病状について ・治療方針 ・治療のスケジュール（入院見込み期間・外来治療スケジュール） ・副作用の有無 ・ADL状況 ・セルフケア能力の評価 ・家族の介護力の評価 ・患者,家族の病状理解について ・退院後の看護の継続の必要性	（左記内容も含む） ・生活状況 ・家族支援状況 ・経済状況 ・住環境 ・社会生活（就労,就学状況など） ・これまでの地域支援介入の有無

相談支援や多職種倫理カンファレンスなどにも必要な情報となるため，情報共有が必須と考える．
② 患者・家族との面談：MSW が患者・家族への面談を行い，相談内容についての再確認・整理を行う．
③ 関係機関への連絡と相談：支援課題の明確化を行い，MSW のみで解決できない課題を院内外の関係機関へ連絡と相談を行う．
④ 多職腫カンファレンス：困難ケースや意思決定支援など倫理的問題を含む患者に対しては，多職種倫理カンファレンスを実施する．

H. 造血細胞移植コーディネーター（HCTC）

HCTC とは，日本造血・免疫細胞療法学会では「造血細胞移植が行われる過程の中で，ドナーの善意を生かしつつ，移植医療が円滑に行われるように移植医療関係者や関連機関との連絡調整を行うとともに，患者やドナーおよびそれぞれの家族の支援を行い，倫理性の担保，リスクマネジメントにも貢献する医師以外の専門職」と定義されている．HCTC の役割を図 6-2-4 に示す．

HCTC は中立的な立場で，移植医療がスムーズに進むように移植にかかわることが重要である．そのために，医師だけでなく普段から病棟看護師や他の医療スタッフと患者の情報共有を密に行い，移植決定前の移植検討時期から患者・家族とかかわり，疾患の理解度，移植に対する思い，不安・疑問点はないかなどを確認している．患者・家族が，移植に対しての不安・疑問がある際は，主治医だけでなく看護師や他の医療スタッフとも連携を図り，不安・疑問の解決に努める．

移植看護あるある　HCTC 編

若手看護師：患者 A さんが妹さんから移植を受けることについて，"○○（妹さん）の体が心配だし，迷惑かけるかもしれないから"と移植を受けるかどうかまだ悩んでいました．なんと説明していいかわからず，とりあえず HCTC に相談してみますと答えました．

HCTC：もう一度 A さんとお話をしてみますね．妹さんの採取の流れや注意点を A さんにも説明してみます．ドナーの妹さんとも話してみる必要がありそうですね．何かほかに情報があれば教えてください．

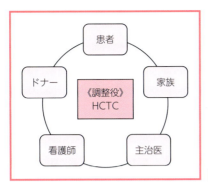

図 6-2-4　移植における HCTC の役割

　HCTC は移植における患者や家族の不安点を上記のように共有し，移植コーディネートがスムーズに行えるように看護師と共にかかわるよう努力している．そのために，普段一番近くで患者・家族とかかわっている看護師と良好な関係を築いていきたいと考えている．

文　献
1) 金成　元 ほか：造血幹細胞移植患者における栄養管理．日造血細胞移植会誌 3(4)：105-113, 2014
2) 神谷しげみ ほか：同種造血幹細胞移植後早期の至適エネルギー投与量に関する研究．静脈経腸栄養 26(2)：737-745, 2011
3) 佐々木里紗 ほか：がん治療対応食の提供時における食事調整手順の活用が栄養管理に有用であった造血幹細胞移植の1症例．日病態栄会誌 22(1)：125-132, 2019
4) 日本造血・免疫細胞療法学会ホームページ，12-6．栄養・食事について，https://www.jstct.or.jp/modules/patient/index.php?content_id=53（2024年10月31日アクセス）
5) 公益財団法人がん研究振興財団：がん治療前の食事のヒント（改訂版），2022

3 多職種による移植カンファレンス

　移植では，移植医や看護師だけではなく各分野の専門的知識をもった医療者同士が，協力しながらチームとして幅広い対応をする必要がある．当院では，医師，看護師，薬剤師，管理栄養士，理学療法士，臨床心理士，HCTCなどの約10〜20名で構成される移植チームでの，多職種における移植カンファレンスを毎週実施している（**図6-3-1**）．カンファレンスでは，移植患者一覧を作成し共有することで共通認識を図り，問題提起や意見交換を行い，入院中の移植患者の情報共有，移植検討中の患者や移植予定患者の共有，全身放射線照射（TBI），骨髄採取スケジュールの確認，医療スタッフからの情報提供などを行っている．

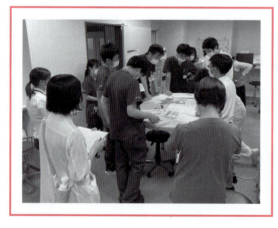

図6-3-1　多職種による移植カンファレンスのようす

4 移植看護師としての移植医や医療スタッフとのかかわり

1 移植医とのかかわり

　看護師からみると移植医は，よくもわるくも他科の医師と少し違う雰囲気をもっていないだろうか．ときに"どうしてあんなに熱心なのだろう？こだわりが強いな．どうして血液内科医になったのだろう"と思ったりはしないだろうか．業務の中で移植医の言動の理解に苦しみ，ときにはぶつかることがあるかもしれない．チーム医療が移植看護における必須要件だとすると，移植医と看護師との連携や信頼関係がその根底をつくるものとなるため，移植医とのかかわりはよい移植医療を提供するための大きなポイントとなる．

　すべての移植医にあてはまるわけではないだろうが，移植医は（よいできごともわるいできごとも含めて）移植の経験が豊富になると，懸命な姿勢の裏返しとして診療でゆずれない部分が次第に増えていくように感じるかもしれない．きびしい状況を何度も経験して乗り越えたがゆえに強くなる「こだわり」や「くせ」は，そのポイントが移植医ごとに異なるため，看護師として困惑することもあるかもしれない．しかし，その「診療のこだわり」こそが，移植医としての矜持（専門医としての信念を支えるもの）となっていることを，看護師として理解する必要がある．移植医療は常に命と直結する状況の中で日々病状が目まぐるしく変化し，患者ごとに異なった対応が要求される．「他人の命と家族の生活を背負い続ける毎日」を想像して欲しい．私たち看護師が思っている以上に移植医にはさまざまなストレスがあり，ハイリスクな移植医療の大きな重圧がかかっているのである．

　専門性の高い移植看護を行うためには，移植医への理解と互いの歩み寄りが，より円滑でよりよい雰囲気で看護を提供できることにつながるといえる．まずは移植医の移植に対する思いを知り，移植医としてのやりがいや苦悩，どう考えどう動いているのかを知ることからはじめて欲しい．そのためには，日頃から一方的に指示を受けるのではなく，看護師としての対等な意見を言える関係を築く必要がある．移植において看護師の役割や看護の力は重要であるという誇りをもち，看護師としての専門的な考えや移植看護の意義について自信をもって主張し，ぜひその思いを移植医に伝えてみて欲しい．その中で意見の相

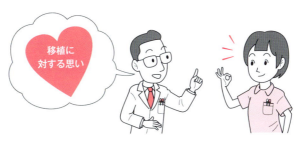

診療と看護のずれの調整

違や，ときには意見の衝突もあるかもしれないが，最終目標（患者を治したいという思い）は一緒であるのだから，必ず理解し合えるだろう．互いが尊敬し合い，補い合うことによって，よりよい移植医療が熟成されていくはずである（移植医の思いについては「イントロダクション A.2 移植医というおかしな生きもの」を参照されたい）．

そして，移植医の指示などで"面倒だな…"と感じるようなことも，はじめから"できません"と言うのではなく，それはどうして必要なのか，患者にとってどのような影響があるのかを確認し，そのうえで患者のためにできることやできる範囲を考えていって欲しい．移植医と看護師で互いにとって大事なことやゆずれないこと，譲歩できるところをみつけて方向性のずれを調整し，すり合わせながら移植医療を進めていくことが重要である．また，互いに1人の医療者として本音で話ができる機会をもち（親睦会やイベントなどもよいだろう），苦しいことやうれしいことを共有することも，移植医を理解するためにとても有効である．

移植看護あるある　看護師と移植医の思い編

看護師：移植医はなぜこだわりが強いのですか？（移植医って頑固だな，指示が細かいな，カルテがマニアックすぎてわからない．職人気質だな…）何を考えているのですか？

移植医：自分でも指示が細かいことは自覚してますが…．移植は怖いからこのやり方しかできないのです．協力してくれたらうれしいです．
看護師がいないと移植は成り立たないから，同じ方向（目標）を見て治療を進めたいのですが，どうしたらわかってもらえるだろうか，と悩みます．

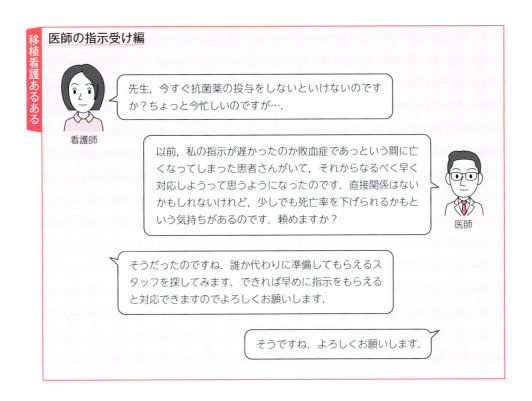

2 医療スタッフとのかかわり

　移植にかかわる医療スタッフは，看護師にとってとても心強く重要な存在である．日頃からコミュニケーションをとり，よい関係を築いておきたい．医療スタッフ側も，移植患者とのかかわりで悩んだりトラブルになったりする場面も多く，看護師からの情報やサポートが意外と役に立つことも多い．カンファレンスや回診など，できるだけ多くの医療スタッフと情報共有できる場面を設けるシステムをつくり，どういった場合にどのように相談すれば，互いがスムーズに対応できるのか，各施設でフローチャートなどを作成してもよいかもしれない．

　看護師から担当の医療スタッフに対して，他科の患者と違う状況や独特な雰囲気があることや，かかわり方のポイントなどを事前に情報提供しておくと，医療スタッフとよりかかわりやすくなる．そして，医療スタッフの介入や出された指示などが看護師側で継続できるように，看護師がしっかりとフィードバックすることや，その後の連携も重要となる．医療スタッフの専門的知識がケアに活かせるように，情報共有を密に行い看護を実践するべきである．

第7章
移植看護師の教育と支援

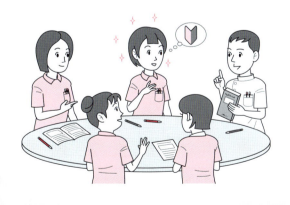

1 移植看護を担う看護師の現状と問題点

1 当院の移植看護師の現状

　当院では，移植患者を担当する看護師は看護師歴2～3年目以上で重症患者ケアを経験し，移植概論の学習をしたうえで研修期間を経て移植チームへ異動となる．しかし，その過程で具体的な移植看護を学ぶ場所や媒体が少ない．また，当院の構造上，移植後早期を過ごすクリーンエリアは大部屋側エリアと二重扉で仕切られており（**図7-1-1**），クリーンエリアへ入ることには若干の抵抗感があり，敷居が高く感じてしまう傾向にある．国内には化学療法病棟と移植病棟で分かれている施設もあり，病棟間の連携方法についてはそれぞれ課題となっているであろう．化学療法のみの患者と移植患者では観察ポイントや症状が異なり，クリーンルーム内で患者と2人きりの空間でのかかわりとなるため，若手看護師にとって大きなプレッシャーとなる．患者とのかかわり次第では，移植看護にさらに苦手意識を生む可能性もある．

　移植において，一部の患者が重症化したり再発することで救命が困難になる状況を完全に避けることはできない．順調な経過よりもわるい状況や結果ばかりが看護経験としての記憶に残りやすく，やりがいを見い出せなかったり燃えつきたりと，モチベーション低下を起こすこともある．また，これまで看護系雑誌や参考書で学んだことや，経験から培ってきた看護の一般論が通じず，看護師として悩み苦しむこともある．とくに他病棟や他施設で十分な経験をもつ看護師ほど戸惑いを感じやすい．

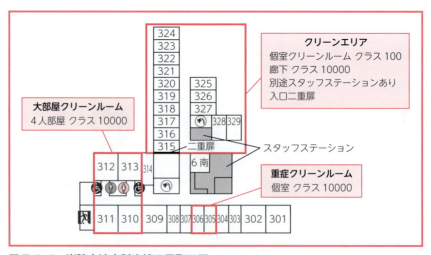

図7-1-1　当院血液内科病棟の見取り図

2 移植看護師が抱える問題点における対策

a. 移植看護に関するマニュアル類の整備（移植看護マニュアル，移植パンフレット）

　当院では，移植後に血球が回復するとクリーンエリアから大部屋へ移動となるため，大部屋担当の看護師との連携と継続看護が必要である．また，移植前の指導やオリエンテーションの時期や方法など統一した移植準備支援が必要であり，移植前・後の患者と大部屋でかかわり指導することで移植看護を学ぶ機会を設けている．マニュアルやパンフレットを充実させることも看護師の教育の一助となる．

b. 看護体制の工夫

　近年，全国的に，PNS（パートナーシップ・ナーシング・システム）を導入する傾向にあるが，当院では患者ができるだけリラックスした状態で看護師とコミュニケーションをとることを優先するために，完全なPNSではなく看護師がペアとなって情報共有し相談と協力をしている．たとえ10年目の看護師だとしても，移植看護の経験次第では看護の差が生じやすいため，移植経験のバランスがとれた看護師がペアとなり，フォローできる体制にしている．移植チームに入る際には，その看護師の技術や経験だけでなく，精神状態や性格などを十分に配慮したうえで，最善のフォローができる体制を整える必要がある．指導する看護師は移植看護の困難さと向かい合うことと，その中で得られるやりがいや新しい看護観を得られるような教育的支援をして欲しい．

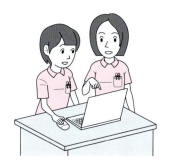
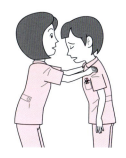

250　第 7 章　移植看護師の教育と支援

2　移植に携わる看護師への教育と支援

前項で述べた現状と問題点をふまえて，当院では下記の取り組みを行っている．

1　移植看護教育ラダーの作成

　　日本造血・免疫細胞療法学会による造血細胞移植看護にかかわる看護師のクリニカルラダーを活用し，教育委員と協働し院内教育や係活動とリンクさせた移植看護ラダーを作成し，ラダーごとの達成目標に沿って各自学習と経験を積んでいる（**図 7-2-1**）．移植看護特有の学習内容や経験がわかり，自己の技能習得レベルを知ることで，各自の目標設定の指標となる．新卒者だけでなく，異動や中途採用の看護師の学習指標にもなる．当院では個人のラダーレベルを定期的に調査し，各チームやペア看護師のパワーバランスを把握している．

技能習得レベル		レベル I　初心者（転任者）・新人	レベル II　一人前	レベル III　熟達者	レベル IV　エキスパート
定義		・血液疾患の病態について知り，患者の状態と治療を結びつけられる ・先輩看護師の指導のもと，移植前や移植後の患者を担当し，ガイドラインや手順通りにできる ・クリーンルーム解除後の移植患者を担当することができる（移植エリア外） ・移植患者に対する一般的な情報収集ができ，対象のニードを考慮することを知る	・移植患者の受け持ち看護師ができる ・知識や経験を日々の業務で応用できる ・移植患者の観察点や看護のポイントを理解し，アセスメントすることができる ・融通性やスピードにはかけるが，主治医や先輩の指示のもと多くの偶発的な出来事に対応できる ・対象の反応からニードを把握し，個別性を考慮に入れることができる ・実際の移植看護が行える（移植エリアにおいて）	・移植看護チームのリーダー・サブリーダーになる ・後輩の見本となり移植に関する教育を行い，リーダーとしての活動ができる ・対象の経過や現状，予後について深い知識を活用・応用できる ・全体像を捉えて，個別性を重視した柔軟な対応ができる ・移植医と連携し問題解決できる	・全体の状況を瞬時にとらえ，優先順位の判断ができる ・あらゆる側面から対象をとらえ，潜在的なニードにも速やかに対応できる ・長期的な視点で問題を予測して対応できる ・社会的資源を活用できる・移植コーディネートにおける協働ができる ・他職種との調整役ができる ・移植看護の充実に向けて活動できる
目標期間		1～2 年目	3～4 年目	5 年目以上	8 年目以上
項目	詳細項目	学習・実践内容			
移植の基礎	血液学の基礎	・血液学の基礎や疾患や症状についての病態生理を理解する	・レベル I で得た情報を活用し，不足の知識を得る ・移植に関する研修会や学会に参加する（発表者は問わない）	・移植に関する学会で発表する（発表形式は問わない） ・研修や学会で得た内容をスタッフに伝達講習ができる ・看護学校での講師として血液や移植の看護について講義をする	・最新の血液学についての情報を得て，学習会を開催することができる
		□（必須1）血液学の基礎や疾患，症状や病態生理について学習した内容を担当の実地指導者へ提出	□（必須1）移植に関する研修や学会に参加	□（必須1）移植学会での発表 □（必須2）移植に関する研修や学会で得た情報から伝達会を実施 ○（選択1）看護学校の講義	
	移植治療の概要	・移植治療について学習をし，流れや看護について知る ・移植ガイドラインについて知る	・移植の基礎概念についての知識を活かし，看護を実践することができる．	・移植の基礎概念についての知識，看護実践での経験を活かし，初心者や看護学生に指導する．	・最新の移植治療についての情報収集ができ，得た情報を業務に活かし，スタッフへ伝達できる
		□（必須2）移植治療について学習した内容を担当の実地指導者へ提出		□（必須1）レベル I（初心者）の移植エリア研修期間に担当指導を行う	□（必須1）最新の移植治療についての勉強会を実施
	血液疾患における検査	・指導を受けながら，特有の検査（骨髄穿刺・骨髄生検・腰椎穿刺など）を手順に基づいて実施する	・特有の検査（骨髄穿刺・骨髄生検・腰椎穿刺など）の看護を初心者に指導する．	・特有の検査（骨髄穿刺・骨髄生検・腰椎穿刺など）の内容を把握し，患者家族へ必要性や手順を説明できる．	・安全な治療環境（検査，輸血，与薬など）について評価し，多職種で検討できる
		□（必須3）始めは見学中，レベル II（一人前）以上の看護師付き添いのもと，特有の検査（採血，血液培養・骨髄穿刺・骨髄生検・腰椎穿刺など）の介助を行う □（必須4）3回目以降は一人で介助を行う	□（必須2）特有の検査（骨髄穿刺・骨髄生検・腰椎穿刺など）の看護をレベル I（初心者）に指導	□（必須3）特有の検査（骨髄穿刺・骨髄生検・腰椎穿刺など）の内容を患者家族へ必要性や手順を説明	
	輸血療法	・移植後の異型輸血について理解する ・指導を受けながら，輸血療法に伴う症状を観察し，異常を報告できる ・輸血療法における注意点を理解し，マニュアル通りに患者へ実施できる	・輸血療法に伴う注意すべき兆候・症状を理解し，早期対応ができる ・輸血に関する院内研修に参加する	・検査結果をもとに輸血の適応や必要性についてアセスメントし，対応できる	・起こりうる副作用や合併症を予測したうえで対策を立てることができる ・輸血療法に関する現状と問題点を模索し，多職種と連携し問題解決を行える
		□（必須5）移植後の異型輸血，輸血時の観察ポイント・注意点について学習した内容を担当の実地指導者へ提出 □（必須6）始めは見学後，レベル II（一人前）以上の看護師の付き添いのもと，輸血を行う □（必須7）3回目以降は一人で輸血投与を行う	□（必須3）輸血に関する院内研修に参加		

図 7-2-1　移植看護教育ラダー（2 頁目）

表 7-2-1 年間勉強会日程表（例）

月	内　容	講　師
4 月	輸液，輸液ポンプ	2 年目看護師
5 月	悪性リンパ腫，多発性骨髄腫	医師，3 年目看護師
6 月	化学療法	医師，化学療法リンクナース
7 月	白血病	医師，4〜5 年目看護師
8 月	LTFU 外来	LTFU 看護師
9 月	造血幹細胞移植	医師，6〜8 年目看護師，HCTC
10 月	疼痛コントロール，緩和ケア	緩和ケアリンクナース，医師
11 月	人工呼吸器	医師
12 月	感染予防	感染管理リンクナース
1 月	皮膚・排泄ケア	WOC
2 月	栄養管理	管理栄養士
3 月	退院支援	退院支援担当看護師，MSW

2 移植看護に必要な勉強会

　　移植看護についての学習の場や媒体が他科に比べて少ないため，勉強会係を設置し，若手看護師や中途採用・異動看護師に対して医師や看護師，医療スタッフからの定期的な勉強会を行っている．計画的な移植看護教育とともに専門性の高い知識や技術を獲得できる環境づくりが必要である．当院でのある 1 年間の年間勉強会日程を**表 7-2-1** に示す．

3 クリーンエリア研修

　　若手看護師がクリーンエリアに入るための研修として，移植パンフレットの内容を理解し，患者役の先輩看護師に対して移植前オリエンテーションのデモンストレーションを実施する．その後，実際の患者のオリエンテーションでは先輩看護師が同席したうえで実施しフォローを受ける．クリーンエリアで移植患者を初めて担当する研修期間は，ベテラン看護師であってもフォロー看護師がついて指導する．

4 指導体制

　　当院の看護体制はプライマリー看護であるが，看護師 1 人ではなく若手看護師と中堅以上の看護師がペアを組んで互いにフォローできる体制をとっている．固定チームナーシングのため，チームリーダーとサブリーダーを中心に月 1 回のチームカンファレンスを実施する．カンファレンス内容は，業務改善や患者カンファレンス，看護上で困っていることについての改善策検討などである．

5 看護師のモチベーション維持への支援

　　① ペア看護師によるクリーンエリア研修前の準備や指導，精神的フォローを行う．移植患者を看護師 1 人で支えることは大きな重圧となるため，ひとりでがんばらせな

いように配慮する.

先輩看護師：最近のAさんの状態はどうですか？きつくて私たちへの訴えが減っていますが，そろそろ生着時期なので，ちょっとした変化に気づいてあげましょうね.

② 実際に行った看護の成果や看護師としての成長を具体的に言語化して，本人へフィードバックする.

先輩看護師：Aさんが，あなたが背中を拭いてくれたことうれしかったって言っていましたよ．患者さんは毎日看護師と2人きりの時間が長いから，看護師のなにげない行動で喜んでくれますよね．逆に，看護師のちょっとした言動で傷つくことも多いですよ．

③ 移植後の患者の状況を知り，直接かかわる機会を提供する（外来症例検討やLTFU外来見学など）．移植によって生きて日常生活に戻っている患者を知ることが大事である．

先輩看護師：今度，あなたが担当していたBさんのLTFU外来が予定されています．一緒に同席して会ってみませんか？社会に戻って元気な姿の患者さんを見るのはうれしいものですよ．Bさんもあなたに会えるとうれしいと思いますよ．

④ 定期的にデスカンファレンスを実施し，看護師の精神的フォローを行う．カンファレンスには主治医や医療スタッフも参加し，臨床心理士による看護師の精神的支援をする.

先輩看護師：移植のCさんが亡くなられてしまったようですね，受けもち看護師の担当おつかれさまでした．いろいろときつかったのではないですか？大丈夫ですか？

⑤ 移植に関する学会や研修会の参加の動機づけ・参加推進をする．

先輩看護師：移植看護の勉強はどうしていますか？欲しい情報はちゃんとありますか？もしかして勉強する資料が少なくて困ったりしていませんか？移植学会(研修)の予定がありますよ．見学だけでも楽しいから行ってみませんか？

付　録

移植前〜移植後
クリティカルパス,
オーバービュー

※付録1〜3はタイトル横のQRコードよりダウンロードいただけます.
（図書館等でのご利用にかかわる指針は弊社ホームページ（弊社著作物の利用について
https://www.nankodo.co.jp/pages/crp.aspx）からご確認ください）

1. 患者参画型パス

（こちらから全体をダウンロードすることができます）

　ここでは移植7日前〜4日前の初頁（No.1）を掲載しているが，実物は移植後20日目（9頁，No.9）まである．当院ではTBI/CYだけでなく，さまざまな移植ソースや前処置の患者参画型パスを作成し，活用している．

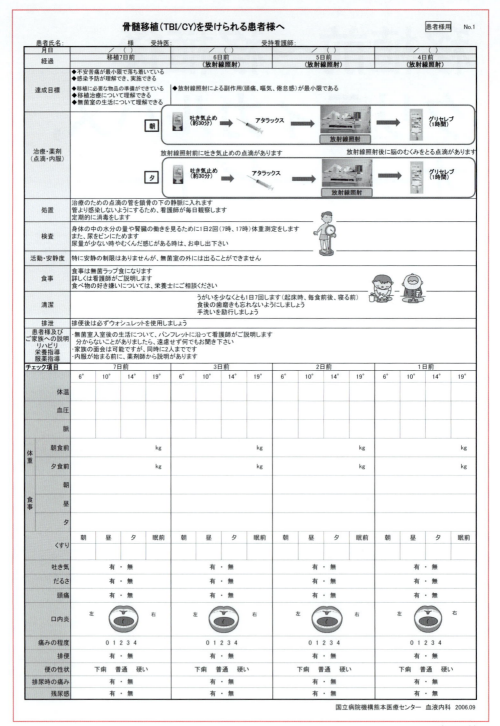

(以下略)

2. オーバービュー形式パス

(こちらから全体をダウンロードすることができます)

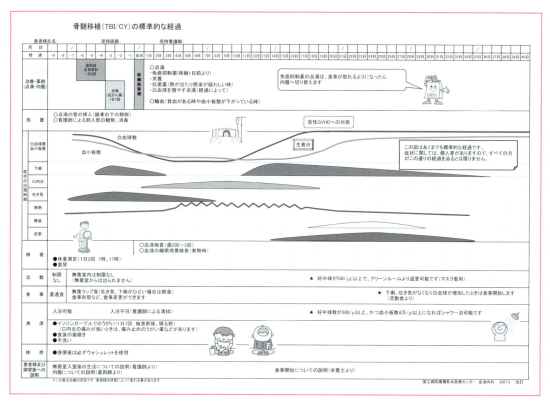

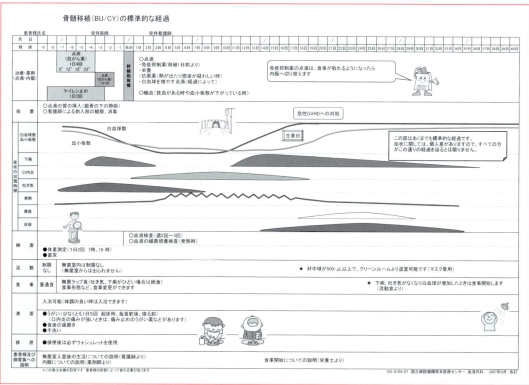

256 付録 移植前〜移植後クリティカルパス，オーバービュー

3. 移植ロングパス

（こちらから全体をダウンロードすることができます）

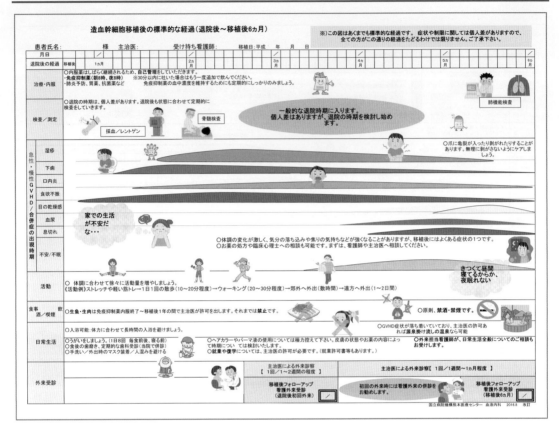

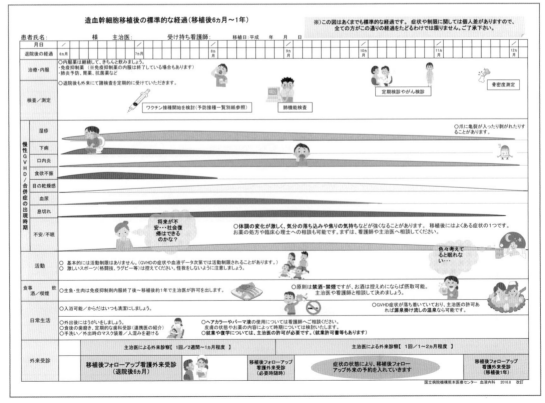

3. 移植ロングパス

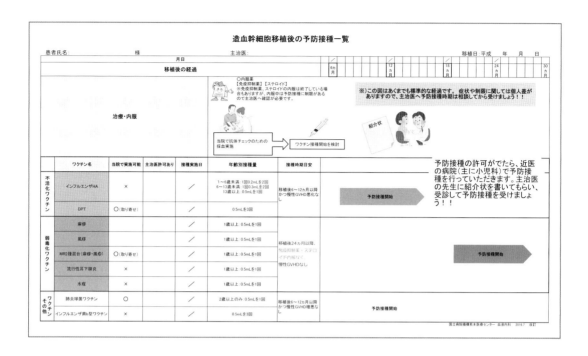

索　引

和文

あ
悪性リンパ腫　21
アスペルギルス　88
アセトアミノフェン　153，176
アデノウイルス　89
アナフィラキシーショック　34
アルケラン®　29，33
泡洗浄　172

い
易感染性　35
異型適合輸血　47
意識障害　198
意思決定支援　52
移植医　2，243
移植オリエンテーション記録　58
移植合併症　85
移植過程における患者の心理的な
　変化　82
移植看護教育ラダー　250
移植看護師　2，243，248
　――の教育と支援　250
移植カンファレンス　242
移植関連死亡　11
移植後シクロホスファミド　13
移植後長期フォローアップ外来
　142
移植後の嘔気　157
移植後のワクチン接種スケジュー
　ル　222
移植後リンパ増殖性疾患　142
移植準備　24
移植準備期　52
移植前アセスメント　53
移植前オリエンテーション　56
移植前処置　8，26
移植前評価　24
移植当日　66

移植の合併症　8
移植の種類　67
移植パンフレット　57
移植片対宿主病　9，95
移植輸注の有害事象　68
移植ロングパス　214，256
痛み　175
一次性生着不全　108
医療スタッフ　245
　――の体調管理　94
医療ソーシャルワーカー　238
咽頭痛　93
咽頭粘膜炎　150
インフォームド・コンセント　25，
　52

う
ウイルス肝炎　191
ウイルス感染症　89
ウイルス性出血性膀胱炎　119
うがい　160，215
ウルソ®　112
ウルソデオキシコール酸　112，
　193

え
衛生管理　230
栄養管理　72
栄養投与量　230
栄養評価　229
液体歯磨き　154
エトポシド　34
エンドキサン®　28，30，31，41

お
嘔気　77，96
黄疸　192
嘔吐　157
　――の分類　157
嘔吐時の対応　160

オーバービュー形式パス　214，
　255
悪寒　34
悪心・嘔吐　157
オピオイド　176
　――レスキュー　177
温存後生殖補助医療　55

か
外出　215
外傷予防　73
回復期　75
潰瘍　171
外来フォロー期　82
化学療法　139
　――後の嘔吐　157
可逆性後頭葉白質脳症　197，205
角膜　203
　――保護　133
家族支援　52，236
カルシニューリン阻害薬　39，
　188，198
カルボプラチン　31
寛解　136
感覚異常　198
カンジダ　88
患者参画型パス　214，254
患者支援　239
患者説明　20
肝障害　32，96，191
眼症状　134
緩衝マット　73
感染症　86
感染予防　214
含嗽　160，215
肝中心静脈閉塞症　111
眼底出血　204
眼内炎　204
管理栄養士　228

き

記憶障害　198
義歯ブラシ　155
キメラ抗原受容体 T 細胞療法　139
キメリズム検査　108
気持ちと記憶のスクリーニング　84, 238
急性 GVHD　78, 95
　——の重症度　97
　——の症状　96
急性骨髄性白血病　20
急性前骨髄球性白血病　20
急性リンパ性白血病　20
胸痛　93
強度減弱前処置　12, 27, 29
キロサイド®　34
禁煙　127
筋力低下　75, 134

く

空気清浄度　91
　——測定器　61
クライオセラピー　33
クリーン食　72
クリーンルーム　75
　——入室　60
　——の準備　58
クリティカルパス　214, 253

け

経口摂取　76
経口摂取量低下　230
経腸的栄養管理　228
けいれん　199
血液学的寛解　136
血液型　47
　——変更　69
血液型不適合移植　47
血液製剤　49
血液透析　188
血縁者間移植　16
血縁ドナー　45

血小板輸血　47, 109, 182
血漿輸血　48
血栓性微小血管症　115, 189, 197
血尿　119
血尿スコア　121
結膜炎　34
下痢　93, 96, 162
　——のケア　163

こ

抗 HLA 抗体　109
口角鉤　152
抗胸腺細胞グロブリン　34, 41
口腔乾燥　149
口腔ケア　71, 91, 153
　——説明リーフレット　226
口腔内観察　151
口腔粘膜炎　148
口腔粘膜浮腫　150
口腔有害事象　148
高血糖　201
甲状腺機能異常　143, 201
口唇口内炎　133
拘束性障害　123
抗体　109
口内痛　93
公認心理師　235
肛門出血　183
肛門病変　165
呼吸器合併症　123
呼吸困難　93
固形腫瘍　143
骨髄異形成症候群　21
骨髄移植　11
骨髄採取　43
骨髄破壊の前処置　12, 26, 27
骨髄バンク　4, 16
骨髄抑制期　69

さ

再移植　108, 139
細菌感染症　87
再生不良性貧血　21

　——の前処置　30
臍帯血移植　12, 16
さい帯血バンク　4
サイトメガロウイルス　89
再発　136
　——予防　137
サイモグロブリン®　30, 34, 41
サンディミュン®　39

し

自家（自己）移植　11
歯科衛生士　225
歯科スクリーニング　152
シクロスポリン　39, 188
シクロホスファミド　27, 31, 41
止血　182
自己血採血　43
自殺企図　238
脂質代謝異常　201
持続血液濾過透析　188
持続膀胱洗浄　120
シタラビン　34
失禁関連皮膚障害　234
歯肉出血　150
紫斑　183
シブリングドナー　16
歯磨剤　154
社会復帰　10, 217
シャワー浴　70
羞明　205
出血　181
出血性膀胱炎　31, 119
出血予防　181, 216
主不適合　47
腫瘍崩壊症候群　185
消化管粘膜障害　33
焦燥　208
食事再開ステップ　164
食事制限　64
食欲不振　78
腎機能障害　188
真菌感染症　87
神経毒性　33

人工唾液　156
振戦　198
新鮮凍結人血漿　48
心毒性　31
腎毒性　189
心不全　194
心理的苦痛　236

す

水晶体　204
水痘・帯状疱疹ウイルス　89
水疱形成したびらん・潰瘍　171
頭蓋内出血　196
スキンケア　172, 234
スポンジブラシ　154

せ

性機能障害　144
清潔の保持　69
精子形成障害　55
精子保存　54
成人T細胞白血病・リンパ腫　21
精神症状　207
精神的支援　80
性生活　216
性腺機能障害　143, 201
生着期　69
生着症候群　103
生着前免疫反応　104
生着不全　107
成長障害　201
咳　93
赤芽球癆　179
赤血球数　179
赤血球輸血　47
セルセプト®　41
セルフケアの確立　56
洗口液　156
前処置期　63
全身放射線照射　9, 35
せん妄　208, 238

そ

早期免疫反応　103
造血幹細胞移植後患者指導管理料
　218
造血幹細胞の輸注　66
造血細胞移植ガイドライン
　　──GVHD（第5版）　95, 104,
　　128
　　──SOS/TA-TMA（第2版）
　　112
　　──予防接種（第4版）　222
造血細胞移植コーディネーター
　240
造血細胞移植後長期フォローアッ
　プ外来　218
爪床形成異常　133

た

退院　81
退院支援　212
退院前オリエンテーション　79
退院前パンフレット　213
代謝・内分泌異常　201
体重増加　114, 185
唾液　149
タクロリムス　39, 188
脱水　188
脱毛　173
多発性骨髄腫　21
単純ヘルペスウイルス　89

ち

チーム医療　224
チオテパ　31
中心静脈カテーテル　62
中枢神経毒性　32, 34
治療関連骨髄性腫瘍　143
治療関連白質脳症　197

て

手洗い　215
低アルブミン血症　185
低血糖　201

デスカンファレンス　252
デンタルミラー　152
デンタルリンス　154
転倒パンフレット　73
転倒予防　73, 186
転倒予防啓発ポスター　73

と

同系移植　11
同種移植　11
同種骨髄幹細胞採取　43
疼痛　175, 234
疼痛コントロール　153, 176
糖尿病　201
頭皮の保護　174
特発性器質化肺炎　125
突出痛　177
ドナー　11
　　──の選択　15
　　──の優先順位　17
　　──のリスク　45
ドナー調整　18
ドナー特異的抗HLA抗体　109
ドナーリンパ球輸注　13, 137,
　139
トラフ値　229
ドレッシング材　62

な

内服管理　71
内服困難　228

に

二次がん　142, 144
二次性生着不全　108
日常生活　217
日常生活活動　56
尿量測定　58, 190
妊孕性　54
　　──温存療法　55

ね

ネオーラル®　39

ネット型包帯　101
粘膜障害　34

の

脳出血　196
脳・神経障害　196

は

パートナーシップ・ナーシング・
　システム　249
肺障害　34
白内障　205
白血病　136
発熱　34, 69, 92, 96, 105
発熱性好中球減少症　92
パフォーマンス・ステータス
　130, 232
歯ブラシ　154
ハプロ移植　13, 15, 41, 105
ハプロタイプ　14
歯磨き　94, 161
晩期障害　142

ひ

ピーク値　229
皮下出血　183
非感染性肺合併症　123
非血縁骨髄移植　16
非血縁末梢血幹細胞移植　16
鼻出血　183
微小残存病変　20, 137
皮疹　96, 169
非ステロイド性抗炎症薬　153,
　176
人血小板濃厚液　47
人赤血球液　47
ヒト白血球抗原　14
ヒトヘルペスウイルス6型　89
皮膚障害　169
皮膚トラブル　62
皮膚・排泄ケア認定看護師　234
日焼け止め　132
標準予防策　91

病棟薬剤師　227
びらん　171
貧血　179

ふ

不安　207
フェンタニル　176
副作用　31, 48
腹痛　93
副不適合　47
浮腫　185
不織布キャップ　174
ブスルファン　27, 32
ブスルフェクス®　28, 29, 30,
　32
不整脈　194
ぶどう膜　204
不眠　207
フル移植　12, 26
フルダラ®　28, 29, 32
フルダラビン　28, 32
プログラフ®　39
分子学的寛解　136

へ

閉鎖式アイウェア　133
閉鎖式薬物移送システム　63
閉塞性細気管支炎　123
閉塞性障害　123
ベプシド®　34
ヘモグロビン値　179
便失禁管理システム　165, 234
ペンタゾシン　176
便秘　166

ほ

膀胱洗浄　120
防護環境　90
帽子　174
保湿剤　132
補食　72

ま

マウスウォッシュ　156
マスク　215
末梢血幹細胞移植　12, 44
末梢血幹細胞採取　44
末梢神経障害　198
末梢挿入型中心静脈カテーテル
　62
麻薬性鎮痛薬　176
慢性GVHD　128
　——の重症度　130
　——の症状　129
慢性骨髄性白血病　21

み

味覚異常　65
味覚障害　150
ミコフェノール酸モフェチル　41
ミニ移植　12, 27

む

ムーコル　88
無菌室　90
無菌食　72

め

メソトレキセート®　40
メトトレキサート　40
眼の障害　203
メルファラン　29, 33
免疫グロブリン補充　91
免疫抑制薬　39
　——の減量・中止　138
面会制限　64

も

毛細血管漏出症候群　104
網膜　204
網膜炎　204
モルヒネ　176

や

薬剤師　227

薬剤スケジュール表　227
薬剤性肝障害　191
薬剤性出血性膀胱炎　119
薬剤の副作用　31

ゆ

輸液ルート　63
輸血　47, 182
　——の副作用　48

よ

容姿の補正　174
抑うつ　208, 238
予防的スキンケア　172, 234

ら

ラステット®　34
ラニムスチン　31
卵子形成障害　55
卵子保存　54

り

理学療法士　232
利尿薬　114, 187
リハビリテーション　71, 232
　——の中止基準　232
リハビリテーションパンフレット
　233
緑内障　205
臨床心理士　235

る

涙器　203, 204
類洞閉塞症候群　111
類洞閉塞症候群/肝中心静脈閉塞
　症　189, 191

れ

レシピエント　11

わ

ワクチン　222
ワンタフトブラシ　154

欧文

A

AA　21
ADL　56
ADV　89
ALL　20
AML　20
APL　20
Ara-C　34
　——症候群　34
ATG(anti-thymocyte globulin)
　30, 34, 41
ATLL　21

B

BEE(basal energy expenditure)
　230
BK ウイルス(BKV)　89
BMI(body mass index)　229
BO(bronchiolitis obliterans)　123
BU　27, 29, 30, 32
BU/CY　28

C

CA　34
CAR(chimeric antigen receptor)
　139
CAR-T 細胞療法　139
CBDCA　31
CLS　104
CML　21
CMV　89
conditioning regimen　26
COP(cryptogenic organizing
　pneumonia)　125
CPA　31
CPM　31
CR(complete remission)　136
CRS(cytokine release syndrome)
　105
CsA　39
CSP　39

CSTD システム　63

CVC　62
CY　27, 30, 31, 41
CyA　39
CY/ATG　30
CY/TBI　28

D

DLI(donor leukocyte infusion)
　13, 137, 139
DSA(donor-specific HLA antibod-
　ies)　109

E

EB ウイルス(EBV)　142
ES(engraftment syndrome)　103
ETP　34

F

FK506　39
Flu　28, 29, 32
Flu/BU2　29
Flu/BU2/MEL　30
Flu/BU4　28
Flu/BU4/MEL　29
Flu/CY/ATG　30
Flu/MEL　29
FN　92

G

GVHD(graft-versus-host dis-
　ease)　9, 78, 95
　——予防　39
GVL(graft-versus-leukemia) 効
　果　9
GVT(graft-versus-tumor)効果
　9

H

HCTC　240
HCT-CI(hematopoietic cell trans-
　plantation comorbidity index)
　25

HEPA(high efficiency particulate air)フィルター　91
HHV-6(human herpes virus-6)　89
HHV-6 脳炎　197
　——による短期記憶障害　200
HLA(human leukocyte antigen)　14
　——半合致移植　13, 15, 41
HSV　89

I

IAD(incontinence associated dermatitis)　234
ISO 規格　91

L

LONIPCs(late onset noninfectious pulmonary complications)　123
L-PAM　33
LTFU(long term follow-up)　142, 218
　——外来　142, 218
　——外来記録　219
　——リーフレット全国版　134

M

M3　20
MAC(myeloablative conditioning)　12, 26, 27
MCNU　31
MDS　21

MEL　29, 33
MM　21
MMF　41
molecular CR　136
MRD(minimal residual disease)　20, 137
MSW　239
MTX　40

N

NSAIDs　153, 176

P

PBSCT　44
PES(pre-engraftment syndrome)　104
PICC　62
PIR(pre-engraftment immunological reaction)　104
PNS　249
PRCA　179
PRES　197, 205
PS　130, 232
PT　232
PTCY(post-transplant cyclophosphamide)　13
PTLD(post-transplant lymphoproliferative disorder)　142

R

RIC(reduced-intensity conditioning)　12, 27, 29

S

SOS(sinusoidal obstruction syndrome)　111
SOS/VOD　111, 189, 191

T

TAC　39
TBI(total body irradiation)　9, 35
TBI の副作用　35
TDM(therapeutic drug monitoring)　229
TMA(thrombotic microangiopathy)　115, 189, 197
t-MN(therapy-related myeloid neoplasms)　142, 143
TRM　11
T-room(transplantation-room)　58
TT　31

V

VOD(venoocclusive disease)　111
VP-16　34
VZV　89

W

WOC　234

造血幹細胞移植の看護（改訂第3版）

2004 年 1 月 20 日	第 1 版第 1 刷発行	監修者 河野文夫, 日髙道弘
2010 年 5 月 1 日	第 1 版第 5 刷発行	編集者 河北敏郎, 押川妃二美,
2014 年 3 月 15 日	第 2 版第 1 刷発行	日髙優子
2019 年 5 月 20 日	第 2 版第 3 刷発行	発行者 小立健太
2025 年 2 月 20 日	改 訂 第 3 版発行	発行所 株式会社 南 江 堂

〒113-8410 東京都文京区本郷三丁目 42 番 6 号
☎(出版)03-3811-7189 (営業)03-3811-7239
ホームページ https://www.nankodo.co.jp/
印刷・製本 小宮山印刷工業
装丁 渡邊真介

ⒸNankodo Co., Ltd., 2025

定価はカバーに表示してあります.
落丁・乱丁の場合はお取り替えいたします.
ご意見・お問い合わせはホームページまでお寄せください.

Printed and Bound in Japan
ISBN 978-4-524-20377-2

本書の無断複製を禁じます.

JCOPY 〈出版者著作権管理機構 委託出版物〉

本書の無断複製は, 著作権法上での例外を除き禁じられています. 複製される場合は, そのつど事前に, 出版者著作権管理機構 (TEL 03-5244-5088, FAX 03-5244-5089, e-mail: info@jcopy.or.jp) の許諾を得てください.

本書の複製（複写, スキャン, デジタルデータ化等）を無許諾で行う行為は, 著作権法上での限られた例外（「私的使用のための複製」等）を除き禁じられています. 大学, 病院, 企業等の内部において, 業務上使用する目的で上記の行為を行うことは私的使用には該当せず違法です. また私的使用であっても, 代行業者等の第三者に依頼して上記の行為を行うことは違法です.

同種造血細胞移植後 フォローアップ看護（改訂第2版）

●編集　日本造血細胞移植学会

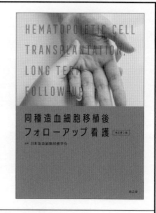

日本造血細胞移植学会編集による看護師向け公式テキストの改訂版．同種造血細胞移植をめぐる現状，移植後合併症の基礎知識，移植後の外来フォローアップにおいて必要な知識・技術を各分野のエキスパートが詳細かつわかりやすく解説．今改訂では日本造血細胞移植学会ガイドライン（第4巻：移植後長期フォローアップガイドライン）を踏まえた情報変更に加え，合併症重症例の写真を充実させた．

■B5判・196頁　2019.9.　ISBN978-4-524-24919-0　定価 4,620 円（本体 4,200 円+税 10%）

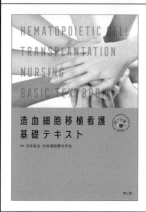

造血細胞移植看護基礎テキスト

●編集　日本造血・免疫細胞療法学会

造血細胞移植に関する疾患，治療の基礎ならびに看護について，日本造血・免疫細胞療法学会としてのスタンダードを示した公式テキスト．同学会編集の姉妹書「同種造血細胞移植後フォローアップ看護」は上級編とし，本書は基礎編として初学者にもわかりやすく解説．血液造血器疾患患者を看護する看護師必読の一冊．研修会のテキストとして是非ご活用ください．

■B5判・232頁　2021.7.　ISBN978-4-524-22827-0　定価 4,180 円（本体 3,800 円+税 10%）

造血幹細胞移植診療実践マニュアル
データと経験を凝集した医療スタッフのための道標
（改訂第2版）

●著　神田善伸

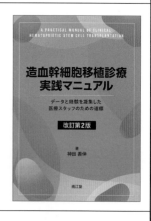

造血幹細胞移植診療全体をカバーした決定版．事前準備・移植の実際・移植後の合併症管理・各疾患別の診療の実際に加え，本領域の論文の読み方と統計のポイントを，膨大なエビデンスと自らの豊富な経験に基づいてていねいに解説．新規薬剤の導入，HLA 半合致ドナーや HLA1 抗原不適合ドナーによる移植，移植に伴う合併症の考え方などを含めて最新のエビデンスを多数反映した．造血幹細胞移植に携わる全スタッフ必携の一冊．

■A5判・408頁　2022.7.　ISBN978-4-524-23174-4　定価 5,500 円（本体 5,000 円+税 10%）

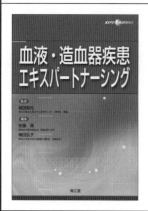

血液・造血器疾患エキスパートナーシング

●監修　堀田知光
●編集　安藤潔・横田弘子

血液・造血器疾患の治療と看護を解説したプラクティカルテキスト．各疾患ごとに「看護計画」「看護のポイント」を立てたほか，「血液内科看護師に必須の知識とスキル」といった章を設け，熟練の看護師による執筆で看護の内容を充実．フルカラーの顕微像や症例写真，実践写真が多く入り，視覚的に理解できる．血液内科に配属された看護師が知識を深め，よりよい看護を実践することを可能にする一冊．

■B5判・326頁　2015.3.　ISBN978-4-524-26602-9　定価 4,180 円（本体 3,800 円+税 10%）